# 中药养生学

周浓 杨勤 主编

中国中医药出版社
·北京·

**图书在版编目（CIP）数据**

中药养生学 / 周浓，杨勤主编 . —北京：中国中医药出版社，
2015.1（2021.8 重印）

ISBN 978-7-5132-2148-1

Ⅰ . ①中… Ⅱ . ①周… ②杨… Ⅲ . ①中草药—养生（中医）
Ⅳ . ① R212 ② R243

中国版本图书馆 CIP 数据核字（2014）第 273948 号

中 国 中 医 药 出 版 社 出 版

北京经济技术开发区科创十三街 31 号院二区 8 号楼

邮政编码 100176

传真 010 64405721

河北品睿印刷有限公司印刷

各地新华书店经销

\*

开本 787×1092 1/16 印张 21.25 字数 514 千字

2015 年 1 月第 1 版 2021 年 8 月第 3 次印刷

书号 ISBN 978-7-5132-2148-1

\*

定价 68.00 元

网址 www.cptcm.com

# 《中药养生学》编委会

# 编写说明

中药养生学是中医药学的重要组成部分，是中医药学体系中最具特色的内容之一。它以中医药理论为坚实基础，深入发掘、研究养生中药的精华，融会了历代养生学家、医药学家的实践经验和研究成果，结合现代研究理论与成果，并与相关学科融会贯通，形成了博大精深的中药养生理论体系。

养生中药一般为"药食同源"的中药材，在养生保健、延缓衰老方面效果显著，通过配伍组合形成养生方，使食疗与食养有机结合，无病时用于养生，有病时用于治疗，病后用于康复，强身健体，延年益寿，为人类的健康长寿作出了巨大贡献，是当今方兴未艾的一个重要研究课题，具有现实意义与社会意义。特别是改革开放以来，我国医药学界在养生中药的全方位研究方面积累了大量的资料和经验，取得了诸多科学发现和国内外领先的学术成果。

随着我国改革开放的深入，人民生活水平逐步提高，民众对健康的要求越来越高，养生正在成为大众自觉与自发的行为。遗憾的是，至今为止，我国尚无一部能全面反映中药与养生研究成果的中药养生专著。在此背景下，为满足社会需求，顺应当代医学模式的转变，我们组织了国内 15 所院校（所）多年从事养生中医药科研并在各自领域颇有建树的中青年科技人员共 20 人组成编委会，历经两年半，编著了这部《中药养生学》专著。本书与临床应用相结合，以防病治病为目的，在广泛收集资料的基础上，做到了科学性、实用性、先进性和可操作性相结合，充分体现中药养生理论与现代研究的成果。本书首次尝试将中药学与养生学，现代医学与传统医学结合起来编写，属"拓荒"之作，旨在引导和促进普通大众科学养生、科学应用中药。

全书分为上下两篇，共十章。上篇为基础知识篇，包括第一章到第三章。第一章为中药常识与基础理论，重点介绍中药的命名、品种、产地、采收贮存、炮制、性能及应用。第二章为中药养生的基本知识与理论，重点介绍中药养生的源流、特点、作用、机理、配伍及用药禁忌、应用原则和研究进展。第三章为常用养生中药，重点对各味养生中药的化学及营养成分、保健作用、性味与归经、功能与主治、不良反应、注意事项等进行阐述。下篇为综合应用篇，包括第四章到第十章，分别为常用养生茶、养生粥、养生菜、养生汤、养生酒、养生膏滋、养生药浴方。这些养生中药的应用具有简单、安全、广泛、便于制作、可以经常食用（使用）的特点，只要根据具体情况进行辨证施用，就能收到较好的效果，从而达到健康长寿的目的。考虑到辨病与辨证养生的特点，本书中中西医病名混合应用，突出临床的实用原则，更利于学以致用。

本书在各位编者的辛勤耕耘下编写而成，得到了中国中医药出版社的大力支持和指导，以及相关单位和领导的关心与帮助，在此一并致以诚挚的谢意！在本书编写过程中参考了众多的中药养生书籍及文献资料，由于篇幅原因，未能一一列出，谨向原作者和出版单位致以衷心的谢意！

下篇中所收载的养生方一般选用"药食同源"的中药材，副作用较小，但运用时应在辨证与辨病相结合下合理使用，达到养生而不伤身的效果。无中医药基础知识的患者使用本品前请咨询医师或药师，避免发生不良反应。

本书虽进行了反复审改，由于时间仓促及编者水平有限，在材料的收集和内容的展示上，难免存在不足之处，恳请专家同道和广大读者批评指正，以待再版时加以修改补充，不断完善提高。

编　者

2014 年 6 月 21 日于重庆

# 目　录

## 上篇·基础知识篇

## 下篇·综合应用篇

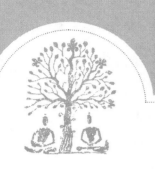

上篇·基础知识篇

# 第一章　中药常识与基础理论

　　中药常识与基础理论主要是对中药的命名，中药的品种、产地、采收贮存与炮制，中药的性能，中药的应用等内容进行讨论。借鉴于中药学的理论，掌握这些基本知识和方法，对合理、科学应用养生中药具有重要意义。

## 第一节　中药的命名

　　中药名称纷繁复杂，有的甚至佶屈聱牙，中药的命名有着独特的思维方法及规律，其中不少名称传递着古代文化信息，反映出古人的智慧。概括起来，中药的命名规律大致有以下几种：

　　**1. 以形态命名**　中药的形态各异，有些药物具有特殊形态，故以形态特征命名者颇多。如银耳，因鲜品状如耳，其色白；贝母，形似聚贝子；百合，其根以众瓣合成也。

　　**2. 以颜色命名**　以药用部位的颜色命名的药材数量不少。颜色黄者冠以黄、金，如黄芪、黄芩、金樱子等；色红者多冠以红、赤、丹、朱，如红花、赤芍、丹参等。

　　**3. 以气味命名**　某些中药因有特异的气味、滋味，因此以气味特征命名药物可以充分显示药物的某种特性。如鱼腥草有特殊的鱼腥气，木香有芳香气味，皆因其各具特异的气味而得名。甘草有甘味，五味子含有甜、酸、苦、辣、咸五种味道，以上皆以味道特殊而得名。

　　**4. 以产地命名**　以产地命名者多含有"道地药材"之义。如党参以上党所产者佳而得名；枸杞子以主要产于宁夏者品质最好，故名宁夏枸杞等。有部分药物名称本身就包括产地名称，如阿胶因原产于山东东阿县而得名。

　　**5. 以生长特性命名**　由于药物的生长习性不同，表现出各自的特性，因此有些药物是以其生长特性命名的。如夏枯草，于夏至后即干枯；月季花，逐月开放；冬虫夏草，是冬眠的蝙蝠蛾幼虫被寄生菌侵害后，于夏季长出寄生菌的子座。

　　**6. 以入药部位命名**　以使用部分得名的药物数量最多。如以叶入药的桑叶、淡竹叶，以花入药的红花、菊花、金银花，以根入药的葛根、芦根、板蓝根。

　　**7. 以功效命名**　用药材某一功效而命名者亦为常用，对于掌握药物的适应证有很大帮助。如益母草为治妇女经产佳品；肉苁蓉补益之力和缓、从容。

　　**8. 以人名或传说命名**　有些中药是为了纪念创用人或习用人，或据古代传说而得名。如杜仲是因杜仲其人常服此药而得名；何首乌是相传何姓老人常采食此药，年至130岁发犹乌黑，故名之。

**9. 以译音或谐音命名**　进口药材有的是在药名前冠以原产国之名，有的直接用译音为名，如阿片、曼陀罗、苏合香等。

**10. 其他命名方式**　以炮制方法命名的如炙甘草、炒白术等；以贮藏时间命名的如陈皮、鲜荷叶、鲜地黄等；以珍贵难得而命名的如珍珠、马宝、狗宝等。

# 第二节　中药的品种、产地、采收贮存与炮制

商品药材的质量常有很大差异。为了确保临床用药的安全、有效和质量的稳定、均一，必须保证所有中药的质量。中药的品种、产地、采集、炮制及贮存等各个方面，对中药材的质量均可产生重要影响，并直接影响临床疗效。

## 一、中药的品种

中药材的内在质量与其品种生物学特性有着直接的联系。在影响中药质量的因素中，物种是至关重要的因素。中药活性成分多来源于次生代谢产物，不同种类的药用植物由于遗传特性的不同，合成与积累次生代谢产物的种类及数量可能存在差异。因此，生理活性和医疗作用也不同。中药的同名异物、同物异名现象普遍存在，中药品种的发展变异对其药性和临床疗效均会产生一定影响，进而严重影响临床应用的有效性和安全性。

## 二、中药的产地

中药主要来源于天然的植物、动物和矿物，这些药物的生长和形成取决于所处的自然环境条件。因此，中药的分布和生产离不开一定的自然条件。中药材的产量及质量具有明显的地域性特色，并逐渐形成了"道地药材"，即优质纯真药材的专用名词。如重庆的黄连、四川的川贝母、云南的三七、甘肃的当归和宁夏的枸杞等均是著名的道地药材。

## 三、中药的采收贮存

中药的采收与贮存是否合宜，直接影响中药中有效成分的含量，进而影响其临床疗效。根据不同中药的生长特性进行适时采收可提高其质量。如果贮存不当，就会产生诸如虫蛀、霉变、变色、走油、风化等各种变质现象，降低质量和疗效。一般药材应保存在清洁、干燥、通风的环境里。

## 四、中药的炮制

中药在产地加工后往往还要经过适当炮制处理才能应用于临床或供制成各种成方制剂，炮制是我国的传统制药技术。中药药效的物质基础是其所含的化学成分。药材在炮制过程中，有可能会对化学成分的质和量产生影响，从而影响中药的质量。中药炮制的目的包括增效、

减毒、纠性、保质量、矫臭味等。具体方法包括净制、切制、炒、炙、制炭、煅、蒸、煮、炖、煨、发酵、发芽等。

# 第三节　中药的性能

中药的性能是用中医药理论对中药作用的基本性质和特征的高度概括，是以人体为观察对象，依据用药的机体反应归纳出来的，是几千年来临床用药经验的结晶，是中药基本理论的核心，是在中医药理论指导下认识和使用中药的重要依据，能充分体现中医药特色的理论体系。中药的性能是研究中药药性形成的机制及其运用规律的理论，主要包括四气、五味、升降浮沉、归经及毒性等。

## 一、四气

四气包括寒热温凉，又称四性。主要用以反映药物作用对人体寒热变化的影响，能够减轻或消除热证的药物一般属于寒性或凉性，能够减轻或消除寒证的药物一般属温性或热性。中药的寒热温凉之性是与疾病的性质相对应的。现代研究表明，温热性药大多具有兴奋作用，主要表现在增强交感－肾上腺功能，促进儿茶酚胺类物质的合成；促进皮质激素、甲状腺素、黄体生成素等释放，进而增强内分泌系统功能；具有强心、升高血压、改善循环等兴奋心血管系统的作用；兴奋中枢神经系统；提高机体的基础代谢率，促进糖原分解，使血糖升高，提高物质代谢，使产热增加等方面。寒凉性药大多具有抑制作用，主要表现在抑制交感－肾上腺功能，抑制儿茶酚胺类物质的合成或释放；抑制激素释放，进而抑制内分泌系统功能；抑制心血管系统的作用；抑制中枢神经系统；降低机体的基础代谢率；抑制肿瘤细胞的分裂增殖等方面。

## 二、五味

五味是指药物的辛、甘、酸、苦、咸、淡、涩七种不同味道，以及其所具相应治疗作用的习称。五味既是药物滋味的真实反映，更是对药物作用的高度概括。如辛味能发散、行气、行血，甘味能补益、缓急止痛、调和药性、和中，酸（涩）味能收敛、固涩，苦味能泄、燥湿、坚阴，咸味能泻下通便、软坚散结，淡味能渗湿、利小便等。现代研究表明，辛味药主要含挥发油、苷类、生物碱等，甘味药主要含糖类、蛋白质、氨基酸及苷类等机体代谢所需的营养物质，酸味药主要含有机酸、鞣质等，苦味药主要含生物碱、苷类、挥发油等，咸味药主要含钠、钾、钙、镁、碘等无机盐类成分。

## 三、升降浮沉

升降浮沉是药物性能在人体内呈现的一种走向和趋势，是通过药物对病证的治疗效应加以认识和概括的。向上向外的作用称为升浮，向下向内的作用称为沉降。可利用药物的升降浮沉性能，纠正人体气机升降出入失调，使其恢复正常。中药的升浮与沉降性能与中药的性味、质地有着密切联系。一般而言，升浮药的药性大多温、热，药味大多辛、甘；沉降药的药性大多寒、凉，药味大多酸、苦、咸。凡质轻的植物花、叶、皮、枝类药物，大多属升浮药；质重的种子、果实、矿物、贝壳类药物，大多属沉降药。

### 四、归经

归经是指药物作用选择性地归属于一定的脏腑经络，是药物作用所及或药物效应的定向、定位，是药物功效与药理作用部位的综合。它是以中医藏象学说和经络学说为理论基础，以药物所治病证的疗效为依据的。利用归经理论，可以增强用药的准确性，提高临床疗效。现代研究表明，止血药三七、白及、槐花等入肝经，泻下药大黄、芦荟等入大肠经，抗惊厥药天麻、钩藤等均入肝经，这些与中医理论相一致。

### 五、毒性

毒性是指药物对机体所产生的不良影响及损害性，是反映药物安全程度的一种性能，即现代医学所称的"不良反应"。毒性是选择养生中药原料和配伍养生方必须重视的因素。一般来说，养生方通常为膳食，应尽量避免使用毒性较强的原料，一方面避免可能产生的不良反应，另一方面避免服用者的畏怯心理，增强其对养生方的良好印象，通过较长时间的服食而达到调理目的。

# 第四节　中药的应用

中药的应用包括中药的配伍、用药禁忌等内容。掌握这些知识和方法，按照病情、药性和治疗要求，正确选用中药，才能充分发挥疗效和确保用药安全。

### 一、配伍

根据患者病情和药物的需要，以安全有效用药为目的，按照一定法则，将两味以上的药物配合应用，称为中药的配伍。药物通过配伍后，药与药之间会发生种种变化关系。前人把单味药物的应用及药物之间的配伍关系概括为七种情况，称为药物"七情"。

**1. 单行**　就是单用一味药来治疗某种病情单一的疾病。对于病情比较单纯的病证，往往选择一味针对性较强的药物即可达到治疗目的，它符合简便验廉的原则。如独参汤，以一味人参补气救脱；单用黄芩治疗肺热咳嗽；单用马齿苋治疗痢疾等。

**2. 相须**　即性能功效相类似的药物配合应用，能明显增强药物的原有疗效。如茯苓与猪苓配伍，能明显增强利水渗湿的功效；石膏与知母配伍，能明显增强清热泻火的功效。相须配伍一般是同类药物合用，它构成了复方用药的配伍核心，是中药配伍应用的主要形式之一。

**3. 相使**　即在性能功效方面有某些共性的药物配合应用，以一药为主，另一药为辅，能提高主药的疗效。如黄芪配茯苓治疗脾虚水肿，黄芪为补气利水的主药，茯苓健脾利湿，可增强黄芪补气利水的功效；黄连配木香治疗湿热泻痢，黄连为清热燥湿，解毒止痢的主药，木香调中宣滞，行气止痛，可增强黄连清热燥湿，行气化滞的功效。

**4. 相畏** 即一种药物的毒性或副作用能被另一种药物减轻或消除。如生半夏和生南星畏生姜，生半夏和生南星的毒性能被生姜减轻或消除。

**5. 相杀** 即一种药物能减轻或消除另一种药物的毒性或副作用。如生姜能减轻或消除生半夏和生南星的毒性或副作用，所以说生姜杀生半夏和生南星。由此可知，其与相畏近似，是同一种配伍关系的两种提法。

**6. 相恶** 即两药合用，一种药物能使另一种药物原有功效降低，甚至丧失。如人参恶莱菔子，因莱菔子能削弱人参的补气作用。两药是否相恶，还与所治证候有关。如脾虚食积气滞之证，用人参配莱菔子，反能相制而相成，故《本草新编》又有"人参得莱菔子，其功更神"之说。因此，相恶配伍也有可利用的一面。

**7. 相反** 即两种药物合用，能产生或增强毒性或副作用。如"十八反""十九畏"中的若干药物。相反属配伍禁忌，原则上不能使用。

七情配伍的意义可以概括为：相须与相使具有协同作用，能提高疗效，是临床上应充分利用的配伍方法；相畏与相杀能降低或消除药物的毒性或副作用，是应用毒副作用较强药物的配伍方法；相恶能相互拮抗而降低或抵消原有功效，是用药时应注意避免的配伍方法；相反能产生或增强毒性或副作用，属于配伍禁忌。

## 二、用药禁忌

为了确保临床疗效、安全用药、避免毒副作用的产生，必须注意用药禁忌。中药的用药禁忌包括配伍禁忌、妊娠用药禁忌、服药食忌等内容。

**1. 配伍禁忌** 是指某些药物合用后会产生或增强剧烈的毒副作用或减低、破坏药效，应避免配合应用。目前普遍认可的配伍禁忌是"十八反"和"十九畏"。

十八反：乌头（包括川乌、草乌、附子）反半夏、瓜蒌、天花粉、川贝母、浙贝母、白蔹、白及；甘草反京大戟、红大戟、甘遂、海藻、芫花；藜芦反人参、南沙参、北沙参、西洋参、党参、玄参、丹参、苦参、细辛、白芍、赤芍。

十九畏：硫黄畏朴硝（芒硝），水银畏砒霜，狼毒畏密陀僧，巴豆畏牵牛，丁香畏郁金，川乌、草乌畏犀角，牙硝（芒硝）畏三棱，官桂（肉桂）畏赤石脂，人参畏五灵脂。

"十八反""十九畏"中的诸药，历代皆遵为配伍禁忌，但其中部分药物与实际应用有些出入。如感应丸中巴豆与牵牛同用；甘遂半夏汤中甘草与甘遂合用；散肿溃坚汤、海藻玉壶汤中均以甘草与海藻同用；十香返魂丹以丁香、郁金同用等。现代实验研究初步表明，如甘草、甘遂二药合用，毒性的大小主要取决于甘草与甘遂用量比例，甘草的用量若等于或大于甘遂，则毒性大；又如，贝母和半夏分别与乌头配伍，未见明显毒性，而细辛配藜芦，则可导致实验动物中毒死亡。甚至有医药学家认为，相反药同用，能相反相成，产生较强的功效。倘若运用得当，可愈沉疴痼疾。

现代对"十八反""十九畏"中所涉及药物进行了药理实验研究，取得了不少成绩。早期的研究结果趋向于全盘否定，近年来观察逐渐深入，"不宜轻易否定"的呼声渐高。由于实验研究尚处在初期，目前决定其取舍还为时过早，有待进一步深入研究。故临床用药应采取慎重的态度，凡属"十八反""十九畏"的药对，若无充分根据和应用经验，一般不宜盲目配伍使用，以免发生意外。

**2. 妊娠用药禁忌**　是指妇女在妊娠期间，除中断妊娠、引产外，治疗用药的禁忌。根据药物对胎元危害程度的不同，一般分为禁用和慎用两类。

妊娠禁用药：是指在妊娠期间禁止使用的药物，大多是毒性较强、药性猛烈及堕胎作用较强的药物，如水银、砒霜、雄黄、轻粉、斑蝥、马钱子、蟾酥、川乌、草乌、藜芦、胆矾、瓜蒂、甘遂、大戟、芫花、牵牛子、商陆、麝香、三棱、莪术等。

妊娠慎用药：是在妊娠期间因疾病非用药不可时，须审慎使用的药物。如通经祛瘀、行气、攻下、辛热、滑利的药物，如桃仁、红花、大黄、枳实、附子、干姜、肉桂、冬葵子、木通、瞿麦等。

凡属禁用的药物绝对不能使用，以防发生意外。慎用的药物，根据病情需要可斟酌使用，但必须辨证准确，掌握好剂量和疗程，并选择恰当的炮制和配伍，尽量减轻药物对妊娠的危害，保证用药安全。

**3. 服药食忌**　是指服药期间对某些食物的禁忌，简称食忌，俗称忌口。一般应忌食生冷、辛辣、油腻、腥膻、有刺激性的食物。此外，应根据病情的不同而禁忌。如热性病忌食辛辣、油腻、煎炸类食物；寒性病应忌食生冷；胸痹患者应忌食肥肉、脂肪、动物内脏，并戒烟、酒；肝阳上亢者忌摄入胡椒、辣椒、大蒜、酒等辛热助阳之品；脾胃虚弱者忌食油炸黏腻、寒冷固硬、不易消化的食物；疮疡、皮肤病患者，忌食鱼、虾、蟹等腥膻发物及辛辣刺激食品。

（陈强）

# 第二章　中药养生的基本知识与理论

中药是指在中医理论指导下，用于预防、治疗、诊断疾病并具有康复与保健作用的物质。中药养生学是中医养生学的一个分支，是以中医药学基本理论为指导，运用中药促使人体阴阳气血旺盛、脏腑功能协调，以达到保健强身、抗病防衰目的的学科。我国自古就有"药食同源""医食同源"之说，中药养生学是中医药学宝藏中的一颗璀璨明珠，数千年来为中华民族的保健事业与繁衍昌盛作出了巨大贡献。它具有悠久的历史、独特的理论知识、丰富多彩的方法、卓有成效的实践经验、鲜明的东方色彩和浓郁的民族风格。常用养生中药一般可分为保健型和治疗型两大类。保健型养生中药多具有长寿、补益、病后调理等作用，治疗型养生中药则根据不同病种及病情需要而有不同的处方。

## 第一节　中药养生的源流

健康与长寿是人类的美好愿望，自古以来，人们都在不断地努力探索和追求。影响长寿的因素很多，除了锻炼身体、适当营养、适度休闲、注意起居外，适当服用一些养生保健中药也是一种行之有效的措施。

历代医药学家不仅发现了众多养生保健药物，而且也创造出不少行之有效的养生方，积累了丰富的经验，为人类的健康长寿作出了巨大贡献。

成书于西周初年至春秋中期的《诗经》，记载了100余种有益健康的药物，并记载服用春酒来达到养生长寿的目的。其中载有诗句："八月剥枣，十月获稻，为此春酒，以介眉寿。"枣和稻都是造酒的原料，冬天酿酒，次春才能喝，所以叫"春酒"。"介"是祈求的意思；"眉寿"则是长寿，人老眉长，所以称长寿为"眉寿"。由此可知，早在西周时代，人们就已经开始服用春酒来达到养生长寿的目的。《山海经》是先秦时期的地理著作，记载了当时我国的名山大川及其出产的动物、植物、矿物等，书中也收录有126种中药，例如，"穰木之实，食之使人多力；枥木之实，食之不忘"。即介绍穰木、枥木等的果实有强壮身体、增强记忆、延缓衰老等作用。

战国时期，医学著作《黄帝内经》中有《汤液醪醴论》专篇，"醪"和"醴"都是酒类。《素问·血气形态》载："经络不通，病生于不仁，治之以按摩醪药。"其意即：经络运行不畅，病患大都是肌肤麻木不仁，治疗宜用按摩和药酒。由此可见，我国医学家很早就开始用药酒来治疗疾病了。

成书于东汉时代的《神农本草经》，书中收录药物 365 种，分为上、中、下三品，其中上品药物以补益强壮、抗老防衰为主，如黄芪、茯苓、人参、地黄、枸杞子等，均为强身保健之品。

随着时代的发展，医疗经验的丰富，医学理论的提高，至唐代，在采用养生中药延缓衰老方面有了明显的进步。《新修本草》一书是我国历史上由政府颁发的第一部药典，也是世界上第一部国家药典。全书共 54 卷，收载药物 850 种，其中明确有强身延寿作用的药物共有235 种。书中记载具有健脾养胃作用的药物有 109 种，如白术"消食，消痰水，益津液，暖胃，消谷，嗜食，久服轻身，延年，不饥"。有补肾作用的药物有 116 种。中医认为，肾气的盛与衰不但关系到人的寿命，而且与人的成长发育和衰老密切相关。如《医学正传》指出："肾气盛则寿延，肾气衰则寿夭。"此即说明，通过补肾能够延缓衰老。古代医学的实践和经验表明，养生中药确能延缓衰老。

宋金元时期，中药养生继续发展。宋代的《太平惠民和剂局方》载方 16834 首，收载补益方剂 135 首，每首方剂均详列方药、制法及适应证。其"神仙方疗"谓"复性命之根源，益精气之户牖，倘永专于服饵，可自得于神仙"。金元四大家中的张子和提倡"祛邪扶正"的养生思想，认为祛邪即为扶正，邪去则正气自安，反对唯人参、黄芪为补的狭隘观点，他的养生保健思想核心是"君子贵流不贵滞"。

明代是中药养生发展的鼎盛时期，是创新最多、发展速度最快的时期。据初步统计，我国现存有关养生学的著作共有 200 多种，而在宋以前只有 10 多种，宋元约有 10 种，明代达120 多种，清代有 60 多种。并且，中药养生的具体方法更加丰富，效果更佳。李时珍勤求古训、博采诸家，著成《本草纲目》一书，书中载有"耐老""增年"的药物共 237 种，"轻身""益寿""延年"的养生方约 390 多首，长寿案例数十则。如载有久服枸杞、地骨皮令人长寿案例："昔有异人赤脚张，传此方于猗氏县一老人，服之寿百余，行走如飞，发白反黑，齿落更生，阳事强健。"说明久服补肝肾、强筋骨、益精血的药物可以延缓衰老。龟龄集是明代方士邵元节献给嘉靖皇帝的养生延寿方剂，后传入民间，系由鹿茸、海马、仙灵脾、当归、茯苓、菊花、生地黄等 30 多味中药配制而成，具有温肾助阳、补益气血、补阳固肾、运脾滋肝、添精补脑、强健筋骨之功效，适用于老年下元不足、肾阳虚衰、腰膝冷痛、头晕耳鸣、记忆力减退、气喘咳嗽、五更泄泻等。

清代使中药养生的理论有了进一步的发展，中药养生越来越切合实际，注重实践，普及民众。如赵学敏所著《本草纲目拾遗》载 921 种药物，具有养生保健功效的中药有 90 种，其中明确记载具有"食之延年""益寿轻身"作用的中药约 40 种，有些是首次记载，如具有补肾助阳功效的冬虫夏草、鹿胎等，至今在临床上仍有很高的实用价值。历代帝王中，高寿者屈指可数，乾隆皇帝终年 89 岁，名列第一。究其原因，与经常服用补益增寿方药有关。乾隆皇帝常服方有龟龄集、密授固本仙方、椿龄益寿酒等。慈禧常饮夜合枝酒，也是寓疗疾与益寿于一身之补酒。身体虚弱的光绪帝也不时饮上一小杯葡萄酒以佐餐补益。

新中国成立后，尤其是 20 世纪 80 年代中后期以来，随着人民生活水平的提高和对养生康复需求的增长，医学模式正由"治疗医学"向"健康医学"逐步转变，中药养生也受到越来越多的关注，养生学理论研究不断取得进展，这些给中药养生学的发展带来了前所未有的动力和机遇。著名中药店如北京同仁堂、杭州胡庆余堂等均有自制保健养生方，如首乌延寿丹、八仙长寿膏、葆春膏、长寿药酒等，供人们延缓衰老之用，在国内外享有盛誉。随着国内相关研究机构的成立、相关学术会议的召开及养生康复保健专业委员会的成立，对养生中药的研究更加深入和全面，大批养生古籍文献得到整理出版，现代医家的养生专著不断问世，这些为养生家、医药学家探索研究养生中药开阔了思路，提供了可贵的经验。我们相信，中药养生学将为整个人类的健康长寿、医疗保健作出更大的贡献。

# 第二节 中药养生的特点

中药养生学是以中医药理论为基础，以"养""疗""防"结合为主要内容的学科，其具有以下几个显著特点。

## 一、历史悠久，基础深厚

在我国，中药养生已有 3000 多年的悠久历史，其形成和发展与中医药学的形成和发展是同步的。古代本草文献中，有不少是专门论述养生中药的著作，其中不少著作至今仍有实用参考价值。伴随着中医药学的不断发展兴盛，在中医药理论指导下的中药养生学随着历史的发展愈加完善和系统，成为一门具有独特体系的学科。

## 二、理论独特

"养生"是一个具有浓郁中国文化色彩的词语，在英语中甚至没有一个与中国的"养生"含义完全相同的词语。中药养生学作为中医药学的重要组成部分，吸收并采用了中医药学的医学思想和观点，如整体观念是中药养生学的中心思想，辨证论治是中药养生学的基本原则和方法，以及注重未病先防、三因制宜等，同时运用了中医药学的一些独特理论，如药性理论、配伍理论、藏象学说、气血津液学说、情志理论等，还采用了具有东方色彩和民族风格的治疗方法，如药浴、药酒等。中药养生学正是在中国传统文化与现代文明的融会交流中，兼容并蓄，并按照医药学的需要加以改造利用，从而形成了内容丰富而又特色突出的学术体系。

## 三、以和谐适度为宗旨

和谐，主要体现于阴阳平衡之中。阴阳是人体生命活动的根本属性，而阴阳平衡又是人体健康的基本标志。协调阴阳使之和谐、自然，成为中药养生的宗旨。

世界上一切事物都有个适度的问题，超过了一定的"度"，就会走向反面。人的生命活动及脏腑器官等，也都有其恒定的承受能力，在此范围内为常态。因此，重适度和调节也同样为中药养生的宗旨。

所有中药养生方的实施都是以"和谐适度"为原则的，以使人体阴阳平衡，气血调和，五脏坚固。

### 四、防治并重，以防为主

中药养生学在理论体系上与预防医学、养生康复学有着密切的联系。中药养生学的重要意义之一就是预防疾病。"上工治未病"，这种无病防病、有病防变的原则，始终贯穿于中药养生的整个过程之中。创造性地将预防疾病与延缓衰老二者相统一，也是中药养生学的特色之一。

### 五、以适应性广泛为模式

养生不只是老年人的事，而是与人的一生相伴。人生自妊娠于母体之始，直至耄耋之年，每个年龄阶段都有相应的养生的内容。人在未病之时，患病之际，病愈之后，都有养生的必要。不仅如此，对不同体质、不同性别、不同地区的人也都有相应的养生措施。因此，中药养生的适应范围是非常广泛的。随着社会的发展、人类的进步，人们在追求生命延长的同时，也在不断追求更高的生存质量，具有广泛适应性的中药养生保健应引起人们的高度重视，进行全面普及，不断提高人们的养生保健自觉性，让越来越多的人把养生保健活动看成是生命活动的一个重要组成部分。

# 第三节　中药养生的作用

中药养生是在中医药学理论指导下，将不同药物或食物进行合理组方配伍，采用传统和现代科学技术加工制作成一定形式的产品，从而发挥保持人体健康、调节生理功能、增强机体素质、预防疾病发生、辅助疾病治疗及促进机体康复等作用。

### 一、强壮身体

中药养生方多具备食物的特性，可以提供人体必需的营养物质和多种保健成分，可直接补充人体内营养物质的不足，有效地防止多种营养不良性疾病，维持身体健康。合理地运用中药养生方，可使机体营养充足，脏腑功能协调，气血运行通畅，阴阳趋于平衡，体健身壮。同时，中药养生方多具有一定的偏性，如寒热温凉、补泻等特性，可改善或纠正偏颇体质，用于不同类型体质人群的保健。例如，人参为滋补强壮药，能强体益智、明目、安精神、止惊悸，久服延年益寿，享有"百草之王"的美誉。《神农本草经》中明确指出，人参"补五脏，安精神，止惊悸，除邪气，明目，开心益智"。现代研究发现，人参含有的皂苷、氨基酸能全面提高机体免疫功能，增强学习和记忆能力等。

### 二、调整阴阳平衡

中医学认为，脏腑、经络的功能状态及气血津液等物质必须保持相对平衡和协调，才能维持"阴平阳秘"的正常生理状态。因此，保持人体阴阳的协调平衡，以及人与自然界的协调平衡，是中药养生最重要的作用之一。对机体因阴阳失调所致的偏颇状态或病理现象，运用中药养生方法进行调整，使人体内的阴阳及人与自然界的关系都能达到协调平衡。

### 三、预防疾病

养生中药除满足机体营养需要，增强人体抗病防病能力，有效地抵御外邪而使机体免于患病外，某些药物本身具有直接的预防疾病发生作用。养生中药的保健作用和对疾病的预防作用，已成为世界性的研究课题。如制何首乌能补精血、补肝肾、乌须发，久服能够防病抗病。现代研究表明，其能够降血脂，扩张冠状动脉，促进红细胞的生成，因此，含何首乌的养生方对心脑血管疾病具有预防作用。

### 四、延年益寿

古今大量文献报道表明，药物调摄是长寿之道的重要环节，药食同源中药大多具有延缓衰老、延年益寿之功，为历代医药学家所关注与重视。如补益类养生中药山药、大枣、枸杞等，能使人"不饥""轻身延年""耳目聪明"，现代研究发现，这些中药能延长动物寿命。还有一种补益中药黄精，李时珍评价说："黄精受天地之淳气，故为补黄宫之胜品。黄精宽中益气，使五脏调畅，肌肉充盛，骨髓坚强，其力倍增，多年不老，颜色鲜明，发白更黑，齿落更生。"现代药理研究证明，黄精能明显降低心脂褐素的含量和提高体内超氧化物歧化酶的活性，抗自由基损害，增强细胞免疫功能，从而延缓衰老。

# 第四节　中药养生的机理

中药养生具有能改善机体的核酸代谢、调节 DNA 的合成、增强和调节机体免疫功能、抗氧化等多方面的药理作用，通过多成分、多途径、多环节、多层次综合发挥作用，为几千年来使用养生中药治疗疾病、延年益寿，提供了新的理论依据。

中药养生学以中医药学理论为核心，其目的是保持健康、延年益寿。

### 一、培补先天、后天

人之始生，秉精血以成，借阴阳而赋命。人之精根源于先天而充养于后天。肾为先天之本，生命之根，元阴元阳之所在，脾胃为后天之本，气血生化之源，机体生命活动需要的营养，都靠脾胃供给，两者相互依存，相互促进，借以保持人体之精气充盛。精气充盛，则机体新陈代谢能力强，衰老的速度也缓慢。可见，人体能健康长寿很重要的条件是先天禀赋强盛，后天营养充足。因此，中药养生方药以培护补养脾、肾为重点，并辅以其他方法，如活血、行气、清热等，以达到强身、保健、延寿的目的。

## 二、着眼补虚、泻实

邪气盛则实，正气不足则虚。机体的偏颇，不外虚实两大类，应本着"虚则补之，实则泻之"的原则对机体进行调节。中药养生通过运用延年益寿药物补偏救弊，调整机体阴阳气血出现的偏差，协调脏腑功能，疏通经络血脉，辨证虚实施药。虚者，多以气血阴阳的不足为主要表现；实者，多以气血痰食的郁结、壅滞为主要表现。在中药养生中，虚者以药物进补予以调理，辨证为气虚者补气，血虚者补血，阴虚者滋阴，阳虚者补阳，补其不足而使其充盛，则虚者不虚，身体可强健而不衰。实者以药物宣通予以调理，气郁者理气，血瘀者活血化瘀，痰湿者化湿，热盛者清热，寒盛者驱寒，此为泻实之法，以宣畅气血、疏通经络、化湿导滞、清热、驱寒的手段，达到行气活血、通经络、协调脏腑的目的，从而使人体健康长寿。生活中纯虚者较为少见，更多见的是虚实夹杂，用药自当补中有泻，泻中有补。

总之，无论补虚、泻实，都是通过补偏救弊来调整机体的平衡，而达到益寿延年的目的。

## 三、意在燮理阴阳

机体各种组织结构之间、各种功能活动之间、组织结构和功能活动之间的平衡协调关系，即是阴阳之间"阴平阳秘"的平衡协调状态。人之所以长寿，全赖气血阴阳平衡，这也就是《素问·生气通天论》中所说的"阴平阳秘，精神乃治"。运用方药养生以求益寿延年，其基本点即在于燮理阴阳，调整阴阳的偏盛偏衰，使其复归于"阴平阳秘"的动态平衡状态。《素问·骨空论》曰："调其阴阳，不足则补，有余则泻。"补即为补虚，具体包括益气、养血、滋阴、助阳、填精、生津等方法；泻即为泻实，具体包括解表、清热、利水、泻下、祛寒、燥湿等手段。无论是补益还是泻实，目的皆一，即调整机体内的阴阳平衡，以维持或达到"阴平阳秘"的正常生理状态，从而保持身体健康。

# 第五节　中药养生的配伍及用药禁忌

养生中药的配伍，是指运用中医药基础理论和养生学理论，在清楚认识机体状态的前提下，将两种以上的养生中药按一定原则配合应用，采用传统和现代科学技术加工制作，形成具有独特色、香、味、形、效的养生方，发挥保持人体健康、调理生理功能、增强机体素质、预防疾病发生、辅助疾病治疗及促进机体康复等作用，以达到增强效能的目的。养生中药的配伍是辨证施方的最终表现，其效能如何可体现出养生辨证的正确与否。

## 一、养生方的配伍原则

在辨证的前提下，各种养生中药经恰当的配伍组合，能够起到相互协同、增强疗效、限制偏性等作用，使养生方更好地发挥功效。养生方的配伍原则同样遵循"君、臣、佐、使"

配伍原则。主要包括以下内容：

主要原料：指养生方中必须有发挥主要作用的原料，针对患者身体情况的主要状态而设，即方中"君"药。如八珍益母膏中的益母草、人参与熟地黄相配，益气养血，共为"君"药。

辅助原料：指辅助主料发挥作用的原料，针对与主要状态相关的表现而设，称"臣"药。如八珍益母膏中的白术、茯苓健脾渗湿，协人参益气补脾；当归、白芍养血和营，助熟地黄补益阴血，助益母草活血调经，共为"臣"药。

佐使原料：指用于针对次要状态或引经的药物，以及养生方中的调料品，称"佐""使"药。如八珍益母膏中的川芎活血行气，使之补而不滞，为"佐"药；炙甘草益气和中，调和诸药，为"使"药。

## 二、养生中药的配伍方法

除药浴方外，大部分养生方往往是特殊的"药食"。不同的食物和药物均有各自的性味和功效，若用相宜的药食配伍，可增强养生疗效，而不相宜的药食配伍，则会降低原有的疗效，甚至产生毒副作用。其配伍具体方法涉及两个方面，一是传统食物的选用，二是药物的选用。

传统食物的选用主要考虑机体状态和食物与药物的性味差别。大米、小麦类是膳食均适用的食物，常作为主食、点心的选料，具有健脾和胃的基本功能。菜肴中的肉、禽、蛋等原料，在中医学中被作为"血肉有情之品"而用于调补方中。这些食物性味功能各异，要根据养生者的体质和状态加以选用，如偏阳虚者多用羊肉等，偏阴虚者多用甲鱼、海产品等。

药物原料的选用，必须遵循方剂的组成变化规律。选用原则主要包括：单行、相须、相使、相畏、相杀、相恶、相反等。如二子茶中枸杞子与女贞子相须为用；参芪鸡中党参提高黄芪的补中益气作用，相使为用；螃蟹大寒，食后容易引起腹痛、腹泻，生姜能减轻这些反应；萝卜能减低山药、大枣的补气功效；柿子忌茶，葱忌蜂蜜等。相须、相使可以提高养生疗效，相畏、相杀可使毒副作用降低或消除，使用药更安全有效，是养生方值得充分利用的配伍关系，相恶会使养生疗效减弱或消除，相反会使毒副作用增强或产生新的毒副作用，影响养生方用药的安全性，故相恶与相反原则上均是养生用药应当避免或禁忌的配伍关系。

## 三、养生中药的配伍禁忌

由于养生方多是具有治疗效果的"药食"，一种养生方一般只能适应与辨证相应的机体状态，因此，配伍就必须注意禁忌，不可混同寻常餐食随意长期进食。

一般用发汗中药应禁生冷，调理脾胃中药应禁油腻，理气中药禁豆类，止咳平喘中药禁鱼腥，止泻药禁瓜果。这些禁忌主要包括：鲫鱼反厚朴，忌麦冬；猪心忌吴茱萸；鲤鱼忌朱砂；狗肉反商陆，忌杏仁；猪血忌地黄、何首乌；雀肉忌白术、李子；蒜忌地黄、何首乌；醋忌茯苓、丹参；猪肉反乌梅、桔梗、黄连、百合、苍术等。食物与食物的配伍也有一些禁忌，其原理虽未经证实，但在养生方应用中仍要以安全为第一要义。这些禁忌是：狗肉忌蒜；猪肉忌荞麦、鸽肉、鲫鱼、黄豆；羊肉忌醋；鸭蛋忌桑椹子、李子；猪血忌黄豆；猪肝忌荞麦、豆酱、鲤鱼；鲤鱼忌狗肉；龟肉忌苋菜、酒等。如不注意这些禁忌可能使人气滞、生风、生疮、旧病复发等。

相恶相反配伍应尽量避免。相恶、相反是药物配伍中的"七情"内容。由于养生方所用药物本就不多，一般为 2～3 味，必须十分强调药物所承担的主要作用，不能允许相恶、相反的原料配伍使养生方功能丧失。如含人参的养生方，应忌萝卜、茶叶。

某些特殊的身体状态，如女性的经期、产期、孕期等，属于正常的生理变化，但又与平常的体质状态不同，故要注意药食宜忌。例如，人参、黄芪、桂圆肉等甘温之品，阴虚火旺的孕妇不宜食用，以免甘温助火，动胎动血。

病中禁忌指患有某种疾病，某些食物（药物）不宜食用。如热性病应忌食辛辣、油腻、煎炸食物及温热性药物。

时令禁忌指四季气候交替，人类必须顺应自然规律而不可悖。春夏阳气旺盛，万物生机盎然，应尽量少食温燥发物；秋季气候干燥，万物肃杀，应尽量少食辛热食物；冬季严寒应少食甘寒伤胃的食物，宜进食温热性食物。

# 第六节　中药养生的应用原则

中药养生应遵循一定的规则，运用恰当，可以强身健体，预防疾病，延缓衰老。但养生之道又不能完全依赖药物，而忽视日常起居调摄的方方面面。因此，中药养生仅仅是养生的一个方面，是一种辅助的措施，不可滥用而适得其反，应注意以下基本原则。

## 一、预防为先治未病

善于养生者，在未发病之前必须先清除发病的隐患，才能确保健康。古代医家提倡"治未病"，"治未病"包含了"未病先防"和"已病防变"两个方面。未病先防，就是在疾病未发生之前，采取各种有效措施，消除致病因素，做好预防工作。已病防变，就是一旦发病，争取早期诊断，早期治疗，以防疾病加重与恶化，促使其好转，养生的目的也在于此。

## 二、顾护脾肾

健康长寿的基本条件，在于先天禀赋强盛，后天营养充足。肾为人体的先天之本，生命之根，人的生殖能力和生长发育过程，主要是由肾的精气所决定的。肾气充盛，机体代谢能力强，则衰老的速度也相应缓慢。

脾胃为后天之本，气血生化之源，机体生命活动的营养，都需要脾胃供给，进而滋养五脏六腑、肌肉筋骨、皮肤毛发。同时，虚则补之，任何补益药都必须由脾胃吸收利用。所以，人体功能盛衰总与脾胃相关，中药养生最重脾胃功能。

肾为先天之本，脾胃为后天之本。脾与肾是相互依赖、相互配合、相互促进的。脾健肾壮，气血才能泉源不竭，五脏得其充养，神气乃生，身体健康，延年益寿，鹤发童颜。因此，采用养生中药进行养生保健，必须以脾肾调养为重点。

### 三、补虚泻实重扶正

人体的生理状态不外虚实两大类，应以"虚者补之，实者泻之"的原则予以辨证施治。养生保健并非一味滋补，要根据具体情况而定，体质虚弱者可适当予以补法，体壮有邪者则适当泻实。生活中所见纯虚无实者少，更多见的是虚实夹杂，应补泻兼施。如心气虚者多兼血瘀，故在补虚的同时要兼以活血。

中药养生，应特别重视中药对人体正气的扶助作用。由于发病的根本原因在于正气的虚弱，所以运用中药扶助正气，可调动机体的一切积极因素，增强抗病能力，以防止病邪的侵袭或及早驱邪外出。因此，扶助正气，是中药养生法的主要内容之一。

无论是扶正补虚还是祛邪泻实，皆是运用中药补偏救弊的功效来调整机体阴阳气血的偏盛偏衰。同时，中药养生注意补勿过偏，补勿过滥，泻不伤正。

### 四、用药宜缓

养生是个复杂而缓慢的过程，非一朝一夕即能见效，中药养生也不例外。养生方药对延缓衰老确有一定疗效，但不可能指望在短时期内依靠药物达到延年益寿的目的。因此，用药宜缓图其功，不宜急于求成。若不明此理，则欲速不达，非但无益，反而有害。在运用养生方药时应注意：第一，剂量宜小。用于养生的药物与用于治疗的药物不同，剂量宜小，一般是成人常用量的 1/3 或 1/2，长期渐进，持之以恒，假以时日，使药力逐渐发挥效用。80 岁以上的老人，所用剂量为成年人的 1/5。第二，剂型适宜。常用养生方药的剂型有药茶、药膳、药浴方等。老年人慢性病较多，病情复杂，康复须假以时日。因服药时间较长，服用汤剂费时费力，选用丸散比较适宜，而且丸散药轻力缓，不易产生毒副作用。

### 五、辨证进补

辨证论治是中医治疗学的一条基本原则，也是中药养生疗法的基本原则。疾病发生发展的全过程不是一成不变的，而是随着病因、气候、地域、年龄、体质等因素的变化而变化的，表现为不同的证。所谓辨证调养，是指运用中药养生保健要根据辨证论治的原则，辨别出人的体质情况和疾病证候，然后再依据其证候来进行调养。辨证调养是中药养生的基本原则和特点。运用养生中药时，应根据人体不同体质，予以适当的养生方。如阳虚体质者应用性味甘温的温补之品以补阳，如采用虫草羊肉治疗肝肾阳虚型遗精、阳痿、尿频、不孕症等；气虚体质者应以补其脏虚为原则，如采用红景天乌鸡汤治疗气阴两虚型支气管炎、神经衰弱、高原病等。

### 六、三因制宜，以人为本

三因制宜是指"因人、因时、因地"制宜。中医认为，人处于天地之间，生活于自然环境之中，作为自然界的一部分，人和自然具有相通相应的关系。三因制宜，既是临床治疗用药的原则，也是养生康复用药的原则。中药养生必须注意四时寒温，季节气候的特点，合理选择四时适用药物。不同地区的地理环境、气候条件、生活习惯各不相同，人的生理和病理特点也有较大差异，中药养生必须考虑这些因素，因地制宜。如南方沿海地区炎热且潮湿，常以健脾祛湿、清热生津为主，可选用莲子粥、薏苡仁粥、山药粥、苦瓜黄豆汤，以清热生津、解暑。北方气温较低，人体阳气不足，宜用温热性补阳膳食，可选用当归生姜羊肉汤助阳御寒。同时，应根据人的年龄、性别、体质等不同特点，选择不同的养生方药。由于这些差异的存在，对同一病证的养生方就不能千篇一律，必须根据人体不同生理状态，采取适宜措施，才能达到良好的调养效果。

总之，中药养生宜谨慎。注重脾胃、药宜平和、补泻兼施、用药缓图、辨证调养，兼顾三因制宜、因势利导，如此才能收到补偏救弊、防病延年之效。

# 第七节　中药养生的研究进展

## 一、中药养生的文献研究

中药养生学的精华蕴藏在古代文献中。在我国古代浩如烟海的中医药文献中，记载着大量的养生中药和养生方，这些仍然是我们今天研究养生中药的重要资料。由于年代久远，许多古籍面临着损坏、散失的危险，还有大量的古代文献没有整理发掘，要进一步加强文献研究，以便去伪存真、去粗取精、古为今用。如琼玉膏、午时茶等经典养生方就是从古籍文献中发掘出来的。

## 二、单味养生中药的研究

具有强壮体质、延年益寿等养生功效的中药很多，历代诸家本草及医家著述均有记载，本类药物均有补益作用，同时又可疗疾。即有病去病，无病强身延年。

**1. 养生中药保健成分的研究**　随着现代研究的深入，一般认为养生方含有的天然药物化学成分和营养成分是中药养生保健的物质基础，前者是当前研究的热点。如大枣、枸杞子、茯苓、黄芪、香菇等含有多糖类物质，三七、人参等含有皂苷类物质，银杏叶、山楂等含有黄酮类物质，厚朴、胡椒、川芎等含有生物碱类物质，人参、鹿茸、地黄等含有丰富的铁等。

**2. 养生中药药理作用的研究**　20世纪70年代开始，对养生保健药物的药理作用研究日益被重视，取得了很多研究成果。养生中药的药理作用主要包括以下几点。

（1）改善物质代谢：如黄芪能降低血清中甘油三酯、低密度脂蛋白水平，同时具有升高高密度脂蛋白的趋势；黄精多糖能显著降低实验性糖尿病小鼠血糖和血清糖化血红蛋白浓度，并能明显升高实验动物血浆胰岛素及C肽水平；小鼠服用牛膝后能显著增加肝脏中氨基酸合成白蛋白的量。

（2）改善免疫功能（免疫促进、免疫抑制、免疫调节）：如黄精、枸杞子、百合等可提高外周淋巴细胞的百分率；灵芝、茯苓等可提高巨噬细胞和网状内皮细胞的吞噬能力；川芎对体外培养的淋巴细胞DNA合成有显著抑制作用；大枣不仅抑制抗体产生还能对抗变态反应；

当归多糖能增强非特异性免疫功能，而对体液免疫功能有抑制作用。

（3）调节神经系统：如人参、西洋参、刺五加等可调节大脑皮质的兴奋抑制过程，灵芝、冬虫夏草、茯苓具有镇静作用等，它们有益于消除神经系统的失衡状态。

（4）改善心血管系统功能：如人参能使冠状动脉血流量增加，阻力下降，减慢心率，降低心肌耗氧量，改善心功能不全的血流动力学状况，改善心肌的血液供应。

（5）调节呼吸系统：如补骨脂、冬虫夏草、蜂蜜等具有调节支气管平滑肌的作用，对防治老年慢性支气管炎和肺气肿等疾病有显著疗效。

（6）调节消化系统：如白术、山楂、五味子等具有助消化、调节胃肠运动作用，有助于老人消化道和消化腺疾病的缓解和功能的康复。

（7）调节内分泌系统：如人参、杜仲、生地黄、刺五加等可改善垂体促肾上腺皮质激素的分泌；覆盆子、百合、大黄等具有雌性激素样作用。

（8）改善泌尿系统功能：如人参能增加肾血管阻力；杜仲、猪苓、人参等可以改善和调节肾脏功能。

（9）促进造血功能：如阿胶、当归、熟地黄、桂圆肉、鹿茸等有促进骨髓代谢、促进红细胞和血红蛋白增生的作用。

（10）延缓衰老：如党参、黄芪、灵芝、黄精等药物均对实验动物平均寿命和最高寿命有延长的效果；黄芪、何首乌、人参等具有不同程度的提高细胞传代能力的作用；当归、黄精、玉竹等有降低过氧化脂质的效能。

（11）抗感染：如金银花、板蓝根、丹参等具有显著的抗细菌、抗病毒、抗真菌等作用。

（12）抗疲劳：如白术、黄芪、当归、鹿茸等具有改善因组织缺氧与代谢障碍所引起的疲劳的效能。

（13）耐缺氧：如天麻、灵芝、冬虫夏草等具有提高耐缺氧能力的功能。

（14）抗辐射：如生地黄、冬虫夏草等具有抗辐射的效能。

一般养生中药通过多途径、多系统、多环节发挥促进机体正常生理功能和延缓衰老的作用。如人参通过增强免疫功能、益智、增强造血功能、增强内分泌功能、改善物质代谢、抗应激、延缓衰老、抗肿瘤等多方面的作用达到养生保健的效果。

（周浓）

# 第三章　常用养生中药

中药是以中国传统医药理论指导采集、炮制、制剂，说明作用机理，指导临床应用的药物。几千年来，人们把中药与日常生活有机结合起来，通过各种正确的方法对人的身体和生命进行有效养护，以达到养生益寿、健康延年的目的。养生中药是指具有预防、养生保健、康复等功效的中药。本章主要对常用养生中药的化学及营养成分、保健作用、性味与归经、功能与主治、不良反应、注意事项等内容进行讨论。掌握这些基本知识，能够有针对性地正确使用这些药物，无论是强健身体，还是防治疾病，对于人体都是大有裨益的。

## 第一节　解表药

解表药是以祛风解表为主要功效，常用于治疗外感表证的药物。性温或凉，味多辛，主归肺、膀胱经，具有升浮作用趋向。根据其药性和功效的不同，可分为发散风寒药和发散风热药两类。现代研究表明，解表药具有调节免疫功能、镇静、降血糖、利尿、强心、发汗、解热、抗病原微生物、镇痛、抗炎、抗过敏等作用。应用本类药物应注意：不宜发汗太过，不宜久煎，因证选药，忌食生冷、油腻之品，因时因地制宜等。

### 白芷

【化学及营养成分】主要含挥发油、呋喃香豆素、微量元素、淀粉、膳食纤维、蛋白质、脂肪、维生素、胡萝卜苷及白芷毒素等。

【保健作用】具有解热、抗炎、抗菌、镇痛、抗肿瘤、抗辐射、促进脂肪分解、抑制脂肪合成、美容、降血脂、降血糖、降血压等作用。

【性味与归经】辛，温。归胃、大肠、肺经。

【功能与主治】解表散寒，祛风止痛，宣通鼻窍，燥湿止带，消肿排脓。用于感冒头痛，眉棱骨痛，鼻塞流涕，鼻鼽，鼻渊，牙痛，带下，疮疡肿痛。

【不良反应】

①长期使用能使正常皮肤出现色素沉着，颜色变深，但停药一段时间后可自行消退。

②具有雌性激素作用，易引起性早熟。

【注意事项】

①阴虚血热者忌用。

②因含光敏活性物质，有光敏性皮炎、红斑狼疮、皮肌炎等疾病者慎用。

### ● 生姜

【化学及营养成分】主要含姜精油、姜辣素、油树脂、生姜蛋白酶、蛋白质、脂肪、糖类、膳食纤维、维生素、淀粉及矿物元素等。

【保健作用】具有解热、镇痛、抗炎、抗菌、抗病毒、止吐、减肥、保肝、促消化液分泌、增强免疫功能、抗氧化、抗肿瘤、抗过敏、降血脂、降血糖等作用。

【性味与归经】辛，微温。归肺、脾、胃经。

【功能与主治】解表散寒，温中止呕，化痰止咳，解鱼蟹毒。用于风寒感冒，胃寒呕吐，寒痰咳嗽，鱼蟹中毒。

【注意事项】热盛、表虚自汗及阴虚内热者忌用。

### ● 香薷

【化学及营养成分】主要含挥发油、黄酮、香豆素、木脂素、萜类及脂肪酸等。

【保健作用】具有解热、镇痛、镇静、抗菌、抗病毒、解痉、利尿、增强免疫功能、抗氧化、降血脂、降血压等作用。

【性味与归经】辛，微温。归肺、胃经。

【功能与主治】发汗解表，化湿和中。用于暑湿感冒，恶寒发热，头痛无汗，腹痛吐泻，水肿，小便不利。

【注意事项】体虚多汗、暑热证者忌用。

### ● 桑叶

【化学及营养成分】主要含多糖、蛋白质、维生素、氨基酸、黄酮、生物碱、膳食纤维、粗脂肪及微量元素等。

【保健作用】具有解热、抗菌、抗病毒、镇痛、祛痰、镇咳、增强免疫功能、降血糖、降血脂、降血压、延缓衰老、抗肿瘤、美白等作用。

【性味与归经】甘、苦，寒。归肺、肝经。

【功能与主治】疏散风热，清肺润燥，清肝明目。用于风热感冒，肺热燥咳，头晕头痛，目赤昏花。

【不良反应】大剂量使用会导致肝、肾、肺发生变性、出血。

【注意事项】脾胃虚寒者慎用。

### ● 淡豆豉

【化学及营养成分】主要含异黄酮、糖类、蛋白质、脂肪酸、大豆卵磷脂、大豆多肽、维生素及酶类等。

【保健作用】具有降血脂、降血糖、抗骨质疏松、抗肿瘤、抗氧化、促进记忆、抗心肌缺血、抗动脉粥样硬化、溶栓等作用。

【性味与归经】苦、辛，凉。归肺、胃经。

【功能与主治】解表，除烦，宣发郁热。用于感冒，寒热头痛，烦躁胸闷，虚烦不眠。

【注意事项】

①本品由于加工所用辅料不同而性质各异，应辨证选用。

②表虚多汗者慎用。

## 菊花

【化学及营养成分】主要含黄酮、挥发油、绿原酸、萜类、氨基酸、可溶性糖、可溶性蛋白、维生素 C、膳食纤维、有机酸及微量元素等。

【保健作用】具有解热、镇痛、镇静、抗炎、抗菌、降血压、扩张冠状动脉、降血脂、延缓衰老、抗肿瘤、排铅、抗辐射、抗疲劳等作用。

【性味与归经】甘，苦，微寒。归肺、肝经。

【功能与主治】疏风清热，平肝明目，清热解毒。用于风热感冒，头痛眩晕，目赤肿痛，眼目昏花，疮痈肿痛。

【注意事项】脾胃虚寒者、泄泻者慎用。

## 葛根

【化学及营养成分】主要含优质淀粉、人体必需氨基酸、微量元素、异黄酮、三萜、皂苷、粗蛋白、膳食纤维及粗脂肪等。

【保健作用】具有解热、止泻、解酒、降血脂、降血糖、降血压、抗肿瘤、抗氧化、促进记忆、增强免疫功能、抗心律失常、抗心肌缺血、抗血栓、改善血液流变学等作用。

【性味与归经】甘，辛，凉。归脾、胃、肺经。

【功能与主治】解肌退热，生津止渴，透疹，升阳止泻，通经活络，解酒毒。用于外感发热头痛，项背强痛，口渴，消渴，麻疹不透，热痢，泄泻，眩晕头痛，中风偏瘫，胸痹心痛，酒毒伤中。

【不良反应】含有雌激素成分，或具有促进雌激素分泌的作用，易引起性早熟。

【注意事项】表虚多汗者忌服。

## 紫苏叶

【化学及营养成分】主要含挥发油、黄酮、酚酸、蛋白质、氨基酸、维生素及微量元素等。

【保健作用】具有解热、镇痛、镇静、止咳、抗炎、抗菌、抗病毒、祛痰、平喘、止血、降血脂、抗过敏、抗氧化、抗肿瘤、抗抑郁、促进记忆、免疫调节、抗辐射、美白、保肝等作用。

【性味与归经】辛，温。归肺、脾经。

【功能与主治】解表散寒，行气和胃。用于风寒感冒，咳嗽呕恶，妊娠呕吐，鱼蟹中毒。

【不良反应】紫苏油可升高血糖，糖尿病患者忌用。

【注意事项】阴虚者、气虚者、温病患者慎用。

## 薄荷

【化学及营养成分】主要含挥发油、黄酮、氨基酸、有机酸、蛋白质、脂肪、糖类及微量元素等。

【保健作用】具有解热、解痉、镇痛、抗炎、抗菌、祛痰、止痒、抗肿瘤、乌发、保肝利胆、抑制体毛生长等作用。

【性味与归经】辛，凉。归肺、肝经。

【功能与主治】疏散风热，清利头目，利咽，透疹，疏肝行气。用于风热感冒，风温初起，头痛，目赤，喉痹，口疮，风疹，麻疹，胸胁胀闷。

【不良反应】

①薄荷油具有抑制中枢神经系统和肝毒性的作用。

②可提高内源性雌激素活性，使子宫兴奋性加强，达到抗生育的作用。

【注意事项】体虚多汗、肝阳偏亢、阴虚血燥者忌用。

# 第二节　清热药

清热药是以清热为主要功效，常用于治疗里热证的药物。性多寒，味多苦，主归肺、心、肝、胃、大肠经，具有沉降作用趋向。根据其作用特点及主治病证不同，可分为清热泻火药、清热燥湿药、清热凉血药、清热解毒药和清虚热药五大类。现代研究表明，清热药具有抗菌、抗病毒、抗毒素、调节免疫功能、抗肿瘤、降血压、解热、抗炎、镇静、降血糖、降血脂、保肝、利胆等作用。应用本类药物应注意：辨清真假热证，合理选药与配伍，脾胃虚寒、肠滑易泻者慎用等。

## 马齿苋

【化学及营养成分】主要含有机酸、蛋白质、氨基酸、维生素、去甲肾上腺素、黄酮、三萜皂苷、香豆素、生物碱、挥发油及微量元素等。

【保健作用】具有抗炎、镇痛、抗病原微生物、抗肿瘤、降血脂、降血糖、增强免疫功能、抗衰老、抗氧化、促进记忆、抗过敏、升高血钾、调节子宫及肠道平滑肌、耐缺氧等作用。

【性味与归经】酸，寒。归肝、大肠经。

【功能与主治】清热解毒，凉血止血，止痢。用于热毒血痢，痈肿疔疮，湿疹，丹毒，蛇虫咬伤，便血，痔血，崩漏下血。

【注意事项】

①孕妇慎用。

②脾胃虚寒、肠滑泄泻者忌服。

### ◈ 土茯苓

【化学及营养成分】主要含皂苷、黄酮、多糖、挥发油、有机酸、脂肪酸、甾醇、淀粉及微量元素等。

【保健作用】具有解毒、镇痛、抗炎、抗菌、利尿、抗肿瘤、免疫抑制、抗心肌缺血、抗动脉粥样硬化、抗脑缺血、抗胃溃疡、美白、抗疲劳、降血糖、保肝等作用。

【性味与归经】甘、淡，平。归肝、胃经。

【功能与主治】解毒，除湿，通利关节。用于梅毒及汞中毒所致的肢体拘挛，筋骨疼痛，湿热淋浊，带下，痈肿，瘰疬，疥癣。

【不良反应】

①本品具有显著的抗生育活性，故孕妇禁用。

②据报道，本品可致周身皮肤瘙痒、红斑丘疹，甚至奇痒烦躁等过敏反应。

【注意事项】肝肾阴虚者慎服。

### ◈ 生地黄

【化学及营养成分】主要含环烯醚萜苷、糖类、苯乙醇苷、挥发油、氨基酸、有机酸及微量元素等。

【保健作用】具有抗炎、镇静、抗病原微生物、抗过敏、止血、利尿、保肝、降血糖、增强免疫功能、抗衰老、抗肿瘤、降血压、抗辐射等作用。

【性味与归经】甘，寒。归心、肝、肾经。

【功能与主治】清热凉血，养阴生津。用于热入营血，温毒发斑，吐血衄血，热病伤阴，舌绛烦渴，伤津便秘，阴虚发热，骨蒸劳热，内热消渴。

【不良反应】据报道，少数患者可出现腹痛、腹泻、头晕、心悸、疲乏，甚至休克等反应。

【注意事项】脾虚湿滞、腹胀便溏者慎用。

### ◈ 玄参

【化学及营养成分】主要含环烯醚萜苷、苯丙素苷、三萜皂苷、糖类、有机酸、挥发油、脂肪酸及黄酮等。

【保健作用】具有解热、镇静、抗炎、抗病原微生物、抗惊厥、保肝、降血压、降血糖、增强免疫功能、抗氧化、抗肿瘤、抗疲劳、抗血小板凝集、抗脑缺血、抗动脉粥样硬化等作用。

【性味与归经】甘、苦、咸，微寒。归肺、胃、肾经。

【功能与主治】清热凉血，滋阴降火，解毒散结。用于热入营血，温毒发斑，热病伤阴，舌绛烦渴，津伤便秘，骨蒸劳咳，目赤，咽痛，白喉，瘰疬，痈肿疮毒。

【注意事项】

①脾胃虚寒、食少便溏者慎用。

②不宜与藜芦同用。

### 地骨皮

【化学及营养成分】主要含有机酸、生物碱、多糖、黄酮、蒽醌、甾醇、二酰胺、肽类、脂肪酸、木脂素及微量元素等。

【保健作用】具有解热、镇痛、镇静催眠、抗病原微生物、调节成骨样细胞、升高白细胞、兴奋子宫、降血糖、降血压、降血脂、免疫调节、抗肿瘤、抗氧化等作用。

【性味与归经】甘，寒。归肺、肝、肾经。

【功能与主治】凉血除蒸，清肺降火。用于阴虚潮热，骨蒸盗汗，肺热咳嗽，咯血，衄血，内热消渴。

【不良反应】能显著兴奋未孕大鼠与小鼠的离体子宫，并加强其收缩活动，故孕妇禁用。

【注意事项】外感风寒发热及脾虚便溏者不宜使用。

### 赤芍

【化学及营养成分】主要含单萜、三萜、酚酸、儿茶素、多糖、鞣质、蛋白质、脂肪油、树脂及挥发油等。

【保健作用】具有镇静、解痉、镇痛、抗炎、抗病原微生物、保肝、降血脂、抗氧化、抗肿瘤、免疫调节、促进记忆、降血糖、抗血栓、保护心脏、抗过敏等作用。

【性味与归经】苦，微寒。归肝经。

【功能与主治】清热凉血，散瘀止痛。用于热入营血，温毒发斑，吐血衄血，目赤肿痛，肝郁胁痛，经闭痛经，癥瘕腹痛，跌仆损伤，痈肿疮疡。

【不良反应】据报道，丹皮酚通过影响Ⅱ级黄体发生退变，使胚胎失去营养而达到抗早孕效果，故孕妇禁用。

【注意事项】
①血虚有寒及月经过多者慎用。
②不宜与藜芦同用。

### 芦根

【化学及营养成分】主要含多糖、蛋白质、脂肪酸、维生素、微量元素、薏苡素及天门冬酰胺等。

【保健作用】具有解热、镇静、保肝、增强免疫功能、防晒、抗氧化、降血压、降血糖、抗肿瘤等作用。

【性味与归经】甘，寒。归肺、胃经。

【功能与主治】清热泻火，生津止渴，除烦，止呕，利尿。用于热病烦渴，肺热咳嗽，肺痈吐脓，胃热呕哕，热淋涩痛。

【不良反应】具有雌性激素作用，易引起性早熟。

【注意事项】虚寒证、脾胃虚寒者慎用。

### 🍃 牡丹皮

【化学及营养成分】主要含单萜、酚类化合物、酚苷、三萜、有机酸、多糖、黄酮、鞣质及氨基酸等。

【保健作用】具有解热、镇痛、镇静催眠、抗炎、抗菌、抗惊厥、保肝、利尿、止血、抗过敏、抗血小板凝集、改善血液流变学、抗心律失常、抗心肌缺血、抗脑缺血、降血压、降血糖、降血脂、增强免疫功能、抗肿瘤等作用。

【性味与归经】辛，微寒。归心、肝、肾经。

【功能与主治】清热凉血，活血化瘀。用于热入营血，温毒发斑，吐血衄血，夜热早凉，无汗骨蒸，经闭痛经，跌仆损伤，痈肿疮毒。

【不良反应】据报道，丹皮酚能使大鼠子宫黏膜充血，具有通经作用，故孕妇及月经过多者慎用。

【注意事项】血虚、血寒证者不宜使用。

### 🍃 余甘子

【化学及营养成分】主要含维生素、蛋白质、氨基酸、有机酸、糖类、生物碱及微量元素等。

【保健作用】具有镇痛、抗炎、抗病原微生物、保肝、促诱生人白细胞干扰素、延缓衰老、减肥、降血脂、降血糖、降血压、增强免疫功能、抗疲劳、抗缺氧、抗肿瘤等作用。

【性味与归经】甘、酸、涩，凉。归肺、胃经。

【功能与主治】清热凉血，消食健胃，生津止咳。用于血热血瘀，消化不良，腹胀，咳嗽，喉痛，口干。

### 🍃 金银花

【化学及营养成分】主要含挥发油、黄酮、有机酸、三萜皂苷及微量元素等。

【保健作用】具有解热、抗炎、抗病原微生物、抗内毒素、保肝、利胆、止血、增强免疫功能、降血脂、抗肿瘤、抗氧化、降血糖等作用。

【性味与归经】甘，寒。归肺、心、胃经。

【功能与主治】清热解毒，疏散风热。用于痈肿疔疮，喉痹，丹毒，热毒血痢，风热感冒，温病发热。

【不良反应】

①绿原酸具有致敏原作用，可引起变态反应，但口服无此反应，因其被小肠分泌物转化成无致敏活性的物质。

②本品对小鼠、犬、猴等均有显著的抗早孕作用，可终止小鼠的早、中、晚期妊娠，且这一作用随剂量增加而增强，故孕妇忌用。

③绿原酸能轻微增加肾上腺素及去甲肾上腺素对猫与大鼠的升压作用，故高血压患者忌用。

④金银花具有溶血作用，故出血患者忌用。

【注意事项】脾胃虚寒及气虚疮疡脓清者忌用。

### 金荞麦

【化学及营养成分】主要含黄酮、多酚、氨基酸、蛋白质、维生素、甾体、萜类、有机酸及微量元素等。

【保健作用】具有解热、镇痛、抗炎、抗菌、镇咳祛痰、抗肿瘤、增强免疫功能、抗氧化、抗血小板凝集、抗过敏、降血糖、降血脂等作用。

【性味与归经】微辛、涩，凉。归肺经。

【功能与主治】清热解毒，排脓祛瘀。用于肺痈吐脓，肺热喘咳，乳蛾肿痛。

### 青果

【化学及营养成分】主要含挥发油、多酚、黄酮、蛋白质、氨基酸、多糖、脂肪、有机酸、脂肪酸、膳食纤维、三萜、香豆素及微量元素等。

【保健作用】具有抗炎、抗菌、抗病毒、利咽止咳、保肝、保护胃肠黏膜、助消化、抗氧化、降血糖等作用。

【性味与归经】甘、酸，平。归肺、胃经。

【功能与主治】清热解毒，利咽，生津。用于咽喉肿痛，咳嗽痰黏，烦热口渴，鱼蟹中毒。

### 鱼腥草

【化学及营养成分】主要含挥发油、黄酮、大量钾盐、蛋白质、脂肪、多糖、氨基酸、维生素、绿原酸及微量元素等。

【保健作用】具有抗炎、抗病原微生物、抗内毒素、止咳、镇痛、利尿、止血、增强免疫功能、抗肿瘤、抗过敏、抗抑郁、抗氧化、降血压等作用。

【性味与归经】辛，微寒。归肺经。

【功能与主治】清热解毒，消痈排脓，利尿通淋。用于肺痈吐脓，痰热喘咳，热痢，热淋，痈肿疮毒。

【不良反应】据报道，可导致实验动物流涎和呕吐。

【注意事项】

①本品含挥发油，不宜久煎。

②虚寒证者忌服。

### 知母

【化学及营养成分】主要含甾体皂苷、双苯吡酮、木脂素、多糖、有机酸及微量元素等。

【保健作用】具有解热、抗炎、抗病原微生物、降血糖、促进记忆、降血脂、抗肿瘤、抗氧化、抗抑郁、免疫调节、减少糖皮质激素不良反应等作用。

【性味与归经】苦、甘，寒。归肺、胃、肾经。

【功能与主治】清热泻火，滋阴润燥。用于外感热病，高热烦渴，肺热燥咳，骨蒸潮热，内热消渴，肠燥便秘。

【注意事项】虚寒证、脾虚便溏者慎用。

### 🍃 栀子

【化学及营养成分】主要含环烯醚萜、有机酸、黄酮、香豆素、挥发油及多糖等。

【保健作用】具有镇静、镇痛、抗炎、抗病原微生物、保肝、利胆、降血压、降血糖、抗氧化、促进记忆、抗肿瘤、抗焦虑等作用。

【性味与归经】苦，寒。归心、肺、三焦经。

【功能与主治】泻火除烦，清热利湿，凉血解毒，外用消肿止痛。用于热病心烦，湿热黄疸，淋证涩痛，血热吐衄，目赤肿痛，火毒疮疡，外治扭挫伤痛。

【不良反应】

①大剂量栀子有效成分栀子苷、京尼平苷等对肝肾具有一定毒性作用。

②对实验动物具有显著抗早孕作用，达到抗生育目的。

③据报道，服用本品可致药疹或粟粒样丘疹等过敏反应。

【注意事项】脾虚便溏及虚寒证者不宜使用。

### 🍃 夏枯草

【化学及营养成分】主要含三萜、甾体、黄酮、香豆素、糖类、有机酸及挥发油等。

【保健作用】具有抗炎、抗菌、抗病毒、镇静催眠、抗肿瘤、降血压、降血糖、抗氧化、降血脂等作用。

【性味与归经】辛、苦，寒。归肝、胆经。

【功能与主治】清肝泻火，明目，散结消肿。用于目赤肿痛，目珠夜痛，头痛眩晕，瘰疬，瘿瘤，乳痈，乳癖，乳房胀痛。

【不良反应】

①具有免疫抑制作用，不宜长期或大量服用本品。

②据报道，服用本品可致药疹、丘疹、红斑，以及呕恶眩晕、腹痛泄泻等，甚至过敏性休克。

【注意事项】虚寒证、脾胃虚弱者慎用。

### 🍃 淡竹叶

【化学及营养成分】主要含黄酮、茶多酚、氨基酸、多糖、三萜、有机酸及微量元素等。

【保健作用】具有解热、抗菌、保肝、保肾、利尿、抗氧化、增强免疫功能、促进记忆、抗肿瘤、升高血糖等作用。

【性味与归经】甘、淡，寒。归心、胃、小肠经。

【功能与主治】清热泻火，除烦止渴，利尿通淋。用于热病烦渴，小便短赤涩痛，口舌生疮。

【注意事项】虚寒证、阴虚内热证者忌用。

### 菊苣

【化学及营养成分】主要含有机酸、糖类、黄酮、生物碱、三萜、香豆素、倍半萜内酯、蛋白质、维生素及微量元素等。

【保健作用】具有抗炎、抗菌、抗疟、保肝、降尿酸、降血糖、降血脂、增强免疫功能、抗肿瘤、抗过敏等作用。

【性味与归经】微苦、咸，凉。

【功能与主治】清肝利胆，健胃消食，利尿消肿。用于湿热黄疸，胃痛食少，水肿少尿。

【不良反应】据报道，菊苣具有流产活性，可有效地降低黄体的植入率从而显示出避孕活性，故孕妇禁用。

### 野菊花

【化学及营养成分】主要含黄酮、挥发油、多糖、氨基酸、蛋白质、维生素、香豆素及微量元素等。

【保健作用】具有解热、镇痛、抗炎、抗病原微生物、抗毒素、保肝、增强免疫功能、抗氧化、抗肿瘤、抗血小板凝集、抗心肌缺血、降血脂、降血压、抗过敏等作用。

【性味与归经】苦、辛，微寒。归肝、心经。

【功能与主治】清热解毒，泻火平肝。用于疔疮痈肿，目赤肿痛，头痛眩晕。

【不良反应】据报道，常规剂量或大剂量使用会导致食欲减退、恶心、呕吐、腹泻等胃肠道反应。

### 蒲公英

【化学及营养成分】主要含挥发油、黄酮、多糖、蛋白质、脂肪、维生素、氨基酸、三萜、香豆素、色素、倍半萜内酯、植物甾醇及微量元素等。

【保健作用】具有抗病原微生物、抗内毒素、健胃、保肝、利胆、通乳、利尿、增强免疫功能、抗肿瘤、抗氧化、降血糖、降血脂等作用。

【性味与归经】苦、甘，寒。归肝、胃经。

【功能与主治】清热解毒，消肿散结，利尿通淋。用于疔疮肿痛，乳痈，瘰疬，目赤，咽痛，肺痈，肠痈，湿热黄疸，热淋涩痛。

【不良反应】蒲公英副作用较少见。口服煎剂偶见恶心、呕吐、腹部不适及轻度泄泻等胃肠道反应，亦有出现全身瘙痒、荨麻疹等。服用酒浸剂有头晕、恶心、多汗等反应，少数患者出现荨麻疹并发结膜炎，停药后消失。部分患者服片剂后有胃部发热感。个别病例在静脉滴注蒲公英注射液后出现寒战、面色苍白或青紫及精神症状。肌注可致局部疼痛。

【注意事项】

①用量过大可致腹泻，故脾虚便溏者慎用。

②阳虚外寒、脾胃虚弱者忌用。

# 第三节　泻下药

　　泻下药是以泻下通便为主要功效，常用于治疗大便秘结、里实积滞的药物。药性多苦寒或甘平，主归大肠经，具有沉降作用趋向。根据其药性、功效及主治不同，分为攻下药、润下药及峻下逐水药三类。现代研究表明，泻下药具有泻下、利尿、抗病原微生物、抗炎、抗肿瘤、调节免疫功能、降血压、降血脂等作用。本类药物应合理选用，年老体虚或脾胃虚弱者慎用，妇女胎前产后及月经期忌用，中病即止，不可过量。

## 大黄

　　【化学及营养成分】主要含蒽醌、多糖、鞣质、有机酸、挥发油及脂肪酸等。

　　【保健作用】具有泻下、抗炎、抗菌、抗病毒、利尿、止血、抗溃疡、改善肾功能、保肝、利胆、抗肿瘤、降血脂、免疫调节、降血糖、抗衰老等作用。

　　【性味与归经】苦，寒。归脾、胃、大肠、肝、心包经。

　　【功能与主治】泻下攻积，清热泻火，凉血解毒，逐瘀通经，利湿退黄。用于实热积滞便秘，血热吐衄，目赤咽肿，痈肿疔疮，肠痈腹痛，瘀血经闭，产后瘀阻，跌打损伤，湿热痢疾，黄疸尿赤，淋证，水肿，外治烧烫伤。

　　【不良反应】

　　①具有雌激素样作用，可使去势大鼠迅速恢复性周期。

　　②过量服用可引起恶心、呕吐、腹痛等胃肠道反应，长期使用本品停药后可导致继发性便秘。

　　③长期服用本品，可导致大肠黑变病。

　　④长期服用本品能引起性功能减退和阳痿等生殖毒性。

　　⑤可致肝脏肥大、肾小管透明小滴生成和肾钙化、膀胱细胞质改变等肝肾毒性。

　　⑥可能会增加靶器官细胞癌变的潜在危险。

　　【注意事项】

　　①脾胃虚弱者慎用。

　　②妇女妊娠期、月经期、哺乳期应忌用。

## 火麻仁

　　【化学及营养成分】主要含脂肪油、蛋白质、大麻酚、挥发油、氨基酸、维生素及微量元素等。

　　【保健作用】具有泻下、抗炎、镇痛、抗溃疡、抗衰老、降血脂、抗肿瘤、降血压、促进记忆、抗疲劳等作用。

　　【性味与归经】甘，平。归脾、胃、大肠经。

【功能与主治】润肠通便。用于血虚津亏，肠燥便秘。

【不良反应】

①大剂量使用，可出现恶心、呕吐、腹泻、四肢麻木、烦躁、精神错乱、昏迷等不良反应。

②可致畸胎，使胎儿体重降低、生长受阻，甚至四肢畸形。

【注意事项】

①脾虚便溏者忌用。

②孕妇禁用。

③不宜大剂量和长期使用。

### 芦荟

【化学及营养成分】主要含蒽醌、糖类、蛋白质、有机酸、维生素、氨基酸、香豆酸、脂类及微量元素等。

【保健作用】具有泻下、抗菌、愈创、保肝、抗肿瘤、抗衰老、降血糖、降血脂、免疫调节等作用。

【性味与归经】苦，寒。归肝、胃、大肠经。

【功能与主治】泻下通便，清肝泻火，杀虫疗疳。用于热结便秘，惊痫抽搐，小儿疳积，外用治癣疮。

【不良反应】

①可导致腹痛、水样便，甚至腹绞痛、恶心等胃肠道反应。

②长期服用本品能使人性功能减退，甚至阳痿。

【注意事项】

①脾胃虚弱及食少便溏者忌用。

②不宜长期或大剂量服用。

③孕妇及有出血倾向者忌服。

### 郁李仁

【化学及营养成分】主要含脂肪油、有机酸、苦杏仁苷、蛋白质及皂苷等。

【保健作用】具有泻下、抗炎、镇痛、镇咳、祛痰、降血压等作用。

【性味与归经】辛、苦、甘，平。归脾、大肠、小肠经。

【功能与主治】润肠通便，下气利水。用于津枯肠燥，食积气滞，腹胀便秘，水肿，脚气，小便不利。

【不良反应】本品所含的苦杏仁苷在体内可产生微量氢氰酸，大剂量则会引起中毒。

【注意事项】孕妇慎用。

### 番泻叶

【化学及营养成分】主要含蒽醌、多糖及黄酮等。

【保健作用】具有泻下、抗菌、解痉、止血、松弛肌肉、抗胃黏膜损伤等作用。

【性味与归经】甘、苦，寒。归大肠经。

【功能与主治】泄热行滞，通便，利水。用于热结积滞，便秘腹痛，水肿胀满。

【不良反应】

①长期及大剂量服用，易致恶心、呕吐、腹痛，甚至肠功能紊乱、上消化道出血等胃肠道反应。

②长期服用本品能使人性功能减退，甚至阳痿。

③长期服用本品，偶见头晕、高血压、过敏性皮炎、尿潴留、药物依赖性、过敏性休克等。

【注意事项】

①哺乳期、月经期妇女及孕妇忌用。

②小剂量可起缓下作用，大剂量则峻下。

③年老体弱、久病体虚的便秘患者应慎用或忌用。

# 第四节　祛风湿药

祛风湿药是以祛风湿为主要功效，常用于治疗风湿痹证的药物。性多寒凉，味多辛、苦，主归肝、肾经，具有升浮作用趋向。根据其兼有功效的不同，将其分为祛风湿止痛药、祛风湿活络药、祛风湿强筋骨药三类。现代研究表明，祛风湿药具有抗炎、镇痛、调节免疫功能、镇静、解热等作用。本类药物多作为酒剂或丸散剂应用，阴血亏虚者慎用。

### 木瓜

【化学及营养成分】主要含三萜、有机酸、蛋白酶、黄酮、多糖、皂苷、挥发油、鞣质、木脂素及氨基酸等。

【保健作用】具有抗炎、抗菌、镇痛、保肝、抗肿瘤、免疫调节、抗氧化、降血脂等作用。

【性味与归经】酸，温。归肝、脾经。

【功能与主治】舒筋活络，和胃化湿。用于湿痹拘挛，腰膝关节酸重疼痛，暑湿吐泻，转筋挛痛，脚气水肿。

【不良反应】据报道，本品的种子含氢氰酸，大剂量使用会引起中毒。

【注意事项】

①胃酸过多者不宜大量使用。

②内有郁热、小便短赤者忌服。

### ◈ 五加皮

【化学及营养成分】主要含苷类、脂肪酸、多糖、皂苷、挥发油、维生素、氨基酸及微量元素等。

【保健作用】具有抗炎、镇痛、镇静、抗溃疡、抗血小板凝集、免疫调节、促进核酸合成、性激素样活性、抗应激、抗镉致突变、降血糖、减肥、抗肿瘤、促进记忆等作用。

【性味与归经】辛、苦，温。归肝、肾经。

【功能与主治】祛风除湿，补益肝肾，强筋壮骨，利水消肿。用于风湿痹证，筋骨痿软，小儿行迟，体虚乏力，水肿，脚气。

【不良反应】据报道，大剂量可导致中枢抑制、下肢软弱无力，偶见房室传导阻滞、T波抬高，甚至引起失明和周围神经炎等中毒症状。

【注意事项】阴虚火旺者慎用。

### ◈ 乌梢蛇

【化学及营养成分】主要含蛋白质、氨基酸、脂肪、核苷、维生素及微量元素等。

【保健作用】具有抗炎、镇痛、镇静、抗蛇毒、增强免疫功能等作用。

【性味与归经】甘，平。归肝经。

【功能与主治】祛风，通络，止痉。用于风湿顽痹，麻木拘挛，中风口眼㖞斜，半身不遂，抽搐痉挛，破伤风，麻风，疥癣。

【注意事项】血虚生风者慎用。

# 第五节　化湿药

化湿药是以化湿运脾为主要功效，常用于治疗湿阻脾胃证的药物。性多温，味多辛、苦，主归脾、胃经。现代研究表明，化湿药具有调整胃肠运动功能、促进消化液分泌、抗溃疡、抗病原微生物等作用。本类药物不宜久煎，气阴亏虚、血虚津伤者慎用。

### ◈ 白豆蔻

【化学及营养成分】主要含挥发油、氨基酸及微量元素等。

【保健作用】具有抗菌、平喘、止呕、调节胃肠平滑肌、促进消化液分泌、抗肿瘤、抗氧化等作用。

【性味与归经】辛，温。归肺、脾、胃经。

【功能与主治】化湿行气，温中止呕，开胃消食。用于湿浊中阻，不思饮食，湿温初起，胸闷不饥，寒湿呕逆，胸腹胀痛，食积不消。

【注意事项】阴虚血燥者慎服。

## ❧ 苍术

【化学及营养成分】主要含挥发油、糖类、糖苷及微量元素等。

【保健作用】具有抗炎、抗菌、抗病毒、镇静、保肝、扩血管、调整胃肠运动功能、抗溃疡、抗缺氧、抗肿瘤、调节血糖、调节血压、促进骨骼钙化等作用。

【性味与归经】辛、苦，温。归脾、胃、肝经。

【功能与主治】燥湿健脾，祛风散寒，明目。用于湿阻中焦，脘腹胀满，泄泻，水肿，脚气痿躄，风湿痹痛，风寒感冒，夜盲，眼目昏涩。

【不良反应】

①据报道，本品小剂量使脊髓反射亢进，较大剂量则呈抑制作用，终可导致呼吸肌麻痹而死亡。

②据报道，苍术用于室内烟熏消毒，个别成人闻后有轻度不适和头晕感觉。

③据报道，北苍术对未孕大鼠子宫平滑肌有显著抑制作用，且有显著正相剂量效应，故孕妇慎用。

【注意事项】阴虚内热、气虚多汗者忌用。

## ❧ 佩兰

【化学及营养成分】主要含挥发油、黄酮、生物碱、香豆素及三萜等。

【保健作用】具有抗菌、抗炎、抗病毒、祛痰、兴奋胃肠平滑肌、抗肿瘤、增强免疫功能等作用。

【性味与归经】辛，平。归脾、胃、肺经。

【功能与主治】芳香化湿，醒脾开胃，发表解暑。用于湿浊中阻，脘痞呕恶，口中甜腻，口臭，多涎，暑湿表证，湿温初起，发热倦怠，胸闷不舒。

【不良反应】

①据报道，佩兰毒素可通过乳汁排泄，会对新生儿产生"乳毒病"副作用。

②可引起小鼠发情期暂停，抑制其排卵，促进子宫复位，增加乳汁分泌，故妇女慎用。

## ❧ 厚朴

【化学及营养成分】主要含木脂素、生物碱、挥发油、皂苷、鞣质及烟酸等。

【保健作用】具有抗炎、抗菌、抗病毒、镇痛、保肝、促进消化液分泌、抗溃疡、松弛血管平滑肌、抗血小板凝集、中枢抑制、降血压、抗肿瘤、抗氧化、抗抑郁、抗过敏等作用。

【性味与归经】苦、辛，温。归脾、胃、肺、大肠经。

【功能与主治】燥湿消痰，下气除满。用于湿滞伤中，脘痞吐泻，食积气滞，腹胀便秘，痰饮喘咳。

【不良反应】

①据报道，本品在一般肌松剂量下，对实验动物心电图无影响，大剂量可致呼吸肌麻痹而死亡。

②本品可导致腹部不适等胃肠道症状及口干反应。

③大剂量使用本品会起到肌肉松弛作用，会感到全身松软无力、腹胀等，故不宜大剂量使用。

【注意事项】

①气虚津亏者及孕妇慎用。

②厚朴耗气，能使人乏力，故不宜久服。

### 🌿 砂仁

【化学及营养成分】主要含挥发油、黄酮、有机酸、皂苷、多糖及微量元素等。

【保健作用】具有抗炎、抗菌、镇痛、利胆、止泻、抗溃疡、抗血小板凝集、免疫调节、降血糖、抗氧化等作用。

【性味与归经】辛，温。归脾、胃、肾经。

【功能与主治】化湿开胃，温脾止泻，理气安胎。用于湿浊中阻，脘痞不饥，脾胃虚寒，呕吐泄泻，妊娠恶阻，胎动不安。

【注意事项】

①入汤剂宜后下。

②阴虚有热者忌服。

### 🌿 藿香

【化学及营养成分】主要含挥发油、多糖、黄酮、萜类、生物碱、鞣质、蛋白质及微量元素等。

【保健作用】具有解热、镇痛、抗炎、抗病原微生物、松弛支气管平滑肌、调节胃肠道功能、细胞毒活性、抗氧化、抗过敏等作用。

【性味与归经】辛，微温。归脾、胃、肺经。

【功能与主治】芳香化浊，和中止呕，发表解暑。用于湿浊中阻，脘痞呕吐，暑湿表证，湿温初起，发热倦怠，胸闷不舒，寒湿闭暑，腹痛吐泻，鼻渊头痛。

【注意事项】

①不宜久煎。

②阴虚血燥者不宜用。

# 第六节　利水渗湿药

利水渗湿药是以利湿为主要功效，常用于治疗水湿内停证的药物。药性多甘淡，主归肾、膀胱、小肠经，具有沉降作用趋向。根据其药性和主治证的不同，分为利水消肿药、利尿通淋药、利湿退黄药三类。现代研究表明，利水渗湿药具有利尿、保肝、利胆、抗肿瘤、增强免疫功能、抗病原微生物、降血糖、降血脂等作用。本类药物孕妇宜慎用，阴亏津少、肾虚遗精遗尿者慎用，不宜久服。

### 车前草

【化学及营养成分】主要含黄酮、萜类、多糖、有机酸、苯乙醇苷、挥发油及微量元素等。

【保健作用】具有抗炎、抗病原微生物、祛痰、镇咳、平喘、保肝、利尿、降低血尿酸、排石、抗抑郁、抗氧化等作用。

【性味与归经】甘，寒。归肝、肾、肺、小肠经。

【功能与主治】清热，利尿通淋，祛痰，凉血解毒。用于热淋涩痛，水肿尿少，暑湿泄泻，痰热咳嗽，吐血衄血，痈肿疮毒。

### 车前子

【化学及营养成分】主要含黄酮、多糖、三萜、脂类、挥发油、生物碱、蛋白质、苯乙醇苷、氨基酸及环烯醚苷等。

【保健作用】具有抗炎、抗菌、祛痰、镇咳、平喘、镇痛、泻下、利尿、利胆、抗溃疡、降低眼压、降血脂、降血糖、增强免疫功能、抗衰老等作用。

【性味与归经】甘，寒。归肝、肾、肺、小肠经。

【功能与主治】清热，利尿通淋，渗湿止泻，明目，祛痰。用于热淋涩痛，水肿胀满，暑湿泄泻，目赤肿痛，痰热咳嗽。

【不良反应】

①有报道，临床使用本品而致结节性红斑。

②有报道，服用本品后即出现腹痛、里急后重、腹泻等胃肠道反应。

【注意事项】肾虚遗滑者慎用。

### 赤小豆

【化学及营养成分】主要含黄酮、多糖、三萜皂苷、植物甾醇、蛋白质、脂肪、膳食纤维及微量元素等。

【保健作用】具有抗菌、利尿、增强免疫功能、抗氧化等作用。

【性味与归经】甘、酸，平。归心、小肠经。

【功能与主治】利水消肿，解毒排脓。用于水肿胀满，脚气浮肿，黄疸尿赤，风湿热痹，痈肿疮毒，肠痈腹痛。

【注意事项】

①本品在体外具有显著抑制人体精子活力的作用，可阻止受精，达到避孕目的。

②本品对家兔整个孕、产程具有显著缩短作用，故孕妇禁用。

## 泽泻

【化学及营养成分】主要含萜类、多糖、挥发油、脂肪酸、生物碱、蛋白质及树脂等。

【保健作用】具有抗炎、抗病原微生物、利胆、利尿、抗血栓、抗动脉粥样硬化、降血脂、降血糖、降血压、抗脂肪肝、抗肿瘤、免疫调节、减肥、抗氧化等作用。

【性味与归经】甘、淡，寒。归肾、膀胱经。

【功能与主治】利水渗湿，泄热，化浊降脂。用于小便不利，水肿胀满，泄泻尿少，痰饮眩晕，热淋涩痛，高脂血症。

【不良反应】

①据报道，本品长期大剂量服用，可引起胆红素代谢障碍而发生黄疸。

②据报道，本品可致 1/2 肾切除大鼠残肾间质炎症细胞浸润和肾小管损害，故肾病、肾功能不全者禁用。

③据报道，少数患者出现轻度食减、嘈杂、肠鸣、腹泻等胃肠反应。

④据报道，服用、接触本品可引起过敏反应。

【注意事项】

①本品力缓，用量宜大。

②津液不足者慎用。

③本品性寒通利，肾虚精滑无湿热者忌用。

## 茯苓

【化学及营养成分】主要含多糖、三萜、有机酸、氨基酸、蛋白质、脂肪、卵磷脂、钾盐及微量元素等。

【保健作用】具有抗炎、抗病原微生物、镇静、强心、利尿、抗溃疡、抗肝硬化、预防结石、抗中毒性耳损害、促进造血、抗肿瘤、增强免疫功能、降血糖、抗衰老、美白等作用。

【性味与归经】甘、淡，平。归心、肺、脾、肾经。

【功能与主治】利水渗湿，健脾，宁心。用于水肿尿少，痰饮眩悸，脾虚食少，便溏泄泻，心神不安，惊悸失眠。

【注意事项】阴虚而无湿热、虚寒滑精、气虚下陷者慎服。

## 枳椇子

【化学及营养成分】主要含皂苷、三萜、黄酮、生物碱、脂肪酸及氨基酸等。

【保健作用】具有镇静、镇痛、抗惊厥、抗应激、抗突变、解酒、保肝、利尿、抗肿瘤、抗衰老、抗疲劳、甜味抑制、降血脂、降血压等作用。

【性味与归经】甘、酸，平。归脾经。

【功能与主治】利水消肿，解酒毒。用于水肿，酒醉。

【注意事项】本品对大鼠食欲有显著抑制作用，故不宜长期久服。

### 积雪草

【化学及营养成分】主要含三萜、多糖、黄酮、聚炔烯、挥发油及微量元素等。

【保健作用】具有解热、抗炎、抗菌、镇静、抗惊厥、保肝、抗乳腺增生、抗胃溃疡、抗肿瘤、抗抑郁、促进记忆、免疫调节、降血压、降血糖、降血脂、抑制增生性瘢痕、促进伤口愈合等作用。

【性味与归经】苦、辛，寒。归肝、脾、肾经。

【功能与主治】清热利湿，解毒消肿。用于湿热黄疸，中暑腹泻，石淋血淋，痈疮肿毒，跌仆损伤。

【不良反应】据报道，长期服用本品会产生肝毒性，导致肝部病变等。

【注意事项】本品具有持久的降低生育力活性，故孕妇禁用。

### 薏苡仁

【化学及营养成分】主要含脂类、多糖、氨基酸、维生素、挥发油、三萜、生物碱及微量元素等。

【保健作用】具有解热、镇痛、镇静、抗炎、抗病毒、止泻、抗血栓、抗溃疡、促进排卵、抗肿瘤、增强免疫功能、降血糖、降血脂、抗骨质疏松、美容等作用。

【性味与归经】甘、淡，凉。归脾、胃、肺经。

【功能与主治】利水渗湿，健脾止泻，除痹，排脓，解毒散结。用于水肿，脚气，小便不利，脾虚泄泻，湿痹拘挛，肺痈，肠痈，赘疣，癌肿。

【注意事项】

①本品作用较弱，用量宜大。

②津液不足者慎用。

③本品具有兴奋子宫作用，故孕妇慎用。

# 第七节　温里药

温里药是以温里祛寒为主要功效，常用于治疗里寒证的药物。性多温，味多辛，主归脾、胃、肝、肾经。现代研究表明，温里药具有强心、抗心肌缺血、改善微循环、抗休克、扩张血管、抗血栓、调节胃肠运动、促消化、抗溃疡、镇静、镇痛、抗炎等作用。本类药物实热、阴虚火旺、津血亏虚者忌用，孕妇慎用，气候炎热时慎用等。

### 八角茴香

【化学及营养成分】主要含挥发油、黄酮、莽草酸、有机酸、多糖、倍半萜内酯、木脂素、脂肪酸及微量元素等。

【保健作用】具有抗菌、镇痛、祛痰、健胃、升高白细胞、抗疲劳、抗氧化、雌激素样活性、致敏等作用。

【性味与归经】辛，温。归肝、肾、脾、胃经。

【功能与主治】温阳散寒，理气止痛。用于寒疝腹痛，肾虚腰痛，胃寒呕吐，脘腹冷痛。

【不良反应】

①据报道，服用本品后个别患者有口干、恶心、胃部不适、呕吐等胃肠道反应。

②本品具有抑制神经系统作用，可引起麻痹甚至中枢抑制而导致患者死亡。

【注意事项】阴虚火旺者慎用。

### 🍃 丁香

【化学及营养成分】主要含挥发油、黄酮、苯丙素、环烯醚萜、苯乙醇、三萜、鞣质及微量元素等。

【保健作用】具有解热、镇痛、抗炎、抗菌、镇咳平喘、镇静、健胃、抗溃疡、止泻、利胆、抗应激、抗血栓、抗氧化、驱虫等作用。

【性味与归经】辛，温。归脾、胃、肺、肾经。

【功能与主治】温中降逆，补肾助阳。用于脾胃虚寒，呃逆呕吐，食少吐泻，心腹冷痛，肾虚阳痿。

【不良反应】据报道，本品具有兴奋子宫作用，故孕妇慎用。

【注意事项】

①热证及阴虚内热者忌用。

②不宜与郁金同用。

### 🍃 干姜

【化学及营养成分】主要含挥发油、姜辣素、氨基酸及淀粉等。

【保健作用】具有解热、镇痛、抗炎、抗病原微生物、镇静、催眠、镇咳、祛痰、解痉、镇吐、利胆、健胃、抗溃疡、强心、扩血管、抗血栓、抗缺氧、降血脂、增强免疫功能、抗氧化、抗肿瘤、抗过敏等作用。

【性味与归经】辛，热。归脾、胃、肾、心、肺经。

【功能与主治】温中散寒，回阳通脉，燥湿消痰，温肺化饮。用于脘腹冷痛，呕吐泄泻，肢冷脉微，寒饮喘咳。

【不良反应】据报道，本品有短暂升高血压作用，故高血压患者慎用。

【注意事项】阴虚内热、血热妄行者忌用。

### 🍃 小茴香

【化学及营养成分】主要含挥发油、香豆素、黄酮、脂肪、蛋白质、糖类、膳食纤维及微量元素等。

【保健作用】具有抗菌、镇痛、镇吐、祛痰平喘、健胃、抗溃疡、保肝、利胆、性激素样活性、升高白细胞、抗肿瘤等作用。

【性味与归经】辛，温。归肝、肾、脾、胃经。

【功能与主治】散寒止痛，理气和胃。用于寒疝腹痛，睾丸偏坠，痛经，少腹冷痛，脘腹胀痛，食少吐泻。盐小茴香暖肾散寒止痛，用于寒疝腹痛，睾丸偏坠，经寒腹痛。

【不良反应】

①据报道，本品对蛙心肌先是稍有兴奋作用，随后引起麻痹，并对神经肌肉呈箭毒样麻痹，减弱肌肉自身的兴奋性，具有中枢麻痹作用。

②本品香气浓烈，剂量稍大或对此气味不习惯的人，可能有恶心反应。

【注意事项】阴虚火旺者慎用。

### 肉桂

【化学及营养成分】主要含挥发油、二萜、多糖、香豆素及鞣质等。

【保健作用】具有解热、镇痛、抗炎、抗菌、镇静、抗惊厥、壮阳、健胃、抗溃疡、抗血小板凝集、强心、降血糖、降血压、降血脂、延缓衰老、抗肿瘤等作用。

【性味与归经】辛，甘，大热。归肾、脾、心、肝经。

【功能与主治】补火助阳，引火归原，散寒止痛，温通经脉。用于阳痿宫冷，腰膝冷痛，肾虚作喘，虚阳上浮，眩晕目赤，心腹冷痛，虚寒吐泻，寒疝，痛经闭经。

【不良反应】

①本品可引起子宫充血，故孕妇禁用。

②据报道，有人顿服肉桂36g，发生头晕、眼花、眼胀、咳嗽、尿少、干渴、脉数及鼻衄等副作用。

【注意事项】

①阴虚火旺、里有实热及血热妄行出血者忌用。

②不宜与赤石脂同用。

### 花椒

【化学及营养成分】主要含生物碱、酰胺、木脂素、香豆素、挥发油、脂肪酸、氨基酸及微量元素等。

【保健作用】具有抗炎、抗菌、镇痛、解痉、抗溃疡、调节肠道平滑肌、止泻、保肝、保护心脏、抗血栓、降血压、抗肿瘤、驱虫、抗氧化、抗缺氧、抗疲劳等作用。

【性味与归经】辛，温。归脾、胃、肾经。

【功能与主治】温中止痛，杀虫止痒。用于脘腹冷痛，呕吐泄泻，虫积腹痛，外治湿疹及阴痒。

【不良反应】

①花椒在常规剂量内水煎服即可有不适反应。

②据报道，长时间大量服用可导致喘促、呼吸困难、中枢麻痹，甚至中毒死亡，故不宜大剂量长期使用。

【注意事项】

①杀虫止痒宜煎汤熏洗。

②阴虚火旺者忌用。

③本品具有松弛子宫平滑肌作用，故孕妇慎用。

### 🍃 胡椒

【化学及营养成分】主要含生物碱、挥发油、有机酸、木脂素、苯丙素、酚类化合物、黄酮及微量元素等。

【保健作用】具有镇静、镇痛、抗炎、抗惊厥、抗溃疡、保肝、利胆、止泻、抗血栓、降血脂、抗肿瘤、抗抑郁、抗氧化、促黑素细胞生长、乌发等作用。

【性味与归经】辛，热。归胃、大肠经。

【功能与主治】温中散寒，下气，消痰。用于胃寒呕吐，腹痛泄泻，食欲不振，癫痫痰多。

【不良反应】本品具有升高血压的作用，故高血压患者慎用。

【注意事项】阴虚内热者忌用。

### 🍃 高良姜

【化学及营养成分】主要含挥发油、多糖、黄酮、二芳基庚烷、糖苷、苯丙素及微量元素等。

【保健作用】具有抗炎、抗菌、镇痛、镇吐、利胆、止泻、调节胃肠平滑肌、抗溃疡、抗血栓、增强免疫功能、抗缺氧、抗肿瘤、降血糖、促进记忆等作用。

【性味与归经】辛，热。归脾、胃经。

【功能与主治】温胃止呕，散寒止痛。用于脘腹冷痛，胃寒呕吐，嗳气吞酸。

【注意事项】阴虚有热者忌用。

# 第八节　理气药

理气药是以疏理气机为主要功效，常用于治疗气滞或气逆的药物。性多温，味多辛、苦，主归脾、胃、肝、胆、肺经，具有升浮（消散郁结）或沉降（降气）作用趋势。现代研究表明，理气药具有调节胃肠运动功能、利胆、促进消化液分泌、松弛支气管平滑肌、调节子宫机能、升高血压、强心、镇静、抗肿瘤、降血糖等作用。本类药物孕妇忌用，气虚、阴虚者慎用，不宜久煎。

### 🍃 刀豆

【化学及营养成分】主要含球蛋白、蛋白质、氨基酸、脂肪、淀粉及酸酶类物质等。

【保健作用】具有抗肿瘤、增强免疫功能、抗结核等作用。

【性味与归经】甘，温。归胃、肾经。

【功能与主治】温中，下气，止呃。用于虚寒呃逆，呕吐。

【不良反应】

①据报道，刀豆球蛋白A可引起免疫性肝损伤，故肝病患者慎用。

②据报道，刀豆含有毒蛋白，过量服用未成熟刀豆易致恶心、呕吐、腹痛、腹泻及酸中毒等胃肠道反应，甚至急性循环衰竭、休克等。

【注意事项】胃热盛者慎用。

## 木香

【化学及营养成分】主要含挥发油、生物碱、菊糖及氨基酸等。

【保健作用】具有抗菌、镇痛、调节胃肠运动、止泻、抗溃疡、松弛平滑肌、利胆、调节血压、抗肿瘤、扩张血管、抗血小板凝集等作用。

【性味与归经】辛、苦，温。归脾、胃、大肠、三焦、胆经。

【功能与主治】行气止痛，健脾消食。用于胸胁、脘腹胀痛，泻痢后重，食积不消，不思饮食。煨木香实肠止泻，用于泄泻腹痛。

【注意事项】血分燥热、阴虚津少及肝阳上亢者忌用。

## 佛手

【化学及营养成分】主要含挥发油、黄酮、多糖、脂肪、蛋白质、膳食纤维、氨基酸及微量元素等。

【保健作用】具有抗炎、抗菌、镇静、解痉、镇咳、祛痰、平喘、抗惊厥、增强免疫功能、抗肿瘤、抗应激、抗氧化、改善血液流变学、降血压、抗抑郁、促进记忆等作用。

【性味与归经】辛、苦、酸，温。归肝、脾、胃、肺经。

【功能与主治】疏肝理气，和胃止痛，燥湿化痰。用于肝胃气滞，胸胁胀痛，胃脘痞满，食少呕吐，咳嗽痰多。

## 陈皮

【化学及营养成分】主要含挥发油、黄酮、酚类化合物、生物碱、肌醇、维生素及微量元素等。

【保健作用】具有抗炎、抗菌、抗病毒、祛痰平喘、助消化、抗胃溃疡、保肝、利胆、强心、扩张血管、抗氧化、抗肿瘤、抗过敏、降血脂、增强免疫功能等作用。

【性味与归经】苦、辛，温。归肺、脾经。

【功能与主治】理气健脾，燥湿化痰。用于脘腹胀满，食少吐泻，咳嗽痰多。

【不良反应】

①本品具有升高血压的作用，故高血压患者慎用。

②本品具有抑制子宫平滑肌的作用，故孕妇慎用。

③据报道，本品可致肝细胞轻度浊肿成水样变等病变，以及便血、过敏反应。

【注意事项】阴虚燥咳，或吐血、咯血者不宜服用。

### 🍃 玫瑰花

【化学及营养成分】主要含挥发油、黄酮、有机酸、酚酸、多糖、色素、脂肪油、鞣质、生物碱、氨基酸及微量元素等。

【保健作用】具有抗菌、抗病毒、解毒、利胆、扩张血管、抗心肌缺血、抗氧化、降血糖、抗肿瘤、抗衰老等作用。

【性味与归经】甘、微苦，温。归肝、脾经。

【功能与主治】行气解郁，和血，止痛。用于肝胃气痛，食少呕恶，月经不调，跌仆损伤。

### 🍃 香附

【化学及营养成分】主要含挥发油、黄酮、三萜、生物碱及甾醇类等。

【保健作用】具有解热、镇痛、抗炎、松弛内脏平滑肌、利胆、强心、抑制子宫、雌激素样活性、降血压、抗抑郁、中枢抑制等作用。

【性味与归经】辛、微苦、微甘。归肝、脾、三焦经。

【功能与主治】疏肝解郁，理气宽中，调经止痛。用于肝郁气滞，胸胁胀痛，乳房胀痛，脾胃气滞，脘腹痞闷，胀满疼痛，月经不调，经闭痛经。

【注意事项】气虚无滞、阴虚血热者忌服。

### 🍃 香橼

【化学及营养成分】主要含挥发油、二萜、黄酮、多糖、有机酸、果胶、鞣质及维生素等。

【保健作用】具有抗炎、抗病毒、抗氧化、兴奋肠道平滑肌等作用。

【性味与归经】辛、苦、酸，温。归肝、脾、肺经。

【功能与主治】疏肝理气，宽中，化痰。用于肝胃气滞，胸胁胀痛，脘腹痞满，呕吐噫气，痰多咳嗽。

【注意事项】阴虚血燥者及孕妇气虚者慎用。

### 🍃 薤白

【化学及营养成分】主要含甾体皂苷、含硫化合物、含氮化合物、酸性化合物、前列腺素、脂肪酸、多糖、维生素、氨基酸及微量元素等。

【保健作用】具有抗炎、抗菌、镇痛、解痉、平喘、抗血小板凝集、降血脂、抗氧化、抗肿瘤、增强免疫功能、抗缺氧等作用。

【性味与归经】辛、苦，温。归心、肺、胃、大肠经。

【功能与主治】通阳散结，行气导滞。用于胸痹心痛，脘腹痞满胀痛，泻痢后重。

【不良反应】据报道，服用本品可导致活动减少、四肢乏力、软瘫、抽搐，甚至水样泻等中毒症状。

【注意事项】

①本品对胃黏膜有刺激，溃疡患者不宜常用。

②气虚或不耐蒜味者不宜用。

# 第九节　消食药

消食药是以消食化积为主要功效，以治疗饮食积滞为主的药物。性多平，味多甘，主归脾、胃经。现代研究表明，消食药具有助消化、调节胃肠运动、降血脂、降血压等作用。本类药物气虚无积滞者慎用，不宜过量久服，以免耗伤正气。

## 山楂

【化学及营养成分】主要含黄酮、有机酸、三萜皂苷、鞣质、脂肪酸、维生素及无机盐等。

【保健作用】具有抗炎、抗菌、镇痛、助消化、调节胃肠运动、抗血栓、强心、抗心律失常、降血脂、降血压、增强免疫功能、抗肿瘤、抗氧化等作用。

【性味与归经】酸、甘，微温。归脾、胃、肝经。

【功能与主治】消食健胃，行气散瘀，化浊降脂。用于肉食积滞，胃脘胀满，泻痢腹痛，瘀血经闭，产后瘀阻，心腹刺痛，胸痹心痛，疝气疼痛，高脂血症。焦山楂消食导滞作用增强，用于肉食积滞，泻痢不爽。

【不良反应】

①据报道，过量食用本品后会导致胃酸过多、胃结石及肠梗阻等。

②据报道，大鼠大剂量服用本品后先呈镇静状态，后卧倒，呼吸抑制，直至麻痹死亡。

【注意事项】

①脾胃虚弱而无积滞者或胃酸分泌过多者均慎用。

②因本品具有收缩子宫的作用，故孕妇慎用。

③因本品多食会损齿，故龋齿者慎用。

## 鸡内金

【化学及营养成分】主要含淀粉酶、蛋白酶、氯化铵、氨基酸、蛋白质、维生素及微量元素等。

【保健作用】具有助消化、调节胃肠运动、抗凝血、改善血液流变学、排锶、降血脂、降血糖、抗乳腺增生等作用。

【性味与归经】甘，平。归脾、胃、小肠、膀胱经。

【功能与主治】健胃消食，涩精止遗，通淋化石。用于食积不消，呕吐泻痢，小儿疳积，遗尿，遗精，石淋涩痛，胆胀胁痛。

【不良反应】据报道，服用本品可出现鼻出血等不良反应。

【注意事项】脾虚无积滞者慎用。

## 🍂 麦芽

【化学及营养成分】主要含酶类、麦芽糖、维生素、蛋白质、氨基酸及胆碱等。

【保健作用】具有抗菌、助消化、抗结肠炎、保肝、抗肿瘤、降血糖、回乳、降血压等作用。

【性味与归经】甘，平。归脾、胃经。

【功能与主治】行气消食，健脾开胃，回乳消胀。用于食积不消，脘腹胀痛，脾虚食少，乳汁郁积，乳房胀痛，妇女断乳，肝郁胁痛，肝胃气痛。生麦芽健脾和胃，疏肝行气，用于脾虚食少，乳汁郁积。炒麦芽行气消食回乳，用于食积不消，妇女断乳。焦麦芽消食化滞，用于食积不消，脘腹胀痛。

【不良反应】本品所含麦芽毒素属于快速去极化型肌松剂，会使肌肉先短暂兴奋，而后迅速引起神经肌肉接点阻断。

【注意事项】哺乳期妇女忌用。

## 🍂 莱菔子

【化学及营养成分】主要含脂肪油、挥发油、多糖、黄酮、生物碱、蛋白质、甾醇、维生素及酶类等。

【保健作用】具有抗炎、抗菌、镇咳、祛痰、平喘、增强胃肠运动、利尿、利胆、降血脂、降血压、抑制甲状腺功能、抗肿瘤、抗肾上腺素等作用。

【性味与归经】辛、甘，平。归肺、脾、胃经。

【功能与主治】消食除胀，降气化痰。用于饮食停滞，脘腹胀痛，大便秘结，积滞泻痢，痰壅喘咳。

【不良反应】

①本品能导致滑肠、便溏、排便不爽及胃嘈杂等胃肠道反应。

②因本品对心脏有轻微毒性，故有心脏疾患者慎用。

③本品与地黄、何首乌同食或长期食用能使人须发变白。

【注意事项】

①不宜与人参同用。

②气虚无积滞、痰滞者慎用。

# 第十节　止血药

止血药是以止血为主要功效，常用于治疗出血证的药物。味多酸、涩，主归心、肝、脾经。根据其药性和功效的不同，可分为凉血止血、收敛止血、化瘀止血和温经止血四类。现代研究表明，止血药具有收缩局部血管、增强毛细血管抵抗力、促凝血因子生成、抗纤维蛋白溶解、抗血栓、抗炎、抗菌等作用。本类药物应因证选药，中病即止，出血兼有瘀血者不宜单独使用。

### 三七

【化学及营养成分】主要含皂苷、三七素、黄酮、多糖、氨基酸、甾醇、挥发油及微量元素等。

【保健作用】具有镇痛、镇静、抗炎、止血、活血、利尿、保肝、促进造血、促进蛋白质合成、促进 RNA 代谢、抗肿瘤、延缓衰老、增强免疫功能、调节血糖、促进记忆等作用。

【性味与归经】甘、微苦，温。归肝、胃经。

【功能与主治】散瘀止血，消肿定痛。用于咯血，吐血，衄血，便血，崩漏，外伤出血，胸腹刺痛，跌仆肿痛。

【不良反应】据报道，少数患者出现胃肠道不适、出血倾向、过敏性药疹，甚至出现房室传导阻滞。

【注意事项】
①血虚或血证无瘀滞者慎用。
②孕妇慎用。

### 白茅根

【化学及营养成分】主要含多糖、三萜、内酯、有机酸、香豆素及微量元素等。

【保健作用】具有解热、抗炎、抗菌、抗病毒、镇静、镇痛、止血、利尿、保肝、保护神经、增强免疫功能、抗缺氧等作用。

【性味与归经】甘，寒。归肺、胃、膀胱经。

【功能与主治】凉血止血，清热利尿。用于血热吐血，衄血，尿血，热病烦渴，湿热黄疸，水肿尿少，热淋涩痛。

【注意事项】脾胃虚寒、溲多不渴者忌用。

### 侧柏叶

【化学及营养成分】主要含挥发油、黄酮、鞣质、氨基酸、脂肪及微量元素等。

【保健作用】具有抗炎、抗病原微生物、镇静、镇咳、平喘、祛痰、止血、保护神经、降血压、抗肿瘤、防脱发、抗红细胞氧化等作用。

【性味与归经】苦、涩，寒。归肺、肝、脾经。

【功能与主治】凉血止血，化痰止咳，生发乌发。用于吐血，衄血，咯血，便血，崩漏下血，肺热咳嗽，血热脱发，须发早白。

【注意事项】
①多服、久服，易致胃脘不适及食欲不振。
②本品寒涩，出血而有瘀血者慎用。

### ◆ 槐花

【化学及营养成分】主要含黄酮、鞣质、多糖、皂苷、甾类、色素、脂肪酸、蛋白质、维生素、挥发油及微量元素等。

【保健作用】具有抗炎、抗菌、解痉、止血、抗溃疡、缓泻、抗血栓、改善血液流变学、增强毛细血管抵抗力、降血脂、降血压、抗辐射、抗氧化、抗肿瘤、美白等作用。

【性味与归经】苦，微寒。归肝、大肠经。

【功能与主治】凉血止血，清肝泻火。用于便血，痔疮出血，血痢，崩漏，吐血，衄血，肝热目赤，头痛眩晕。

【不良反应】据报道，槐花对人血液中的淋巴细胞具有致突变作用。

【注意事项】脾胃虚寒及阴虚发热而无实火者慎用。

# 第十一节　活血化瘀药

活血化瘀药是以活血化瘀为主要功效，常用于治疗瘀血证的药物。性多温，味多辛、苦，主归心、肝经。根据其作用性能特点及主治不同，可分为活血止痛药、活血调经药、活血疗伤药和破血消癥药四类。现代研究表明，活血化瘀药具有增加冠脉血流量、扩血管、抗血小板凝集、抗血栓、改善微循环、镇痛、调节子宫平滑肌、抑制组织异常增生、抗肿瘤、降血脂等作用。本类药物孕妇禁用，体虚兼有瘀者慎用，月经过多、血虚经闭者慎用。

### ◆ 川芎

【化学及营养成分】主要含挥发油、生物碱、酚酸、内酯、酸性多糖及维生素等。

【保健作用】具有抗菌、镇痛、镇静、解痉、保肝、保护肾功能、抗脑缺血、抗心肌缺血、抗血栓、降血压、增强免疫功能、抗肿瘤等作用。

【性味与归经】辛，温。归肝、胆、心包经。

【功能与主治】活血行气，祛风止痛。用于胸痹心痛，胸胁刺痛，跌仆肿痛，月经不调，经闭痛经，癥瘕腹痛，头痛，风湿痹痛。

【不良反应】据报道，本品可导致皮肤瘙痒、红色小丘疹、胸闷气短等过敏反应，大剂量可引起剧烈头痛。

【注意事项】

①本品温燥，阴虚火旺、多汗、热盛及无瘀之出血证慎用。

②本品具有活血化瘀作用，故孕妇禁用。

### ◆ 丹参

【化学及营养成分】主要含二萜醌、酚酸、黄酮、三萜及甾醇等。

【保健作用】具有抗炎、抗菌、镇痛、镇静、保肝、改善肾功能、改善肺功能、抗溃疡、扩张冠状动脉、抗血栓、促进骨折愈合、降血脂、抗肿瘤、免疫调节、抗氧化、降血糖、抗过敏等作用。

【性味与归经】苦，微寒。归心、肝经。

【功能与主治】活血祛瘀，通经止痛，清心除烦，凉血消痈。用于胸痹心痛，脘腹胁痛，癥瘕积聚，热痹疼痛，心烦不眠，月经不调，痛经经闭，疮疡肿痛。

【不良反应】丹参能抑制消化液分泌，可导致胃痛、食欲减退、口咽干燥、恶心呕吐，以及上消化道出血等胃肠道反应。

【注意事项】月经过多者及孕妇慎用。丹参反藜芦。

### 牛膝

【化学及营养成分】主要含皂苷、多糖、甾酮、生物碱、香豆素、氨基酸、挥发油及微量元素等。

【保健作用】具有抗炎、抗菌、镇痛、利尿、抗胃溃疡、兴奋子宫、改善微循环、改善血液流变学、促进蛋白质合成、增强免疫功能、延缓衰老、抗肿瘤、降血糖、降血压、降血脂、抗骨质疏松、促进记忆、抗疲劳、抗过敏等作用。

【性味与归经】苦、甘、酸，平。归肝、肾经。

【功能与主治】逐瘀通经，补肝肾，强筋骨，利尿通淋，引血下行。用于经闭，痛经，腰膝酸痛，筋骨无力，淋证，水肿，头痛，眩晕，牙痛，口疮，吐血，衄血。

【注意事项】孕妇及月经过多者忌服。下元不固，滑精者慎用。

### 红花

【化学及营养成分】主要含黄酮、脂肪酸、挥发油、多糖、氨基酸、蛋白质及微量元素等。

【保健作用】具有镇痛、镇静、抗炎、保肝、兴奋子宫、抗血栓、扩张血管、抗缺血所致损伤、降血压、降血脂、增强免疫功能、抗肿瘤、改善微循环、雌激素样活性、抗氧化等作用。

【性味与归经】辛，温。归心、肝经。

【功能与主治】活血通经，散瘀止痛。用于经闭，痛经，恶露不行，癥瘕痞块，胸痹心痛，瘀滞腹痛，胸胁刺痛，跌仆损伤，疮疡肿痛。

【不良反应】据报道，本品可致实验动物出现活动增加，行动不稳，呼吸急促，竖尾惊厥，呼吸抑制而死亡等中毒症状。

【注意事项】本品具有活血化瘀作用，故孕妇忌用，有出血倾向者不宜多用。

### 桃仁

【化学及营养成分】主要含脂肪油、挥发油、苷类、甾体、黄酮、有机酸、糖苷类、蛋白质、氨基酸及微量元素等。

【保健作用】具有抗炎、镇痛、镇咳、润肠通便、抗矽肺、保肝、改善血流动力学、抗血栓、改善微循环、抗肿瘤、抗过敏、促进记忆、抗氧化等作用。

【性味与归经】苦、甘，平。归心、肝、大肠经。

【功能与主治】活血祛瘀，润肠通便，止咳平喘。用于经闭痛经，癥瘕痞块，肺痈肠痈，跌仆损伤，肠燥便秘，咳嗽气喘。

【不良反应】桃仁有小毒，服用后可致小鼠肌肉松弛、运动失调、竖毛等现象，过量服用可致中枢抑制、眩晕、头痛、心悸、瞳孔放大，甚至呼吸衰竭而死亡。

【注意事项】

①本品具有促进产后子宫收缩作用，故孕妇忌用。

②本品具有润滑肠道而利于排便的作用，故便溏者慎用。

③本品有毒，不可过量。

## 益母草

【化学及营养成分】主要含生物碱、黄酮、多糖、二萜、脂肪酸、挥发油、维生素及微量元素等。

【保健作用】具有抗炎、抗菌、镇痛、利尿、兴奋子宫、抗脑缺血、改善血流动力学、抗血栓、中枢兴奋、抗氧化、抗肿瘤、增强免疫功能、抗早孕等作用。

【性味与归经】苦、辛，微寒。归肝、心包、膀胱经。

【功能与主治】活血调经，利尿消肿，清热解毒。用于月经不调，痛经，闭经，恶露不尽，水肿尿少，疮疡肿毒。

【不良反应】

①剂量过大可导致全身乏力、四肢麻木、腰痛、血尿及血压下降等全身反应。

②长期服用本品可引起肾间质性病变等肾功能损害。

【注意事项】无瘀滞之出血倾向及阴虚血少者禁用。孕妇禁用。

## 银杏叶

【化学及营养成分】主要含黄酮、内酯、多糖、酚酸、聚异戊烯醇、挥发油、生物碱、氨基酸及微量元素等。

【保健作用】具有镇痛、镇咳、祛痰、平喘、抗病原微生物、保肝、改善心脑血管循环、抗血栓、抗血小板活化因子、促进记忆、增强免疫功能、抗肿瘤、降血脂、抗氧化、抗过敏、抗帕金森病、抗癫痫等作用。

【性味与归经】甘、苦、涩，平。归心、肺经。

【功能与主治】活血化瘀，通络止痛，敛肺平喘，化浊降脂。用于瘀血阻络，胸痹心痛，中风偏瘫，肺虚咳喘，高脂血症。

【不良反应】据报道，服用本品后可致剥脱性皮炎、过敏性紫癜、荨麻疹等过敏反应，以及出现流涎、恶心、呕吐、腹泻、食欲减退等消化道症状。

# 第十二节　止咳化痰平喘药

　　止咳化痰平喘药是以祛痰或消痰、制止或减轻咳嗽和喘息为主要功效，常用于治疗痰证、咳喘证的药物。药性多温或寒，主归肺、脾经。根据其功效及主治的侧重点不同，分为化痰药和止咳平喘药两类。现代研究表明，止咳化痰平喘药具有祛痰、止咳、平喘、抗肿瘤、降血脂、降血糖等作用。本类药物中，部分温性化痰药忌用于痰中带血或咯血者，部分种子类止咳平喘药脾虚便溏者慎用。

## 川贝母

【化学及营养成分】主要含生物碱、皂苷、核苷、萜类、甾体及脂肪酸等。

【保健作用】具有祛痰、镇咳、平喘、解痉、抗炎、抗菌、兴奋子宫、抗溃疡、抗血小板凝集、降血压、抗肿瘤、升高血糖、扩瞳等作用。

【性味与归经】苦、甘，微寒。归肺、心经。

【功能与主治】清热润肺，化痰止咳，散结消痈。用于肺热燥咳，干咳少痰，阴虚劳嗽，痰中带血，瘰疬，乳痈，肺痈。

【注意事项】

①脾胃虚寒及湿痰者不宜。

②本品具有兴奋子宫作用，故孕妇慎用。

③本品具有升高血糖作用，故糖尿病患者慎用。

④不宜与乌头类药材配伍应用。

## 白果

【化学及营养成分】主要含脂肪油、黄酮、蛋白质、氨基酸、多糖、淀粉及微量元素等。

【保健作用】具有祛痰、镇咳、平喘、抗菌、排石、保护神经、延缓衰老、降血压、抗肿瘤、抗辐射、美白、抗过敏等作用。

【性味与归经】甘、苦、涩，平，有毒。归肺、肾经。

【功能与主治】敛肺定喘，止带缩尿。用于痰多喘咳，带下白浊，遗尿，尿频。

【不良反应】因白果含有银杏酚酸类有毒物质，故多食生白果可导致恶心呕吐、腹痛腹泻，并迅速出现惊厥、抽搐、呼吸困难、昏迷，严重者可因呼吸中枢麻痹而死亡。

【注意事项】

①本品有毒，不可多用，小儿尤当注意。

②本品具有兴奋子宫平滑肌的作用，故孕妇慎用。

### 杏仁

【化学及营养成分】主要含苦杏仁苷、苦杏仁酶、脂肪酸、蛋白质、氨基酸、脂肪、糖类、黄酮类化合物及微量元素等。

【保健作用】具有镇咳、祛痰、平喘、镇痛、抗炎、抗菌、抗胃溃疡、保肝、抗肿瘤、增强免疫功能、延缓衰老、降血脂、降血糖、抗突变等作用。

【性味与归经】苦，微温，有小毒。归肺、大肠经。

【功能与主治】降气止咳平喘，润肠通便。用于咳嗽气喘，胸满痰多，肠燥便秘。

【不良反应】因苦杏仁苷在体内可分解产生氢氰酸，抑制细胞色素氧化酶的活性，故大量口服本品可引起氰化物中毒，严重者可导致中枢神经系统麻痹而死亡。

【注意事项】
①本品有毒，用量不宜过大。
②阴虚咳喘及大便溏泄者忌用。
③婴儿慎用。

### 昆布

【化学及营养成分】主要含多糖、氨基酸、碘、维生素、挥发油及微量元素等。

【保健作用】具有镇咳、平喘、抗炎、抗菌、抗病毒、抗凝血、止血、保肝、抗缺碘性甲状腺肿、抗肺纤维化、抗肿瘤、降血压、降血脂、降血糖、增强免疫功能、抗氧化、抗应激、抗辐射等作用。

【性味与归经】咸，寒。归肝、胃、肾经。

【功能与主治】消痰，软坚散结，利水消肿。用于瘿瘤，瘰疬，睾丸肿痛，痰饮水肿。

【不良反应】
①据报道，大剂量服用本品后可导致滑肠、便溏等胃肠道反应。
②据报道，部分患者长期食用昆布会出现甲状腺中毒，故甲状腺肿大及功能亢进者忌用。

【注意事项】
①脾胃虚寒、寒痰凝滞者忌用。
②昆布反甘草。

### 罗汉果

【化学及营养成分】主要含三萜、黄酮、多糖、蛋白质、氨基酸、维生素、皂苷及微量元素等。

【保健作用】具有祛痰、镇咳、解痉、镇痛、抗炎、抗菌、保肝、润肠通便、增强免疫功能、降血糖、降血脂、降血压、抗氧化、抗肿瘤、抗过敏等作用。

【性味与归经】甘，凉。归肺、大肠经。

【功能与主治】清热润肺，利咽开音，滑肠通便。用于肺热燥咳，咽痛失音，肠燥便秘。

【注意事项】本品甘润性凉，故外感及肺寒咳嗽者慎用。

### ◉ 胖大海

【化学及营养成分】主要含脂肪酸、多糖、还原糖、氨基酸、蛋白质、挥发油及微量元素等。

【保健作用】具有抗炎、抗菌、镇痛、泻下、利尿、降血压、减肥等作用。

【性味与归经】甘，寒。归肺、大肠经。

【功能与主治】清热润肺，利咽开音，润肠通便。用于肺热声哑，干咳无痰，咽喉干痛，热结便秘，头痛目赤。

【不良反应】据报道，服用本品后会导致血尿、流产等。

### ◉ 桔梗

【化学及营养成分】主要含三萜皂苷、多糖、氨基酸、甾醇、挥发油及微量元素等。

【保健作用】具有祛痰、镇咳、抗炎、镇静、镇痛、解热、抗溃疡、保肝、降血糖、降血脂、降血压、美白、抗肿瘤、增强免疫功能等作用。

【性味与归经】苦、辛，平。归肺经。

【功能与主治】宣肺，利咽，祛痰，排脓。用于咳嗽痰多，胸闷不畅，咽痛音哑，肺痈吐脓。

【不良反应】用量过大能反射性兴奋呕吐中枢，可引起恶心、呕吐等胃肠道反应，严重者可见四肢汗出、乏力、心烦。

【注意事项】

①溃疡、阴虚久咳及咯血者禁用。

②桔梗皂苷有溶血作用，不宜注射给药。

### ◉ 桑白皮

【化学及营养成分】主要含黄酮、多糖、木脂素、二苯乙烯苷、芳基苯并呋喃及香豆素等。

【保健作用】具有祛痰、镇咳、解痉、平喘、镇静、镇痛、解热、抗菌、抗病毒、利尿、抗溃疡、止泻、降血压、降血糖、抗肿瘤、抗缺氧、促进毛发生长、增强免疫功能、扩血管、抗凝血、抗过敏等作用。

【性味与归经】甘，寒。归肺经。

【功能与主治】泻肺平喘，利水消肿。用于肺热喘咳，水肿胀满尿少，面目肌肤浮肿。

【注意事项】

①本品具有兴奋子宫平滑肌作用，故孕妇慎用。

②肺虚无火、小便频数及风寒咳嗽者忌用。

### ◉ 浙贝母

【化学及营养成分】主要含生物碱、多糖、二萜类、脂肪酸、胡萝卜素及微量元素等。

【保健作用】具有祛痰、镇咳、解痉、平喘、镇痛、抗炎、镇静、抗溃疡、止泻、抗甲状腺肿大、排石、兴奋子宫、扩瞳、升高血糖、降血压、抗肿瘤等作用。

【性味与归经】苦，寒。归肺、心经。

【功能与主治】清热化痰止咳，解毒散结消痈。用于风热咳嗽，痰火咳嗽，肺痈，乳痈，瘰疬，疮毒。

【不良反应】过量服用本品可导致瞳孔散大、四肢无力、震颤、惊厥、呼吸抑制等中毒症状，甚至导致死亡，这可能与呼吸衰竭或形成变性血红蛋白有关。

【注意事项】同川贝母。

### 🍃 紫苏子

【化学及营养成分】主要含挥发油、脂肪油、三萜、蛋白质、维生素、氨基酸、酚酸及微量元素等。

【保健作用】具有祛痰、镇咳、平喘、保肝、抗血小板凝集、促进记忆、抗肿瘤、降血脂、降血压、抗氧化、抗应激、抗过敏、增强免疫功能等作用。

【性味与归经】辛，温。归肺经。

【功能与主治】降气化痰，止咳平喘，润肠通便。用于痰壅气逆，咳嗽气喘，肠燥便秘。

【注意事项】阴虚喘咳及脾虚便溏者慎用。

# 第十三节　安神药

安神药是以宁心安神为主要功效，常用于治疗心神不宁病证的药物。性多平，味多甘，主归心、肝经，具有沉降作用趋向。根据其来源及功效特点的不同，可分为重镇安神药和养心安神药两类。现代研究表明，安神药具有镇静催眠、抗惊厥、增强免疫功能、降血压、抗心律失常、抗心肌缺血等作用。本类药物不宜久服，入煎剂宜打碎久煎。

### 🍃 远志

【化学及营养成分】主要含皂苷、黄酮、生物碱、多糖、脂肪油及微量元素等。

【保健作用】具有镇静、祛痰、镇咳、解痉、抗惊厥、抗菌、抗痴呆、脑保护、降血压、抗肿瘤、抗衰老、抗突变、解酒、抗抑郁等作用。

【性味与归经】苦、辛，温。归心、肾、肺经。

【功能与主治】安神益智，交通心肾，祛痰，消肿。用于心肾不交引起的失眠多梦，健忘惊悸，神识恍惚，咳痰不爽，疮疡肿毒，乳房肿痛。

【不良反应】

①本品剂量稍大可引起恶心呕吐、滑肠便溏，甚至溶血等胃肠道反应，故胃炎及胃溃疡患者慎用。

②本品具有瞬间杀灭精子作用，故未育者慎用。

【注意事项】本品具有兴奋已孕、未孕动物子宫平滑肌的作用，故孕妇慎用。

### 柏子仁

【化学及营养成分】主要含脂肪油、挥发油、皂苷、植物甾醇、蛋白质及维生素 A 等。

【保健作用】具有镇静、泻下、减慢心率、促进记忆等作用。

【性味与归经】甘，平。归心、肾、大肠经。

【功能与主治】养心安神，润肠通便，止汗。用于阴血不足，虚烦失眠，肠燥便秘，阴虚盗汗。

【注意事项】便溏及多痰者慎用。

### 酸枣仁

【化学及营养成分】主要含皂苷、黄酮、三萜、多糖、生物碱、脂肪油、蛋白质、氨基酸、挥发油、维生素及微量元素等。

【保健作用】具有镇痛、解热、镇静催眠、抗惊厥、抗心律失常、抗心肌缺血、降血脂、降血压、增强免疫功能、抗氧化、抗缺氧、抗肿瘤、抗抑郁、促进记忆等作用。

【性味与归经】甘、酸，平。归肝、胆、心经。

【功能与主治】养心补肝，宁心安神，敛汗，生津。用于虚烦不眠，惊悸多梦，体虚多汗，津伤口渴。

【不良反应】

①本品具有兴奋子宫作用，故孕妇慎用。

②服用本品后可见荨麻疹、皮肤瘙痒、恶寒发热等变态反应。

【注意事项】凡有实邪郁火者慎用。

# 第十四节　平肝息风药

平肝息风药是以平肝潜阳或息风止痉为主要功效，常用于治疗肝阳上亢或肝风内动病证的药物。主归肝经，具有沉降作用趋向。根据其功效侧重不同可分为平肝潜阳药和息风止痉药两类。现代研究表明，平肝息风药具有镇静、抗惊厥、降血压、抗血栓、解热、镇痛等作用。本类药物宜入煎剂，宜打碎久煎，不宜用量过大。

### 天麻

【化学及营养成分】主要含酚类化合物、酚苷、甾醇、有机酸、多糖、氨基酸及微量元素等。

【保健作用】具有镇静、镇痛、抗惊厥、抗炎、抗心肌缺血、抗血栓、保护脑神经细胞、抗眩晕、降血压、增强免疫功能、促进记忆、延缓衰老、抗抑郁等作用。

【性味与归经】甘,平。归肝经。

【功能与主治】息风止痉,平抑肝阳,祛风通络。用于小儿惊风,癫痫抽搐,破伤风,头痛眩晕,手足不遂,肢体麻木,风湿痹痛。

【不良反应】据报道,口服本品可引起荨麻疹、药疹等变态反应,甚至引起急性肾衰竭、昏迷等中毒症状。

### 🍂 决明子

【化学及营养成分】主要含蒽醌、蒽酮、苯并吡喃酮、脂肪酸、多糖、蛋白质、氨基酸及微量元素等。

【保健作用】具有抗炎、抗菌、泻下、保肝、利尿、改善肾功能、明目、抗血小板凝集、降血脂、降血压、增强免疫功能、减肥、促进记忆、抗衰老、抗肿瘤、抗突变等作用。

【性味与归经】甘、苦、咸,微寒。归肝、大肠经。

【功能与主治】清热明目,润肠通便。用于目赤涩痛,羞明多泪,头痛眩晕,目暗不明,大便秘结。

【不良反应】据报道,本品长期服用可引起肾、结肠、直肠、肠系膜淋巴结、睾丸等靶器官发生病理改变。

### 🍂 牡蛎

【化学及营养成分】主要含碳酸钙、氨基酸及微量元素等。

【保健作用】具有镇静、抗炎、抗菌、抗病毒、抗胃溃疡、保肝、增强免疫功能、降血糖、抗肿瘤、抗疲劳、降血脂、延缓衰老、局部麻醉等作用。

【性味与归经】咸,微寒。归肝、胆、肾经。

【功能与主治】重镇安神,潜阳补阴,软坚散结。用于惊悸失眠,眩晕耳鸣,瘰疬痰核,癥瘕痞块。煅牡蛎收敛固涩,制酸止痛,用于自汗盗汗,遗精滑精,崩漏带下,胃痛吞酸。

【不良反应】据报道,本品常规剂量常引起胃部不适、胃痛、吐泻等胃肠道反应。

【注意事项】虚而有寒者忌用。肾虚无火、精寒自出者慎用。

### 🍂 罗布麻

【化学及营养成分】主要含黄酮、鞣质、酸类、糖类、蛋白质、氨基酸、挥发油及微量元素等。

【保健作用】具有镇静、镇咳、平喘、化痰、降血压、降血脂、保肝、抗血小板凝集、强心、利尿、保护脑神经细胞、延缓衰老、增强免疫功能、抗抑郁、抗辐射、抗疲劳等作用。

【性味与归经】甘、苦,凉。归肝经。

【功能与主治】平肝安神,清热利水。用于肝阳眩晕,心悸失眠,浮肿尿少。

【注意事项】不宜过量或长期服用,以免中毒。

🦪 **珍珠**

【化学及营养成分】主要含碳酸钙、角蛋白、氨基酸、牛磺酸、有机物及无机元素等。

【保健作用】具有抗炎、镇静、壮阳、抗溃疡、抗衰老、修复眼组织、抗肿瘤、抗骨质疏松、抗疲劳、抗辐射、促进创面肉芽增生、降血糖等作用。

【性味与归经】甘、咸，寒。归心、肝经。

【功能与主治】安神定惊，明目消翳，解毒生肌，润肤祛斑。用于惊悸失眠，惊风癫痫，目赤翳障，疮疡不敛，皮肤色斑。

【不良反应】据报道，常规剂量服用，部分人有胃不舒、胃痛等胃肠道反应。

【注意事项】本品具有兴奋子宫作用，孕妇慎用。

# 第十五节　补益药

补益药是以补虚扶弱、纠正人体气血阴阳虚衰的病理偏向为主要功效，常用于治疗虚证的药物。味多甘，主归肺、脾、肾、心、肝、胃经。根据其药性和功效主治的不同特点，可分为补气药、补血药、补阳药和补阴药四类。现代研究表明，补益药具有增强免疫功能、益智、降血糖、降血脂、降血压、促进蛋白质合成、增强下丘脑－垂体－肾上腺皮质轴功能、增强下丘脑－垂体－性腺轴功能、调节下丘脑－垂体－甲状腺轴功能、延缓衰老、抗氧化、增强造血功能、强心、扩张冠状血管、扩张脑血管、扩张外周血管、改善消化功能等作用。本类药物一般宜久煎或入丸、膏剂，应因证选药，注意证候禁忌。

## 一、补气药

补气药是以补气为主要功效，常用于治疗气虚证的药物。性多平或温，味多甘，主归脾、肺经。本类药物湿盛中满者慎用。

🦪 **人参**

【化学及营养成分】主要含三萜皂苷、挥发油、多糖、聚炔类化合物、黄酮、氨基酸、有机酸、生物碱、维生素及微量元素等。

【保健作用】具有增强免疫功能、益智、增强造血功能、增强内分泌功能、改善物质代谢、抗应激、延缓衰老、抗肿瘤、抗休克、抗惊厥、抗炎、增强甲状腺功能、强心、抗心肌缺血、扩张血管、调节血压、保肝、抗溃疡、抗辐射等作用。

【性味与归经】甘、微苦，微温。归脾、肺、心、肾经。

【功能与主治】大补元气，复脉固脱，补脾益肺，生津养血，安神益智。用于体虚欲脱，肢冷脉微，脾虚食少，肺虚喘咳，津伤口渴，内热消渴，气血亏虚，久病虚羸，惊悸失眠，阳痿宫冷。

【不良反应】

①据报道，剂量稍大即有皮疹、食欲减退、低血钾等皮质类固醇中毒症状，出血是人参中毒的特征。

②可引起性早熟或雌激素样作用。

【注意事项】

①不宜与藜芦、五灵脂同用。

②不宜同时吃萝卜、喝茶，以免影响疗效。

③实证、热证及正气不虚者忌服。

## 大枣

【化学及营养成分】主要含有机酸、三萜酸、皂苷、黄酮、生物碱、糖类及脂肪酸等。

【保健作用】具有保肝、增强免疫功能、抗肿瘤、镇静、催眠、抗衰老、抗氧化、增强肌力、降血压、抗过敏、抗突变等作用。

【性味与归经】甘，温。归脾、胃、心经。

【功能与主治】补中益气，养血安神。用于脾虚食少，乏力便溏，妇人脏躁。

【不良反应】生食易引起腹部饱胀、腹泻、食欲减退等胃肠道反应。

【注意事项】

①实热、湿热、痰热所致疾患，不宜使用。

②虫积患者不宜服用。

③龋齿作痛者慎用。

## 山药

【化学及营养成分】主要含多糖、蛋白质、氨基酸、皂苷、淀粉、脂肪酸、甾醇及微量元素等。

【保健作用】具有降血糖、改善消化功能、促进肾脏再生修复、保肝、增强免疫功能、延缓衰老、降血脂、抗肿瘤、促进记忆、抗突变、抗疲劳、抗氧化、雄激素样活性、调节酸碱平衡等作用。

【性味与归经】甘，平。归脾、肺、肾经。

【功能与主治】补脾养胃，生津益肺，补肾涩精。用于脾虚食少，久泻不止，肺虚喘咳，肾虚遗精，带下，尿频，虚热消渴。麸炒山药补脾健胃，用于脾虚食少，泄泻便溏，白带过多。

【不良反应】据报道，服用本品可引起皮疹、接触性皮炎、心烦不宁等。

【注意事项】湿盛中满或有积滞者，不宜单独使用。

## 太子参

【化学及营养成分】主要含皂苷、氨基酸、多糖、黄酮、环肽、磷脂、挥发油及微量元素等。

【保健作用】具有增强免疫功能、降血糖、延缓衰老、降血脂、改善慢性心衰、抗应激、促进记忆、改善消化功能、改善肾功能、镇咳、抗病毒、抗菌等作用。

【性味与归经】甘、微苦，平。归脾、肺经。

【功能与主治】益气健脾，生津润肺。用于脾虚体倦，食欲不振，病后虚弱，气阴不足，自汗口渴，肺燥干咳。

【注意事项】邪实之证者慎用。

### 白扁豆

【化学及营养成分】主要含蛋白质、磷脂、多糖、脂肪、维生素及微量元素等。

【保健作用】具有增强免疫功能、抗氧化、解毒、抗菌、抗病毒、降血糖、降血脂等作用。

【性味与归经】甘，微温。归脾、胃经。

【功能与主治】健脾化湿，和中消暑。用于脾胃虚弱，食欲不振，大便溏泄，白带过多，暑湿吐泻，胸闷腹胀。炒白扁豆健脾化湿，用于脾虚泄泻，白带过多。

【不良反应】本品所含血球凝集素A不溶于水，可抑制实验动物生长，甚至引起肝区坏死，以及变应性鼻炎等。

【注意事项】本品内含毒性蛋白，生用有毒，加热后可大大减弱毒性，故生用研末服宜慎。

### 白术

【化学及营养成分】主要含挥发油、内酯、多糖及氨基酸等。

【保健作用】具有增强免疫功能、增强造血功能、调节胃肠运动功能、保肝、抗溃疡、抑制子宫收缩、利尿、降血糖、延缓衰老、抗肿瘤、抗凝血、抗氧化、降血脂、抗菌、抗炎等作用。

【性味与归经】苦、甘，温。归脾、胃经。

【功能与主治】健脾益气，燥湿利水，止汗，安胎。用于脾虚食少，腹胀泄泻，痰饮眩悸，水肿，自汗，胎动不安。

【不良反应】据报道，服用本品后可出现吐血，鼻衄，便血，恶寒发热，烦躁不安，肌肤发斑等毒性反应。

【注意事项】

①热病伤津、阴虚燥渴及气滞胀闷者忌用。

②据报道，本品不宜与抗菌药、降血糖药、汞剂、碘剂、砷剂、抗组胺药、双氢克尿噻等合用，否则易加重湿疹样皮炎型药疹。

### 甘草

【化学及营养成分】主要含三萜皂苷、黄酮、香豆素、生物碱、多糖、有机酸、氨基酸及微量元素等。

【保健作用】具有调节免疫功能、肾上腺皮质激素样活性、抗溃疡、镇咳、祛痰、解毒、保肝、降血脂、抗肿瘤、解痉、抗菌、抗病毒、抗炎、抗过敏、抗突变、抗氧化、抗心律失常、抗血小板凝集等作用。

【性味与归经】甘，平。归心、肺、脾、胃经。

【功能与主治】补脾益气，清热解毒，祛痰止咳，缓急止痛，调和诸药。用于脾胃虚弱，倦怠乏力，心悸气短，咳嗽痰多，脘腹、四肢挛急疼痛，痈肿疮毒，缓解药物毒性、烈性。

【不良反应】本品大剂量久服可导致血压增高、浮肿、血钾降低及头痛、眩晕、心悸等。

【注意事项】

①不宜与京大戟、芫花、甘遂、海藻同用。

②本品助湿满中，故湿盛胀满、水肿者忌用。

③各种水肿、肾病、高血压、低血钾、充血性心力衰竭患者忌用。

### 🌿 红景天

【化学及营养成分】主要含苷类、黄酮、挥发油、氨基酸、香豆素及微量元素等。

【保健作用】具有抗疲劳、抗缺氧、抗辐射、延缓衰老、抗肿瘤、增强免疫功能、抗氧化、抗应激、促进记忆、抗心律失常、保护心脏、降血糖、保肝、抗肾间质损伤、抗噪音、抗病毒、降血压等作用。

【性味与归经】甘、苦，平。归肺、心经。

【功能与主治】益气活血，通脉平喘。用于气虚血瘀，胸痹心痛，中风偏瘫，倦怠气喘。

【不良反应】本品含生氰苷、百脉根苷等毒性成分，故不宜久服。

### 🌿 西洋参

【化学及营养成分】主要含三萜皂苷、多糖、挥发油、树脂、脂肪酸、淀粉、氨基酸、无机盐及微量元素等。

【保健作用】具有增强免疫功能、改善物质代谢、促进记忆、抗休克、镇静、抗惊厥、抗肿瘤、抗应激、延缓衰老、抗疲劳、强心、抗心律失常、抗心肌缺血、升高白细胞、止血、抗突变、保肝、促进生长发育、阻滞钙通道、抗利尿、抗病毒等作用。

【性味与归经】甘、微苦，凉。归心、肺、肾经。

【功能与主治】补气养阴，清热生津。用于气虚阴亏，虚热烦倦，咳喘痰血，内热消渴，口燥咽干。

【不良反应】据报道，服用本品可引起过敏性哮喘、药疹、头痛、乏力、形寒怕冷、精神委靡、纳呆、腹胀、呕吐、月经延期等。

【注意事项】

①中阳虚衰、寒湿中阻及气郁化火者忌服。

②不宜与藜芦同用。

③本品忌用铁器及火炒炮制。

#### 沙棘

【化学及营养成分】主要含黄酮、维生素、糖类、类胡萝卜素、超氧化物歧化酶、氨基酸及微量元素等。

【保健作用】具有降血脂、降血糖、增强免疫功能、促进造血功能、保肝、抗肿瘤、延缓衰老、抗溃疡、抗心肌缺血、改善心肌细胞肥大、抗心律失常、抗缺氧、改善血液流变学、抗血栓、抗过敏、抗辐射、抗疲劳、抗炎等作用。

【性味与归经】酸、涩，温。归脾、胃、肺、心经。

【功能与主治】健脾消食，止咳祛痰，活血散瘀。用于脾虚食少，食积腹痛，咳嗽痰多，胸痹心痛，瘀血经闭，跌仆瘀肿。

【注意事项】本品甘酸，故胃酸过多或胃及十二指肠溃疡患者慎用。

#### 刺五加

【化学及营养成分】主要含苷类、多糖、黄酮、挥发油、有机酸、氨基酸及微量元素等。

【保健作用】具有镇静、抗惊厥、促进蛋白质和核酸合成、改善心脏功能、抗凝血、调节内分泌系统、延缓衰老、抗应激、增强免疫功能、抗肿瘤、降血脂、降血糖、调节血压、抗病毒、抗炎、抗菌等作用。

【性味与归经】辛、微苦，温。归脾、肾、心经。

【功能与主治】益气健脾，补肾安神。用于脾肺气虚，体虚乏力，食欲不振，肺肾两虚，久咳虚喘，肾虚腰膝酸痛，心脾不足，失眠多梦。

【注意事项】热证、实证患者忌用。

#### 绞股蓝

【化学及营养成分】主要含皂苷、多糖、黄酮、氨基酸、磷脂、维生素及微量元素等。

【保健作用】具有降血脂、降血糖、抗衰老、抗肿瘤、增强免疫功能、性激素样活性、抗应激、促进蛋白质合成、镇静催眠、镇痛、促进记忆、抗心肌缺血、抗血栓、保肝、美发等作用。

【性味与归经】苦、甘，寒。归脾、肺经。

【功能与主治】健脾益气，化痰止咳，清热解毒。用于脾虚气滞证，脾虚肝郁湿阻证，气虚血瘀之胸痹心痛，气阴两虚之消渴、乏力，痰浊阻肺之咳喘，癌肿、溃疡等热毒证，高脂血症等。

【不良反应】据报道，部分患者服用后可致恶心、呕吐、腹胀、腹泻、便秘、头晕、耳鸣等不良反应。

#### 党参

【化学及营养成分】主要含多糖、苷类、内酯、三萜、香豆素、挥发油、甾醇等。

【保健作用】具有增强免疫功能、调节胃肠运动功能、抗溃疡、益智、镇静、抗惊厥、增强造血功能、抗应激、强心、抗休克、调节血压、抗心肌缺血、改善血液流变学、降血脂、调节血糖、抗菌、抗肿瘤等作用。

【性味与归经】甘,平。归脾、肺经。

【功能与主治】健脾益肺,养血生津。用于脾肺气虚,食少倦怠,咳嗽虚喘,气血不足,面色萎黄,心悸气短,津伤口渴,内热消渴。

【不良反应】

①据报道,本品用量过大可导致患者心前区不适和脉律不齐,停药后可自行恢复。

②本品具有兴奋子宫作用,故孕妇慎用。

【注意事项】

①中满邪实及气火实盛者慎用。

②不宜与藜芦、五灵脂同用。

## 黄芪

【化学及营养成分】主要含皂苷、多糖、黄酮、生物碱、氨基酸、葡萄糖醛酸及微量元素等。

【保健作用】具有调节免疫功能、增强造血功能、延缓衰老、抗应激、改善物质代谢、增强性腺功能、抗心肌缺血、抗肿瘤、益智、强心、调节血压、保肝、改善肾功能、抗溃疡、抗骨质疏松、抗辐射、镇静、镇痛、抗菌、抗病毒等作用。

【性味与归经】甘,微温。归肺、脾经。

【功能与主治】补气升阳,固表止汗,利水消肿,生津养血,行滞通痹,托毒排脓,敛疮生肌。用于气虚乏力,食少便溏,中气下陷,久泻脱肛,便血崩漏,表虚自汗,气虚水肿,内热消渴,血虚萎黄,半身不遂,痹痛麻木,痈疽难溃,或久溃不敛。

【不良反应】据报道,服用本品可致固定性红斑型药疹、过敏性药疹、猩红热样药疹等过敏反应,以及头痛、失眠、高血压、出血等反应。

【注意事项】表实邪盛,气滞湿阻,食积内停,阴虚阳亢,疮痈初起或溃后热毒尚盛者忌用。

## 蜂蜜

【化学及营养成分】主要含糖类、酶类、蛋白质、有机酸、氨基酸、维生素及微量元素等。

【保健作用】具有调节胃肠运动、增强免疫功能、抗菌、保肝、抗氧化、调节血糖、降血脂、降血压、抗肿瘤、促进创伤组织愈合、解毒、抗炎等作用。

【性味与归经】甘,平。归肺、脾、大肠经。

【功能与主治】补中,润燥,止痛,解毒,外用生肌敛疮。用于脘腹虚痛,肺燥干咳,肠燥便秘,解乌头类药毒,外治疮疡不敛,水火烫伤。

【注意事项】

①本品有助湿满中之弊,又能滑肠,故湿阻中满,湿热痰滞,便溏或泄泻者慎用。

②本品放置过久会含少量亚硝酸盐或硝酸盐，服用后易中毒，故不宜服用放置过久的蜂蜜。

## 二、补血药

补血药是以补血为主要功效，常用于改善或消除血虚证的药物。性多温，味多甘，主归心、肝经。本类药物脾虚便溏者慎用。

### 白芍

【化学及营养成分】主要含单萜、三萜、黄酮、挥发油、鞣质、多糖、蛋白质、氨基酸及微量元素等。

【保健作用】具有增强免疫功能、保肝、改善肾功能、镇静、抗惊厥、解痉、抗应激、泻下、抗氧化、促进记忆、抗血栓、抗心肌缺血、扩张血管、镇痛、抗炎、解热、抗病原微生物、抗肿瘤、抗诱变、降血糖等作用。

【性味与归经】苦、酸，微寒。归肝、脾经。

【功能与主治】养血调经，敛阴止汗，柔肝止痛，平抑肝阳。用于血虚萎黄，月经不调，自汗，盗汗，胁痛，腹痛，四肢挛痛，头痛眩晕。

【不良反应】据报道，服用本品后可导致血小板数目增多、男性乳腺增生、疱疹等。

【注意事项】

①不宜与藜芦同用。

②阳衰虚寒者不宜用。

### 桂圆肉

【化学及营养成分】主要含多糖、氨基酸、蛋白质、脂肪、核苷、磷脂、多酚、皂苷、黄酮、维生素及微量元素等。

【保健作用】具有增强免疫功能、延缓衰老、抗肿瘤、促进记忆、镇静、抗应激、抗焦虑、调节内分泌、抗菌等作用。

【性味与归经】甘，温。归心、脾经。

【功能与主治】补益心脾，养血安神。用于气血不足，心悸怔忡，健忘失眠，血虚萎黄。

【不良反应】据报道，服用本品可导致皮疹、荨麻疹、眩晕、水肿等。

【注意事项】湿阻中满或有停饮、痰、火者忌用。

### 当归

【化学及营养成分】主要含挥发油、有机酸、多糖、核苷、氨基酸、维生素及无机元素等。

【保健作用】具有增强免疫功能、促进造血功能、降血脂、降血压、抗血栓、调节子宫平滑肌功能、抗辐射、保肝、促进记忆、扩张血管、抗心律失常、抗心肌缺血、抗血小板凝集、延缓衰老、抗肿瘤、抗过敏、抗炎、镇痛等作用。

【性味与归经】甘、辛，温。归肝、心、脾经。

【功能与主治】补血活血，调经止痛，润肠通便。用于血虚萎黄，眩晕心悸，月经不调，经闭痛经，虚寒腹痛，风湿痹痛，跌仆损伤，痈疽疮疡，肠燥便秘。酒当归活血通经，用于经闭痛经，风湿痹痛，跌仆损伤。

【不良反应】据报道，服用本品可导致颜面及颈部丘疹样皮疹等过敏反应。

【注意事项】湿盛中满、大便泄泻者忌用。

## 何首乌

【化学及营养成分】主要含磷脂、蒽醌、二苯乙烯、儿茶素、粗脂肪、淀粉、膳食纤维及微量元素等。

【保健作用】具有增强免疫功能、促进造血功能、降血脂、延缓衰老、保肝、健脑益智、降血糖、抗菌、抗病毒、抗心肌缺血、强心、泻下、抗辐射、抗骨质疏松、肾上腺皮质激素样活性等作用。

【性味与归经】苦、甘、涩，微温。归肝、心、肾经。

【功能与主治】解毒，消痈，截疟，润肠通便。用于疮痈，瘰疬，风疹瘙痒，久疟体虚，肠燥便秘。

【不良反应】

①生首乌有一定毒性，炮制后毒性明显减小。

②据报道，服用本品后可出现黄疸、尿色变深、恶心、呕吐、乏力、虚弱、腹痛、食欲减退等肝损伤症状。

③据报道，服用本品还可引起皮肤过敏性病变、药物热、家族性何首乌过敏、眼部色素沉着、上消化道出血等。

【注意事项】大便溏泄及湿痰较重者不宜用。

## 阿胶

【化学及营养成分】主要含蛋白质、多肽、氨基酸、糖胺多糖及微量元素等。

【保健作用】具有促进造血功能、增强免疫功能、抗疲劳、止血、抗缺氧、促进钙吸收、抗肌痿、抗休克、延缓衰老、促进记忆、抗辐射、抗肿瘤、改善肾功能等作用。

【性味与归经】甘，平。归肺、肝、肾经。

【功能与主治】补血滋阴，润燥，止血。用于血虚萎黄，眩晕心悸，肌痿无力，心烦不眠，虚风内动，肺燥咳嗽，劳嗽咯血，吐血尿血，便血崩漏，妊娠胎漏。

【不良反应】据报道，服用本品可导致鼻出血、牙龈出血等出血倾向，以及粟粒样红色丘疹、荨麻疹、过敏性皮炎等过敏反应。

【注意事项】

①本品滋腻易妨碍消化，故脾胃虚弱、食少便溏者慎用。

②本品能升高血液中肌酐、尿素氮的含量，故肾病及肾功能不全者慎用。

### 🍂 熟地黄

【化学及营养成分】主要含环烯醚萜苷、地黄素类、紫罗兰酮、苯乙醇苷、糖类、氨基酸、维生素及微量元素等。

【保健作用】具有增强免疫功能、抗甲状腺、降血糖、降血压、降血脂、促进造血功能、延缓衰老、促进记忆、促凝血、强心、镇静、抗焦虑、抑制上皮细胞增生、抗溃疡、利尿等作用。

【性味与归经】甘，微温。归肝、肾经。

【功能与主治】补血滋阴，益精填髓。用于血虚萎黄，心悸怔忡，月经不调，崩漏下血，肝肾阴虚，腰膝酸软，骨蒸潮热，盗汗遗精，内热消渴，眩晕，耳鸣，须发早白。

【注意事项】本品性质滋腻，易妨碍消化，故脾胃虚弱、中满便溏、气滞痰多者慎用。

## 三、补阳药

补阳药是以补助阳气为主要功效，常用于改善或消除阳虚证的药物。性多温，味多甘，主归肾经。本类药物阴虚火旺者慎用。

### 🍂 巴戟天

【化学及营养成分】主要含糖类、蒽醌、黄酮、环烯醚萜、氨基酸及微量元素等。

【保健作用】具有雌激素样活性、强壮、升高白细胞、抗抑郁、增强肾上腺皮质功能、增强下丘脑－垂体－卵巢促黄体功能、增强甲状腺功能、抗衰老、抗炎、抗骨质疏松、抗心肌缺血、抗缺氧、降血压、增强记忆等作用。

【性味与归经】甘、辛，微温。归肾、肝经。

【功能与主治】补肾阳，强筋骨，祛风湿。用于阳痿遗精，宫冷不孕，月经不调，少腹冷痛，风湿痹痛，筋骨痿软。

【注意事项】阴虚火旺及有热者不宜服用。

### 🍂 冬虫夏草

【化学及营养成分】主要含蛋白质、氨基酸、核苷、多糖、脂肪、甾醇、维生素及微量元素等。

【保健作用】具有调节免疫功能、延缓衰老、抗肿瘤、性激素样活性、保护肾脏功能、增强造血功能、增强肾上腺皮质功能、降血脂、降血糖、平喘、保肝、抑制红斑狼疮、抑制器官移植排斥反应、镇静、抗惊厥、抗心律失常、抗心肌缺血、降血压、抗应激等作用。

【性味与归经】甘，平。归肺、肾经。

【功能与主治】补肾益肺，止血化痰。用于肾虚精亏，阳痿遗精，腰膝酸痛，久咳虚喘，劳嗽咯血。

【注意事项】
①阴虚火旺者不宜使用。
②本品为平补之品，久服方效。

### ● 补骨脂

【化学及营养成分】主要含香豆素、黄酮、单萜酚、糖苷、多糖及微量元素等。

【保健作用】具有增强免疫功能、光敏性、扩张冠状血管、抗肿瘤、雌激素样活性、强心、改善肾功能、保肝、抗前列腺增生、促进记忆、扩张外周血管、促进造血、平喘、升高白细胞、抗早孕、抗骨质疏松、止血、抗菌、抗病毒、杀虫、抗炎、抗氧化、抗抑郁、调节内分泌等作用。

【性味与归经】辛、苦，温。归肾、脾经。

【功能与主治】温肾助阳，纳气平喘，温脾止泻，外用消风祛斑。用于肾阳不足，阳痿遗精，遗尿尿频，腰膝冷痛，肾虚作喘，五更泄泻，外用治白癜风、斑秃。

【不良反应】

①本品具有光敏性，长期服用能使人色素沉着、肤色变深，故光敏性疾患者慎用。

②本品大剂量服用有肾毒性，故肾病患者不宜长期和大剂量服用。

③本品具有抗早孕作用，能引起不孕或流产，故育龄妇女及孕妇慎用。

【注意事项】阴虚火旺及大便秘结者忌用。

### ● 杜仲

【化学及营养成分】主要含木脂素、黄酮、环烯醚萜、苯丙素、多糖、氨基酸、杜仲胶、维生素及微量元素等。

【保健作用】具有增强免疫功能、降血压、抗氧化、抗肿瘤、增强肾上腺皮质功能、降血脂、降血糖、镇痛、镇静、延缓衰老、抗应激、抑制子宫收缩、止血、利尿、强心、抗炎、抗病毒等作用。

【性味与归经】甘，温。归肝、肾经。

【功能与主治】补肝肾，强筋骨，安胎。用于肝肾不足，腰膝酸痛，筋骨无力，头晕目眩，妊娠漏血，胎动不安。

【注意事项】阴虚火旺者慎用。

### ● 沙苑子

【化学及营养成分】主要含黄酮、多酚、多糖、氨基酸、脂肪酸及微量元素等。

【保健作用】具有增强免疫功能、改善血液流变学、降血压、保肝、强壮、增加脑血流量、抗炎、抗血小板凝集、抗利尿、抗疲劳、抗过敏、解热、镇痛、降血脂、抑制草酸钙晶体生长、抗辐射、抗氧化、性激素样活性、抗肿瘤等作用。

【性味与归经】甘，温。归肝、肾经。

【功能与主治】补肾助阳，固精缩尿，养肝明目。用于肾虚腰痛，遗精早泄，遗尿尿频，白浊带下，眩晕，目暗昏花。

【注意事项】阴虚火旺及小便不利者忌用。

### 益智仁

【化学及营养成分】主要含挥发油、萜类、黄酮、庚烷类衍生物、氨基酸及微量元素等。

【保健作用】具有止泻、抗溃疡、强心、促进记忆、抗肿瘤、抗氧化、保护神经、抗利尿、镇静催眠、镇痛、抗缺氧、抑制肿瘤血管生成、钙拮抗、抗过敏、保肝等作用。

【性味与归经】辛，温。归脾、肾经。

【功能与主治】暖肾固精缩尿，温脾止泻摄唾。用于肾虚遗尿，小便频数，遗精白浊，脾寒泄泻，腹中冷痛，口多涎唾。

【注意事项】本品燥热，能伤阴助火，故阴虚火旺者忌用。

### 鹿茸

【化学及营养成分】主要含氨基酸、磷脂、肽类、胆甾醇、脂肪酸、多胺、多糖、前列腺素及微量元素等。

【保健作用】具有性激素样活性、促进造血功能、增强免疫功能、促进核酸和蛋白质合成、强壮、促进骨骼生长、抗应激、延缓衰老、镇静、促进记忆、保肝、强心、抗心律失常、扩张血管、抗溃疡、调节血压、抗炎等作用。

【性味与归经】甘、咸，温。归肾、肝经。

【功能与主治】壮肾阳，益精血，强筋骨，调冲任，托疮毒。用于肾阳不足，精血亏虚，阳痿滑精，宫冷不孕，羸瘦，神疲，畏寒，眩晕，耳鸣，耳聋，腰脊冷痛，筋骨痿软，崩漏带下，阴疽不敛。

【不良反应】

①据报道，服用本品后可使雌性大鼠血清碱性磷酸酶和谷草转氨酶活性增高等。

②服用本品过量会出现鼻衄、吐血、尿血、目赤、头晕、中风昏厥等。

【注意事项】

①小剂量可以提精神，大剂量可以增强性功能。

②本品宜从小剂量开始服用，缓慢增至治疗需要剂量，不宜过量服用。

③阴虚阳亢及发热者忌用。

### 菟丝子

【化学及营养成分】主要含黄酮、酚酸、氨基酸、多糖及微量元素等。

【保健作用】具有增强免疫功能、性激素样活性、延缓衰老、调节内分泌、促进记忆、抗骨质疏松、保肝、抗白内障、降血糖、降血脂、降血压、抗遗尿、抗氧化、强心、扩张冠状血管、抗菌、抗肿瘤等作用。

【性味与归经】辛、甘，平。归肝、肾、脾经。

【功能与主治】补益肝肾，固精缩尿，安胎，明目，止泻，外用消风祛斑。用于肝肾不足，腰膝酸软，阳痿遗精，遗尿尿频，肾虚胎漏，胎动不安，目昏耳鸣，脾肾虚泻，外治白癜风。

【不良反应】据报道，过量服用本品可出现恶心、呕吐、抽搐等中毒症状。

【注意事项】阴虚火旺、大便秘结及小便短赤者忌用。

### 淫羊藿

【化学及营养成分】主要含黄酮、多糖、挥发油、生物碱及维生素等。

【保健作用】具有增强性腺功能、增强免疫功能、延缓衰老、促进骨生长、增强造血功能、降血压、降血脂、降血糖、抗肿瘤、强心、抗心律失常、抗心肌缺血、脑保护、抗血栓、抗菌、抗病毒、抗炎等作用。

【性味与归经】辛、甘，温。归肝、肾经。

【功能与主治】补肾阳，强筋骨，祛风湿。用于肾阳虚衰，阳痿遗精，筋骨痿软，风湿痹痛，麻木拘挛。

【注意事项】本品燥烈，伤阳助火，故阴虚火旺者不宜服用。

### 蛤蚧

【化学及营养成分】主要含蛋白质、磷脂、氨基酸、脂肪酸及微量元素等。

【保健作用】具有增强免疫功能、平喘、延缓衰老、降血糖、抗炎、抗应激、增强肾上腺皮质功能、抗肿瘤、抗氧化、抗缺氧、抗疲劳、性激素样活性等作用。

【性味与归经】咸，平。归肺、肾经。

【功能与主治】补肺益肾，纳气定喘，助阳益精。用于肺肾不足，虚喘气促，劳嗽咯血，阳痿，遗精。

【注意事项】风寒咳喘及实热咳喘者忌用。

## 四、补阴药

补阴药是以滋补阴液为主要功效，常用于改善或消除阴虚证的药物。性多寒，味多甘，主归肺、胃、肝、肾、心经。本类药物痰湿偏盛、脾胃虚弱、腹胀便溏者慎用。

### 女贞子

【化学及营养成分】主要含三萜、磷脂、黄酮、多糖、氨基酸及微量元素等。

【保健作用】具有增强免疫功能、降血脂、保肝、抗肿瘤、延缓衰老、升高白细胞、增强记忆能力、降血糖、促进造血功能、强心、扩血管、利尿、缓泻、止咳、抗菌、抗炎、抗过敏、抗疲劳、光敏性、乌发等作用。

【性味与归经】甘、苦，凉。归肝、肾经。

【功能与主治】滋补肝肾，明目乌发。用于肝肾阴虚，眩晕耳鸣，腰膝酸软，须发早白，目暗不明，内热消渴，骨蒸潮热。

【注意事项】本品性质寒滑，脾胃虚寒泄泻及阳虚者慎用。

### ❧ 天门冬

【化学及营养成分】主要含甾体皂苷、氨基酸、多糖、蛋白质及微量元素等。

【保健作用】具有增强免疫功能、抗肿瘤、延缓衰老、镇咳、祛痰、平喘、保肝、抗菌、抗突变、抗炎、抗溃疡、抗腹泻、抗血栓、抗应激等作用。

【性味与归经】甘、苦，寒。归肺、肾经。

【功能与主治】养阴润燥，清肺生津。用于肺燥干咳，顿咳痰黏，腰膝酸痛，骨蒸潮热，内热消渴，热病津伤，咽干口渴，肠燥便秘。

【注意事项】虚寒泄泻、风寒咳嗽者慎用。

### ❧ 北沙参

【化学及营养成分】主要含香豆素、多糖、聚炔类化合物、挥发油、木脂素、酚酸、生物碱、淀粉、单萜、脂肪酸及微量元素等。

【保健作用】具有免疫调节、抗突变、强心、镇咳、祛痰、抗肿瘤、镇静、抗氧化、保肝、解热、镇痛、抗菌、美白、升压等作用。

【性味与归经】甘、微苦，微寒。归肺、胃经。

【功能与主治】养阴清肺，益胃生津。用于肺热燥咳，劳嗽痰血，胃阴不足，热病津伤，咽干口渴。

【不良反应】据报道，接触本品后可导致皮肤红斑、水疱等过敏性皮炎。

【注意事项】

①风寒咳嗽及肺胃虚寒者忌用。

②本品具有抑制免疫功能作用，故免疫功能低下者慎用。

③本品具有升高血压作用，故高血压患者慎用。

### ❧ 玉竹

【化学及营养成分】主要含多糖、皂苷、黄酮及微量元素等。

【保健作用】具有延缓衰老、增强免疫功能、抗肿瘤、降血糖、降血脂、强心、抗心肌缺血、抗菌、兴奋子宫、调节血压、抗疲劳、抗氧化、保肝、促进记忆、增强酪氨酸酶活性等作用。

【性味与归经】甘，微寒。归肺、胃经。

【功能与主治】养阴润燥，生津止渴。用于肺胃阴伤，燥热咳嗽，咽干口渴，内热消渴。

【不良反应】据报道，服用本品可出现瘙痒、红斑等过敏反应。

【注意事项】脾虚便溏、痰湿气滞者及孕妇慎用。

### ❧ 百合

【化学及营养成分】主要含多糖、皂苷、磷脂、淀粉、蛋白质、脂肪、微量秋水仙碱及微量元素等。

【保健作用】具有抗疲劳、抗缺氧、抗肿瘤、镇静催眠、降血糖、止咳、祛痰、平喘、通便、抗氧化、增强免疫功能、抗过敏等作用。

【性味与归经】甘，寒。归心、肺经。

【功能与主治】养阴润肺，清心安神。用于阴虚燥咳，劳嗽咯血，虚烦惊悸，失眠多梦，精神恍惚。

【不良反应】据报道，服用本品可出现心悸、面红、全身有蚁行感等过敏反应及致畸胎的作用。

【注意事项】风寒咳嗽、中寒便溏者忌用。

### 🍂 麦冬

【化学及营养成分】主要含甾体皂苷、多糖、黄酮、甾醇、氨基酸、维生素及微量元素等。

【保健作用】具有增强免疫功能、延缓衰老、降血糖、镇静、抗心肌缺血、抗心律失常、抗休克、抗缺氧、抗过敏、平喘、抗菌、促进胃肠道运动、增强肾上腺皮质功能等作用。

【性味与归经】甘、微苦，微寒。归心、肺、胃经。

【功能与主治】养阴生津，润肺清心。用于肺燥干咳，阴虚劳嗽，喉痹咽痛，津伤口渴，内热消渴，心烦失眠，肠燥便秘。

【不良反应】据报道，服用本品可出现恶心呕吐，心慌烦躁，全身红斑，腹部针刺样疼痛，甚至谵语，两目直视，昏仆等。

【注意事项】风寒咳嗽忌用。

### 🍂 枸杞子

【化学及营养成分】主要含多糖、生物碱、氨基酸、维生素及微量元素等。

【保健作用】具有增强免疫功能、延缓衰老、保肝、降血糖、降血压、降血脂、抗肿瘤、促进造血功能、雌激素样活性、抗突变、抗缺氧、抗辐射、抗疲劳等作用。

【性味与归经】甘，平。归肝、肾经。

【功能与主治】滋补肝肾，益精明目。用于虚劳精亏，腰膝酸痛，眩晕耳鸣，阳痿遗精，内热消渴，血虚萎黄，目昏不明。

【不良反应】据报道，服用本品可导致全身性红色丘疹、腹痛、腹泻等。

【注意事项】

①脾虚便溏者慎用。

②本品具有兴奋子宫作用，故孕妇慎用。

### 🍂 桑椹

【化学及营养成分】主要含多糖、磷脂、酚类化合物、黄酮、氨基酸、维生素及微量元素等。

【保健作用】具有增强免疫功能、促进造血功能、降血脂、抗氧化、抗肿瘤、保护心脑血管系统、保护神经细胞、降血糖、降低红细胞膜 $Na^+$-$K^+$-ATP 酶活性、抗诱变、保肝、抗炎、抗病毒、调节胃肠功能、减肥等作用。

【性味与归经】甘、酸，寒。归心、肝、肾经。

【功能与主治】滋阴补血，生津润燥。用于肝肾阴虚，眩晕耳鸣，心悸失眠，须发早白，津伤口渴，内热消渴，肠燥便秘。

【注意事项】大便溏泄者慎用。

### 铁皮石斛

【化学及营养成分】主要含生物碱、多糖、氨基酸、酚酸、黄酮及微量元素等。

【保健作用】具有增强免疫功能、降血糖、抗肿瘤、抗氧化、降血压、抗疲劳、促进唾液分泌、保肝、抗凝血、镇咳、祛痰、抗白内障、兴奋子宫等作用。

【性味与归经】甘，微寒。归胃、肾经。

【功能与主治】益胃生津，滋阴清热。用于热病津伤，口干烦渴，胃阴不足，食少干呕，病后虚热不退，阴虚火旺，骨蒸劳热，目暗不明，筋骨痿软。

【不良反应】本品具有兴奋子宫作用，故孕妇慎用。

【注意事项】脾胃虚寒、肾虚而无火者忌用。

### 黄精

【化学及营养成分】主要含多糖、皂苷、氨基酸及微量元素等。

【保健作用】具有延缓衰老、改善物质代谢、降血压、促进记忆、抗肿瘤、增强免疫功能、抗心肌缺血、增加冠状动脉血流量、抗炎、抗菌、抗病毒、抗疲劳等作用。

【性味与归经】甘，平。归脾、肺、肾经。

【功能与主治】补气养阴，健脾，润肺，益肾。用于脾胃气虚，体倦乏力，胃阴不足，口干食少，肺虚燥咳，劳嗽咯血，精血不足，腰膝酸软，须发早白，内热消渴。

【不良反应】本品能抑制肾上腺皮质功能，故内分泌功能低下者不宜服用。

【注意事项】本品性质黏腻，易助湿滞气，故脾虚湿阻、痰湿壅滞、气滞腹满者慎用。

### 黑芝麻

【化学及营养成分】主要含脂肪油、蛋白质、芝麻素及微量元素等。

【保健作用】具有促进黑色素生成、降血脂、保肝、抗胆结石、降血糖、延缓衰老、泻下、抗氧化、抗肿瘤、调节免疫功能、促肾上腺活性、抗炎等作用。

【性味与归经】甘，平。归肝、肾、大肠经。

【功能与主治】补肝肾，益精血，润肠燥。用于精血亏虚，头晕眼花，耳鸣耳聋，须发早白，病后脱发，肠燥便秘。

【不良反应】

①本品对豚鼠离体子宫有兴奋作用，故孕妇慎用。

②据报道，服用本品可影响红细胞压积，出现不完全肠梗阻、过敏性皮疹等不良反应。

【注意事项】大便溏泄者慎用。

### 鳖甲

【化学及营养成分】主要含氨基酸、多糖、多肽、含氧化合物、骨胶原、角蛋白及微量元素等。

【保健作用】具有促进造血功能、增强免疫功能、抗肿瘤、抗肝纤维化、抑制结缔组织增生、抗突变、镇静、延缓衰老、抗辐射、抗疲劳、抗缺氧等作用。

【性味与归经】咸，微寒。归肝、肾经。

【功能与主治】滋阴潜阳，退热除蒸，软坚散结。用于阴虚发热，骨蒸劳热，阴虚阳亢，头晕目眩，虚风内动，经闭，癥瘕，久疟疟母。

【注意事项】脾胃虚寒、中焦寒湿者及孕妇不宜使用。

# 第十六节　收涩药

收涩药是以收敛固涩为主要功效，常用于治疗滑脱证的药物。性多温或平，味多酸、涩，主归肺、脾、肾、大肠经。分为固表止汗药、敛肺涩肠药、固精缩尿止带药三类。现代研究表明，收涩药具有收敛、止泻、抗菌、止血、止汗、增强机体免疫功能等作用。本类药物使用时应因证选药，注意证候禁忌等。

### 山茱萸

【化学及营养成分】主要含环烯醚萜、鞣质、有机酸、多糖、苷类、氨基酸及无机元素等。

【保健作用】具有降血脂、降血糖、免疫调节、升高白细胞、延缓衰老、抗应激、强心、抗菌、抗炎、利尿、抗血小板凝集、抗血栓、抗休克、抗心律失常、保肝、抗骨质疏松等作用。

【性味与归经】酸、涩，微温。归肝、肾经。

【功能与主治】补益肝肾，收涩固脱。用于眩晕耳鸣，腰膝酸痛，阳痿遗精，遗尿尿频，崩漏带下，大汗虚脱，内热消渴。

【不良反应】据报道，本品可使家兔胃黏膜轻度充血。

【注意事项】

①本品具有升高血压作用，故高血压患者慎用。

②素有湿热或小便淋涩者不宜使用。

### 乌梅

【化学及营养成分】主要含有机酸、鞣质、黄酮、脂肪油、氨基酸、糖类、甾醇、萜类、挥发油及微量元素等。

【保健作用】具有调节胃肠运动、驱虫、抗肿瘤、增强免疫功能、止血、抗衰老、降血糖、抗辐射、抗过敏、抗菌、镇静、抗疲劳、保肝、解毒、抑制草酸钙晶体形成等作用。

【性味与归经】酸、涩，平。归肝、脾、肺、大肠经。

【功能与主治】敛肺，涩肠，生津，安蛔。用于肺虚久咳，久泻久痢，虚热消渴，蛔厥所致呕吐腹痛。

【注意事项】

①本品具有兴奋子宫平滑肌作用，故孕妇慎用。

②本品具有杀灭精子及阻止精子穿透宫颈黏液作用，故未育患者慎用。

③本品酸涩收敛，外有表邪或内有实热积滞者不宜用。

### 🏵 五味子

【化学及营养成分】主要含木脂素、挥发油、多糖、有机酸、鞣质及维生素等。

【保健作用】具有益智、保肝、抗应激、延缓衰老、抗氧化、免疫调节、降血压、抗肿瘤、强心、兴奋呼吸、镇咳、祛痰、抗过敏、抗病原微生物等作用。

【性味与归经】酸、甘，温。归肺、心、肾经。

【功能与主治】收敛固涩，益气生津，补肾宁心。用于久嗽虚喘，梦遗滑精，遗尿尿频，久泻不止，自汗盗汗，津伤口渴，内热消渴，心悸失眠。

【不良反应】据报道，本品用量过多或使用不当，可导致胃部不适及皮肤过敏反应等，甚至出现窦性心动过速及呼吸抑制等。

【注意事项】本品酸涩收敛，凡表邪未解、内有实热、咳嗽初起、麻疹初起者均不宜使用。

### 🏵 肉豆蔻

【化学及营养成分】主要含挥发油、脂肪油、鞣质、苯丙素、木脂素及微量元素等。

【保健作用】具有止泻、助消化、镇静、抗肿瘤、抗氧化、抗焦虑、抗菌、抗炎、镇痛、保肝、抗血小板凝集、抗心肌缺血等作用。

【性味与归经】辛，温。归脾、胃、大肠经。

【功能与主治】温中行气，涩肠止泻。用于脾胃虚寒，久泻不止，脘腹胀痛，食少呕吐。

【不良反应】

①常规剂量水煎服就可导致大便稀溏、便次增多等胃肠道反应。

②长期服用或大剂量服用会导致肝功能异常、脂肪变性等肝毒性。

③大剂量使用会导致眩晕、意识不清、谵语、昏睡等神经毒性，甚至导致死亡。

【注意事项】

①本品具有麻醉和致幻作用，故用量不宜过大。

②肉豆蔻醚、黄樟醚为致癌因子，故不宜长期使用。

③湿热泻痢者忌用。

### ● 芡实

【化学及营养成分】主要含黄酮、多糖、多酚、蛋白质、氨基酸、维生素、脂肪及无机元素等。

【保健作用】具有抗氧化、延缓衰老等作用。

【性味与归经】甘、涩，平。归脾、肾经。

【功能与主治】益肾固精，补脾止泻，除湿止带。用于遗精，滑精，遗尿，尿频，脾虚久泻，白浊，带下。

【注意事项】凡湿热为患所致遗精、白浊、尿频、带下、泻痢者忌用。

### ● 金樱子

【化学及营养成分】主要含黄酮、多糖、三萜、皂苷、鞣质、脂肪酸、氨基酸、维生素及微量元素等。

【保健作用】具有止泻、止汗、抗衰老、降血脂、抗菌、抗病毒、抗炎、改善肾功能、排铅、降血糖、抗肿瘤等作用。

【性味与归经】酸、甘、涩，平。归肾、膀胱、大肠经。

【功能与主治】固精缩尿，固崩止带，涩肠止泻。用于遗精滑精，遗尿尿频，崩漏带下，久泻久痢。

【注意事项】本品功专收敛，故有实火、实邪者不宜使用。

### ● 荷叶

【化学及营养成分】主要含黄酮、生物碱、有机酸、多酚、多糖、挥发油、膳食纤维及无机元素等。

【保健作用】具有降血脂、减肥、抗氧化、延缓衰老、降血糖、保肝、止血、抗菌、抗病毒、抗过敏、抗心肌缺血等作用。

【性味与归经】苦，平。归肝、脾、胃经。

【功能与主治】清暑化湿，升发清阳，凉血止血。用于暑热烦渴，暑湿泄泻，脾虚泄泻，血热吐衄，便血崩漏。荷叶炭收涩化瘀止血，用于出血证和产后血晕。

### ● 莲子

【化学及营养成分】主要含生物碱、黄酮、蛋白质、多糖、氨基酸、脂肪、淀粉、膳食纤维及微量元素等。

【保健作用】具有抗氧化、抗衰老、抗心律失常、抗肿瘤、降血压、增强免疫功能、降血脂、抗菌等作用。

【性味与归经】甘、涩，平。归脾、肾、心经。

【功能与主治】补脾止泻，止带，益肾涩精，养心安神。用于脾虚泄泻，带下，遗精，心悸失眠。

【注意事项】中满痞胀、大便燥结者慎用。

## 覆盆子

【化学及营养成分】主要含有机酸、多糖、三萜、黄酮、挥发油、维生素及微量元素等。

【保健作用】具有抗氧化、增强免疫功能、延缓衰老、调节下丘脑－垂体－性腺轴功能、抗肿瘤、降血脂、降血糖、雌激素样活性、抗炎、抗菌、抗病毒、抗诱变等作用。

【性味与归经】甘、酸，温。归肝、肾、膀胱经。

【功能与主治】益肾固精缩尿，养肝明目。用于遗精滑精，遗尿尿频，阳痿早泄，目暗昏花。

【注意事项】阴虚火旺、小便短赤者禁用。

（周浓、刘婧、冷静、彭镰心）

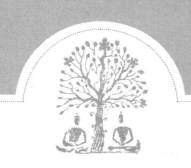

下篇·综合应用篇

# 第四章　常用养生茶

养生茶，又称药茶、茶剂，系指含茶叶或不含茶叶的养生中药，或养生中药提取物，用沸水泡服或煎服。药与茶合，各奏其功；药茶融一，相辅相成。养生茶是我国传统特色饮料，是我国劳动人民和历代医药学家在长期同疾病斗争过程中，不断实践、充实和发展而形成的独具特色的养生疗疾之品，是中国医药学伟大宝库中的一颗璀璨明珠，在国内外享有较高声誉。

## 第一节　养生茶的起源和发展

中国既是茶的原产地，又是茶文化的发祥地。中国栽培茶和饮茶的历史源远流长，茶树的品种极为丰富，饮茶人数和茶的种类居世界之首。

茶与咖啡、可可并为世界上三大著名饮料。我国人民对茶养生和医疗作用的研究具有悠久历史。养生茶起源于汉代，距今已有 2000 年的历史。如汉代司马相如的《凡将篇》，称茶为"诧"，将茶列为 20 种药物之一，这是我国历史上将茶作为药物的最早文字记载。

养生茶起源于唐代。王焘著成的《外台秘要》中载有养生茶的制作和服用方法。宋代王怀隐等所著《太平惠民和剂局方》载录"药茶诸方"，列有养生茶 10 余种，如葱豉茶方治伤寒头痛壮热，槐芽茶方治肠风等。至此，"药茶（养生茶）"一词首次载于医书并作为正规剂型编入国家级医学文献中。

宋代以后，养生茶的应用日益增多，元代太医忽思慧在《饮膳正要》中记载了多种养生茶的制作、功效及主治等。

清代宫廷中，饮用养生茶疗疾保健成为王公贵族的普遍风尚。从近年编辑出版的《慈禧光绪医方选议》中可知，养生茶已成为清代宫廷医学的组成部分，如加味午时茶、慈禧珍珠茶、安神代茶饮、清热代茶饮、平胃代茶饮等。

新中国成立后，《中华人民共和国药典》的附录中登载了养生茶的制法和要求，对养生茶的发掘起到了一定促进作用。同时，科研工作者对历代医药学文献中的养生茶进行发掘与整理，为振兴中华医学和提高人民健康水平作出了新的贡献。

近年来，随着人民生活水平的提高，养生茶更得到了各方面的重视。养生茶的饮用越来越普及，种类也更加繁多，如三花减肥茶、菊花人参茶、银花茶、板蓝根茶等。

在国外，随着全球性文化交流，我国的养生茶文化逐渐传播到世界，养生茶的应用也引起人们的广泛关注。如前苏联的药典中即载有茶剂通则，并收载有"止咳茶"和"泻下茶"两种药茶，日本民间盛行的"哈布茶"，日本津村顺天堂试制的袋泡茶用于保健并取得了专利等。这些均预示着中国养生茶前景广阔，养生茶走向世界的新时期即将到来。

# 第二节 养生茶的特点

养生茶作为一种保健饮料，高雅、清新、具有文化品位，并将营养保健、防病治病作用寓于饮茶的生活情趣中，免去了服药的精神负担，它在选方、配伍、用法、制备、疗效等方面独具特色。概括起来，养生茶具有以下特点：

## 一、配伍精简

养生茶的每一处方配伍，一般精选一两味主药或采用药对、古方、验方，具有方简效验，方便实用之优势，如荷叶茶、杞菊茶、当归益母茶等。

## 二、应用广泛

养生茶为纯天然中药，不经化学加工，可直接服用，符合现代人的用药心理。近年来，采用现代科学技术与手段对茶叶、养生药中功能性成分的研究，使其临床应用面更广，养生茶疗方可以对疾病进行预防、治疗和辅助治疗。

## 三、价格便宜

养生茶与颗粒剂、口服液相比制备简单，制作时一般不加蔗糖、蜂蜜、色素、防腐剂、抗氧化剂等辅料，加之养生茶的用药量远比汤剂少，但与汤剂一样是"纯天然药物"，既保存了汤剂的优点，又便于服用，同时具有价格便宜的特点。

## 四、饮用方便

随着现代生活节奏的加快，中草药的传统服用方法面临新挑战，而成品养生茶携带、使用方便的特点迎合了现代人的生活节奏。即冲（泡）即饮，或甘甜爽口，或苦中回甘，方便实用。

## 五、疗效稳定

要想充分发挥药物的疗效，必须选择合适的剂型和给药途径。养生茶粉碎后增加了有效面积，加快了活性成分的浸出率，有利于提高临床疗效，特别是含挥发油成分和久煎易被分解破坏的中药，能较多地保留药用活性成分，使其临床疗效稳定，作用持久，如含薄荷、藿香、玫瑰花等的养生茶疗方。

总之，养生茶具有天然、有效、节约、服用方便等优点，既可以大批量生产，亦可以家庭自制，有着广阔的发展前景。

# 第三节　养生茶的作用

饮用养生茶，可运用"茶"的形式，收疗疾祛病之利，将岐黄之术与持杯品茗有机结合在一起，于惬意中收到祛病延年的效果。近年来，养生茶的保健养生功能和其中丰富的文化内涵受到了人们的广泛关注，世界性的饮茶风潮迅速兴起。

茶性微寒，味甘、苦，归心、肝、脾、肺、肾经。现代研究表明，茶叶中含有儿茶素、茶多酚、咖啡因、维生素、氨基酸及微量元素等功能性成分，具有抗肿瘤、延缓衰老、增强免疫功能、降血压、降血脂、降血糖、抗辐射、抗龋齿、美容、调节胃肠功能、减肥等功能。数千年来，传统中医在实践和理论上都进行了长期不懈的探索，发现和证实了茶的各种医疗保健功能，开发了无数含茶的养生方剂，开拓了以茶治病、保健、养生等诸多应用领域。

概括起来，养生茶具有增强免疫功能、缓解身体疲劳、缓解视疲劳、改善睡眠、降血糖、降血脂、降血压、改善记忆、调节胃肠功能、美容、减肥等方面的保健功能。

茶叶与养生中药配合，经科学加工制成保健养生茶，这样茶叶既可发挥本身的营养保健作用，又可作为中药的载体，有利于药物的溶解和吸收，增强药物的疗效。当今人们对生活质量和保健的需求越来越高，采用养生茶来增进健康、防病治病、延年益寿是一种极为高雅、极为简便的方式，也是我国人民养生的一大特色。所以，积极研制开发营养保健养生茶将有广泛的市场前景。

# 第四节　养生茶的选用

近年来，养生茶疗方方兴未艾，不但历代的养生茶方被广泛应用，而且许多新的养生茶方也在不断出现。

## 一、分类

在我国，养生茶被广泛应用于预防、保健、治疗、康复等诸多领域。归纳起来，养生茶常见分类方法如下：

### （一）按组成分类

**1. 单味茶**　即将一味养生中药或一味茶冲泡或煎煮后饮用，如绿茶、金银花茶、枸杞茶等。

**2. 茶、药相配**　是既有茶叶又有养生中药的养生茶，冲泡或煎煮后饮用，如午时茶等。

**3. 以药代茶**　是指组成中没有茶，仅有养生中药，将药物煎煮或冲泡后代茶饮用，如西洋参茶等。

### （二）按临床应用分类

**1.日常保健** 无剂量限制，可随饮用者的意愿随意饮用，为安全无副作用的保健饮料，适合于大多数人，如银花茶等。

**2.防治疾病** 有剂量限制，患者须按说明书上建议的剂量服用或遵医嘱。一般针对某一方面的病证，只适合于某一类人使用。如用于清热解毒的板蓝根茶等。

## 二、配制

**1.养生中药的选择** 按中医辨证论治的原则，根据不同体质或不同病证，合理选用不同的养生中药。一般以药食同源之品为主，而且要求符合中医药理论，根据原料相须相使关系及其性味进行搭配，以适应人体的各种需要。配制养生茶的中药，应尽可能是水溶性的，具有芳香气味，以使药物充分发挥效能，患者乐于接受。

**2.茶叶的选择** 经过发酵制成的红茶，其性微温。未经发酵的绿茶，其性微寒。应当根据体质或疾病之寒热来选择，如属于寒凉体质或寒病者宜选用红茶，温热体制者宜选用绿茶等。

**3.辨证选用养生茶** 养生茶应辨证选用。如风寒感冒，宜辛温解表，选用生姜茶等；风热感冒，宜辛凉解表，选用菊花茶等。只有辨证准确，选用适当的养生茶疗方，才能取得显著治疗效果。

**4.选用适宜的水** 为了发挥养生茶的功效，必须注意选用适宜的水。一般而言，宜用无异味、含杂质少的软水、淡水，以泉水为最佳。

**5.选择适宜的煎药器具** 宜选用导热均匀、不易与药物发生化学反应的器具，如砂罐、砂锅等。

## 三、服法

**1.服用时间** 用药时间是否合理，会影响临床疗效。具体给药时间，应根据养生茶的性质及患者的病情需要、胃肠状况来决定。如补益养生茶宜饭前 0.5 ～ 1 小时服，清热养生茶宜饭后服用等。

**2.服用温度** 一般服用时宜振荡温服，既不至于使冷后形成的沉淀被遗弃而影响疗效，又可避免过凉伤胃。

**3.服用剂量** 养生茶一般每日一剂，分 2 ～ 3 次服用，每次间隔时间为 6 ～ 8 小时，也可根据病情缓急轻重来确定服用量。

# 第五节　养生茶的家庭制作方法与注意事项

## 一、家庭制作方法

**1.直接冲泡**　多采用花类，或将干品中药切成薄片、捣碎，或制成粗末，或用袋装茶、茶块。根据处方要求将所需的养生茶疗方放入茶杯中，将煮沸的开水沏入，搅匀，将盖子盖好，焖泡 15～30 分钟，可适当添加冰糖、白糖等调味，即可代茶饮用，以味淡为度。

**2.煎煮**　指一部分复方养生茶，因其药味多、分量大，或有一部分厚味药、滋补药的有效成分不易泡出，所以将养生茶制成粗末，用砂锅加水煎煮 2～3 次，合并煎液过滤，可适当添加冰糖、白糖等调味，装入保温瓶中，代茶频频饮用。

**3.调服**　有的养生茶疗方为药粉，可加入少量白开水调成糊状服用，可适当添加冰糖、白糖等调味，如八仙茶等。

## 二、注意事项

**1.忌口**　指服用养生茶期间对某些饮食的禁忌。凡影响脾胃消化吸收功能，影响药物吸收，降低药物疗效或产生毒副反应的食物，以及对患者病证不利的食物，均属禁忌范围。

**2.辨证选用**　应根据患者病情、体质及自身耐受情况辨证论治、合理配伍，选用适宜的养生茶（保健型或治疗型）。应尽力选用品质优良，有效成分明确，药理作用及临床疗效可靠，无毒副作用者。茶叶宜选用嫩度、匀整度、净度好及色泽、香气、味道佳者。

**3.正确评价养生茶的药用价值**　养生茶并非百病皆治，与医疗常用药剂有所差别，应认真分析养生茶的特色，认真验证古今养生茶疗法的实效，给予正确评价，并进一步开发研究功效确切、安全无害的天然养生茶。

**4.注意茶忌**　因部分养生茶中含有茶叶，故其与饮用各类茶叶一样，须注意以下事项：忌饮冷茶、忌空腹喝茶、忌饮隔夜茶、适时饮用、适量饮用、宜饮清淡茶；失眠者、感冒发热者、胃溃疡者、孕妇、肾功能不全者不宜饮茶，酒后、服药前后、吃饭前后不宜饮茶。

（王胤）

# 第六节　养生茶 188 种

## 一、解表类

### 白芷菊花茶

【组成】白芷 9g，菊花 9g。

【制法】将上药共研成粗末，同放入杯中，以沸水加盖冲泡 15 分钟，即得。

【保健功能】疏风清热止痛。

【应用】常用于风寒型感冒、偏头痛等。

【用法】每日 1 剂，代茶频饮。

### 生姜泡茶

【组成】生姜 9g，绿茶 9g。

【制法】将上二味同放入杯中，以沸水加盖冲泡 5 分钟，即得。

【保健功能】辛温散寒，固肠止泻。

【应用】常用于风寒型感冒，寒湿型泄泻等。

【用法】每日 1 剂，代茶频饮。

### 香薷饮

【组成】香薷 10g，厚朴 5g，白扁豆 5g。

【制法】将香薷、厚朴剪碎，白扁豆炒黄捣碎，同放入杯中，以沸水加盖冲泡 1 小时，即得。

【保健功能】祛暑解表，化湿和中。

【应用】常用于暑湿型感冒、空调病等。

【用法】每日 1 剂，分 2 ~ 3 次服用。

### 桑菊茅竹饮

【组成】桑叶 5g，菊花 5g，白茅根 30g，淡竹叶 30g，薄荷 30g，冰糖适量。

【制法】将桑叶、淡竹叶、白茅根三味水煎煮至沸，微沸 5 分钟后，取沸水冲泡菊花、薄荷，加入适量冰糖调味，即得。

【保健功能】疏散风热，清肝明目，清心利尿。

【应用】常用于风热型感冒、急性咽炎、急性扁桃体炎，湿热型尿路感染等。

【用法】每日 1 剂，代茶频饮。

### 桑菊浙贝茶

【组成】桑叶 10g，菊花 5g，浙贝母 5g。

【制法】将上三药共研为粗末，混匀，放入杯中，以沸水加盖冲泡片刻，即得。

【保健功能】疏散风热，化痰止咳。

【应用】常用于风热型感冒，风热犯肺型急性气管炎、急性支气管炎等。

【用法】每日 1 剂，分早、晚 2 次服用。

### 豆豉茶

【组成】淡豆豉 9g，白糖 10g。

【制法】将淡豆豉研为粗末，放入杯中，以沸水加盖焖 15 分钟，加白糖调味，即得。

【保健功能】辛温解表，发散风寒。

【应用】常用于风寒型感冒等。

【用法】每日 1 剂，代茶频饮。

### 菊花茶

【组成】菊花 5g。

【制法】将菊花放入杯中，以沸水加盖冲泡 5～10 分钟，即得。

【保健功能】疏散风热，清热解毒，平肝明目。

【应用】常用于风热型感冒，肝阳上亢型高血压等。

【用法】每日 1 剂，代茶频饮。

### 葛根茶

【组成】葛根 30g。

【制法】将葛根洗净，放入砂锅中，加水适量，煎煮 30 分钟，去渣取汁，即得。

【保健功能】清热醒酒，健脾护肝。

【应用】常用于风热型感冒，肝阳上亢型高血压、高脂血症，糖尿病及饮酒过度等。

【用法】每日 1 剂，代茶频饮。

### 姜糖苏叶饮

【组成】生姜 15g，红糖 10g，紫苏叶 10g。

【制法】将生姜洗净、切丝，紫苏叶洗净，同放入杯中，加盖冲泡 10 分钟，调入红糖搅匀，即得。

【保健功能】解表散寒，和胃宽中。

【应用】常用于风寒型感冒等。

【用法】每日 1 剂，分 2 次服用，2～3 日为 1 个疗程，温服。

### 紫苏叶茶

【组成】紫苏叶 20g。

【制法】将紫苏叶捣碎放入杯中，以沸水加盖冲泡 15 分钟，即得。

【保健功能】发汗解表，行气宽中。

【应用】常用于风寒型感冒等。

【用法】每日 1 剂，代茶频饮。

### 二苏太子参茶

【组成】紫苏叶 9g，紫苏梗 9g，太子参 6g。

【制法】将上三味研成粗末，放入杯中，以沸水加盖冲泡 20 分钟，即得。

【保健功能】清热润肺，化痰止咳。

【应用】常用于风寒型感冒等。

【用法】每日 1 剂，代茶频饮。

### 冰糖薄荷茶

【组成】薄荷叶 5～10 片，冰糖适量。

【制法】将鲜薄荷叶洗净后放入杯中，以沸水加盖冲泡 15～20 分钟，药香散出即可，稍凉后根据个人喜好加入适量冰糖调味。

【保健功能】发散风热，清利咽喉。

【应用】常用于风热型感冒等。

【用法】每日 1 剂，代茶频饮。

### 薄荷菊花茶

【组成】薄荷 15g，菊花 10g。

【制法】将薄荷与菊花洗净，同放入杯中，加盖冲泡 5～10 分钟，即得。

【保健功能】疏风清热。

【应用】常用于风热型感冒、头痛等。

【用法】每日 1 剂，代茶频饮。

## 二、清热类

### 马齿苋饮

【组成】马齿苋 30g，红糖 2 勺。

【制法】将马齿苋洗净，烧炭存性，乘热研细末，盛碗中，加沸水适量，以红糖调味拌匀，或将马齿苋放入杯中，以沸水加盖冲泡片刻，加适量红糖调味，即得。

【保健功能】清热解毒，利湿止带。

【应用】常用于湿热型痢疾、流行性腮腺炎、带下病等。

【用法】每日1剂，分2次服用，3日为1个疗程。

### 🌿 马齿苋益母草茶

【组成】马齿苋30g，益母草30g，红糖20g。

【制法】将马齿苋、益母草研为粗末，与红糖同放入杯中，以沸水加盖冲泡片刻，即得。

【保健功能】活血散瘀。

【应用】常用于血瘀型产后恶露不尽、产后出血等。

【用法】每日1剂，分3次服用。

### 🌿 土茯苓茶

【组成】土茯苓50g。

【制法】将土茯苓放入砂锅中，加水适量，煎煮20分钟，去渣取汁，即得。

【保健功能】清热解毒，利湿消肿。

【应用】常用于湿热型银屑病，湿热痹阻型类风湿关节炎、风湿性关节炎等。

【用法】每日1剂，分3次服用。

### 🌿 土茯苓菊花茶

【组成】土茯苓30g，野菊花30g。

【制法】将土茯苓研为粗末，与野菊花同放入杯中，以沸水加盖冲泡片刻，即得。

【保健功能】清热解毒，利湿消肿。

【应用】常用于热毒内蕴型丹毒、急性湿疹等。

【用法】每日1剂，分3次服用。

### 🌿 蒲车生地饮

【组成】蒲公英15g，车前草15g，生地黄15g。

【制法】将上三味洗净，放入砂锅中，加水适量，煮沸后用小火煎煮15分钟，去渣取汁，即得。

【保健功能】清热解毒，利水祛湿。

【应用】常用于肝胆湿热型中耳炎等。

【用法】每日1剂，代茶频饮。

### 🌿 玄参三花饮

【组成】玄参15g，金银花10g，菊花10g，红花3g，冰糖适量。

【制法】将上四味放入砂锅中，加水适量，煎煮片刻，加适量冰糖调味，即得。

【保健功能】清热解毒。

【应用】常用于热毒内蕴型流行性腮腺炎等。

【用法】每日 1 剂，代茶频饮。

### 玄参麦冬汤

【组成】玄参 15g，麦冬 9g，甘草 3g。

【制法】将玄参、麦冬、甘草洗净，同放入锅内，加水适量，煎汤，即得。

【保健功能】养阴生津，润肺利咽。

【应用】常用于阴虚肺燥型咽炎等。

【用法】每日 1 剂，代茶频饮。

### 地骨皮饮

【组成】地骨皮 15g，麦冬 6g，小麦 6g，冰糖适量。

【制法】将地骨皮、麦冬、小麦同放入砂锅中，加水适量，煎煮至麦熟为度，去渣取汁，加入适量冰糖调味，即得。

【保健功能】清热，养阴，止汗。

【应用】常用于肺阴亏虚型肺结核、慢性肺炎、肺癌、糖尿病等。

【用法】每日 1 剂，代茶频饮。

### 鲜藕芦根饮

【组成】鲜藕 250g，鲜芦根 200g，白糖适量。

【制法】将藕洗净去皮榨汁，芦根加水煎煮取汁，二汁混合，加适量白糖调味，即得。

【保健功能】清热止血。

【应用】常用于血热型先兆流产等。

【用法】每日 1 剂，分 3 次服用，7~20 日为 1 个疗程。

### 丹皮赤芍茶

【组成】牡丹皮 15g，赤芍 15g，茶叶适量。

【制法】将上药洗净、切碎，与茶叶同放入杯中，以沸水加盖冲泡 30 分钟，即得。

【保健功能】养血敛阴，清热凉血。

【应用】常用于阴虚血热型急性肾炎等。

【用法】每日 1 剂，分 3 次服用。

### 余甘子茶

【组成】余甘子 10g，绿茶 3g，冰糖 12g。

【制法】将余甘子洗净，与绿茶同放入杯中，以沸水加盖冲泡片刻，加冰糖调味，即得。

【保健功能】清热凉血，化痰止咳。

【应用】常用于痰热蕴肺型咳嗽、咽炎等。

【用法】每日 1 剂，代茶频饮。

### 🌼 银花茶

【组成】金银花 20g，茶叶 6g，白糖 50g。

【制法】将金银花、茶叶同放入杯中，以沸水加盖冲泡片刻，加入白糖调味，即得。

【保健功能】辛凉解表。

【应用】常用于风热型感冒等。

【用法】每日 1 剂，2～3 日为 1 个疗程，代茶频饮。

### 🌼 银花菊花薄荷茶

【组成】金银花 15g，菊花 10g，薄荷 5g。

【制法】将上三味共放入杯中，以沸水加盖冲泡片刻，即得。

【保健功能】清热祛风，凉血解毒。

【应用】常用于风热型荨麻疹等。

【用法】每日 1 剂，代茶频饮。

### 🌼 清咽茶

【组成】金银花 9g，玄参 9g，青果 9g。

【制法】将上三味同放入砂锅中，加水适量，煎煮 30 分钟，去渣取汁，即可。

【保健功能】养阴清热，解毒利咽。

【应用】常用于阴虚肺燥型咽炎等。

【用法】每日 1 剂，代茶频饮。

### 🌼 金荞麦茶

【组成】金荞麦 600g。

【制法】将金荞麦精选、洗净，常温浸泡 3～4 小时，迅速晾干水分后隔水蒸熟，干燥后脱壳、除去子壳，将果仁在 180℃ 下烘炒 15 分钟，冷后装入纱布袋中，每袋装 15g，即得。

【保健功能】清热解毒，排脓祛痰。

【应用】常用于痰热蕴肺型肺炎、肺脓肿、咽炎、扁桃体炎等。

【用法】每次 1 袋，每日 2 袋，代茶频饮。

### 🌼 青果茶

【组成】鲜青果 100g。

【制法】将青果洗净，放入砂锅中，加水 200mL，小火煎煮 3 小时，去渣取汁，即得。

【保健功能】清肺利咽，生津解毒。

【应用】常用于风热袭肺型咽炎、扁桃体炎等。

【用法】每日 1 剂，分 3 次服用。

### ● 鱼腥草饮

【组成】鲜鱼腥草 250～1000g（或干品 30～60g）。

【制法】将鲜鱼腥草捣汁饮服，或将干品鱼腥草冷水浸泡 2 小时，然后放入砂锅中，加水适量，煎煮一沸，去渣取汁，即得。

【保健功能】清热解毒，消痈排脓，利水通淋。

【应用】常用于痰热蕴肺型肺炎、支气管扩张、支气管炎，湿热蕴结型细菌性痢疾、泌尿系感染等。

【用法】每日 1 剂，代茶频饮。

### ● 知母茶

【组成】知母 12g。

【制法】将知母洗净、切碎，放入杯中，以沸水加盖冲泡片刻，即得。

【保健功能】滋阴清肺，解热除烦。

【应用】常用于痰热蕴肺型咳嗽等。

【用法】每日 1 剂，分 3 次服用。

### ● 栀子茶

【组成】栀子 30g，茶叶 30g。

【制法】将栀子、茶叶共入砂锅中，加水 800～1000mL，煎煮至 400～500mL，去渣取汁，即得。

【保健功能】泻火除烦，清热利湿，凉血解毒。

【应用】常用于肝火上炎型高血压，湿热型黄疸，血热型出血等。

【用法】每日 1 剂，分早、晚 2 次温服。

### ● 夏枯草茶

【组成】夏枯草 30g。

【制法】将夏枯草洗净，放入砂锅中，加水适量，煎煮至沸，即得。

【保健功能】清肝明目，消肿散结。

【应用】常用于肝火上炎型高血压，肝郁化火型淋巴结核、甲状腺肿瘤等。

【用法】每日 1 剂，分 3 次服用。

### ● 竹叶茶

【组成】淡竹叶 10g，苦丁茶 6g，甘草 3g，冰糖适量。

【制法】将前三味同放入砂锅中，加水适量，煎煮片刻，加适量冰糖调味，即得。

【保健功能】清热，除烦，解毒。

【应用】常用于心火亢盛型口腔溃疡，胃火上炎型牙痛等。

【用法】每日 1 剂，代茶频饮。

### ◈ 菊苣减肥茶

【组成】菊苣 15g。

【制法】将菊苣洗净，放入砂锅中，加水适量，煎煮片刻，去渣取汁，即得。

【保健功能】清热解毒，利尿消肿。

【应用】常用于湿热内蕴型高血压、高脂血症、肥胖症等。

【用法】每日 1 剂，分 3 次服用。

### ◈ 野菊花茶

【组成】野菊花 15g。

【制法】将野菊花放入杯中，以沸水加盖冲泡 5 分钟，即得。

【保健功能】疏散风热，清热解毒。

【应用】常用于热毒蕴结型急性乳腺炎初期、流行性腮腺炎等。

【用法】每日 1 剂，分 3 次服用。

### ◈ 消炎茶

【组成】蒲公英 400g，金银花 400g，薄荷 200g，胖大海 50g，甘草 100g。

【制法】上药共为细粉（蒲公英、金银花只用一半），过筛，备用。再将剩余的蒲公英、金银花水煎 2 次，合并药汁，过滤，浓缩至糖浆状，与淀粉浆（取淀粉 50g，加水适量制成）混合，煮沸至糊状，然后与上述备用药粉混合均匀，使成软块，用筛制成颗粒，烘干，用纱布袋分装，每袋 10g，沸水冲泡，即得。

【保健功能】清热解毒，消炎止痛。

【应用】常用于热毒内蕴型咽炎、扁桃体炎等。

【用法】每次 1 袋，每日 3 袋，代茶频饮。

### ◈ 蒲公英甘蔗饮

【组成】蒲公英 10g，甘蔗 100g。

【制法】将蒲公英放入砂锅中，加水煎煮，去渣取汁，甘蔗榨汁，两汁相混，即得。

【保健功能】清热解毒，消肿排脓。

【应用】常用于热毒内蕴型扁桃体炎、支气管炎等。

【用法】每日 1 剂，分 2 次服用。

## 三、泻下类

### ◈ 大黄消脂茶

【组成】大黄 2g，绿茶 6g。

【制法】将大黄洗净，与绿茶同放入杯中，以沸水加盖焖 5 分钟，即得。

【保健功能】清热泻火，通便排毒，消积祛脂。

【应用】常用于实热型便秘、肥胖症、高脂血症等。

【用法】每日1剂，分3次服用。

### 🍃 消脂健身饮

【组成】焦山楂15g，荷叶8g，大黄5g，黄芪15g，生姜2片，甘草3g。

【制法】将上药共入砂锅中，加水适量，煎煮片刻，去渣取汁，即得。

【保健功能】益气消脂，通腑除积。

【应用】常用于气虚湿热型便秘、肥胖症、高脂血症、高血压、动脉粥样硬化等。

【用法】每日1剂，代茶频饮。

### 🍃 麻仁蜜茶

【组成】火麻仁3～5g，蜂蜜适量。

【制法】将火麻仁炒香，研为粗末，放入杯中，以沸水加盖冲泡5～10分钟，加适量蜂蜜调味，即得。

【保健功能】润燥通便。

【应用】常用于肠燥型老年性便秘、小儿便秘、产妇便秘、痢疾后便秘等。

【用法】每日1剂，每日1次。

### 🍃 芦荟茶

【组成】鲜芦荟15g，茶叶1g，蜂蜜适量。

【制法】将新鲜芦荟洗净，去杂，切薄片，晒干，放入杯中，以沸水加盖冲泡3～5分钟，加茶叶和蜂蜜适量调味，即得。

【保健功能】泻下通便，降脂减肥。

【应用】常用于实热型便秘、高脂血症、高血压、肥胖症等。

【用法】每日1剂，代茶频饮。

### 🍃 郁李仁茶

【组成】郁李仁10g。

【制法】将郁李仁洗净，放入杯中，以沸水加盖冲泡5分钟，即得。

【保健功能】润肠通便，利水消肿。

【应用】常用于肠燥型便秘等。

【用法】每日1剂，代茶频饮。

### 🍃 天雁减肥茶

【组成】番泻叶5g，荷叶5g，车前草5g。

【制法】将上药粉碎成粗末，同放入杯中，以沸水加盖冲泡15分钟，即得。

【保健功能】利湿，降浊，通便。

【应用】常用于湿热内蕴型高脂血症、单纯性肥胖、习惯性便秘等。

【用法】每日 2 剂，代茶频饮。

## 四、祛风湿类

### 🍃 木瓜茶

【组成】木瓜 15g。

【制法】将木瓜洗净，放入杯中，以沸水加盖冲泡片刻，即得。

【保健功能】祛湿通络。

【应用】常用于风湿痹阻型类风湿关节炎、风湿性关节炎等。

【用法】每日 1 剂，15 日为 1 个疗程，代茶频饮。

### 🍃 淫羊藿木瓜茶

【组成】淫羊藿 15g，木瓜 12g，甘草 9g。

【制法】将上药洗净，研粗末，同放入杯中，以沸水加盖冲泡 30 分钟，即得。

【保健功能】补肝壮阳，祛风除湿，舒筋活络。

【应用】常用于肝肾亏虚型风湿性关节炎、类风湿关节炎等。

【用法】每日 1 剂，分 3 次服用。

### 🍃 健神茶

【组成】五加皮 6g，五味子 6g，白糖适量。

【制法】将上药研粗末，共放入杯中，以沸水加盖冲泡 20 分钟，加适量白糖调味，即得。

【保健功能】强壮筋骨，益气固精。

【应用】常用于肝肾亏虚型类风湿关节炎、风湿性关节炎、神经衰弱、遗精等。

【用法】每日 1 剂，代茶频饮。

## 五、化湿类

### 🍃 白蔻茶

【组成】白豆蔻 6g，白糖 15g。

【制法】将白豆蔻洗净、捣碎，与白糖同放入杯中，以沸水加盖冲泡 15 分钟，即可。

【保健功能】化湿行气，温中止痛。

【应用】常用于寒湿蕴脾型慢性胃炎、消化不良等。

【用法】每日 1 剂，代茶频饮。

## 🍃 山楂苍术煎

【组成】山楂 5 枚，苍术 15g，白术 15g，陈皮 6g。

【制法】将上四味洗净，同放入砂锅中，加水适量，煎煮片刻，去渣取汁，即得。

【保健功能】燥湿化痰，健脾理气。

【应用】常用于痰湿内阻型高脂血症等。

【用法】每日 1 剂，代茶频饮。

## 🍃 佩兰薄荷茶

【组成】佩兰 6g，薄荷 4.5g，藿香 3g，白豆蔻 1.5g。

【制法】将上药研为粗末，同放入杯中，以沸水加盖冲泡 30 分钟，即得。

【保健功能】化湿，行滞，醒脾。

【应用】常用于脾虚湿阻型小儿疳积等。

【用法】每日 1 剂，分 3 次服用。

## 🍃 橘朴茶

【组成】橘络 3g，厚朴 3g，党参 6g，红茶 3g。

【制法】将上四味研为粗末，同放入杯中，以沸水加盖冲泡 10 分钟，即得。

【保健功能】理气开郁，化痰散结。

【应用】常用于痰气交阻型梅核气等。

【用法】每日 1 剂，代茶频饮。

## 🍃 砂仁茶

【组成】砂仁 10g，陈皮 5g。

【制法】将上二味同放入砂锅中，加水适量，煎煮至沸 10 分钟，去渣取汁，即得。

【保健功能】化湿和中，止呕安胎。

【应用】常用于气滞湿阻型妊娠呕吐等。

【用法】每日 1 剂，分 3 次服用。

## 🍃 藿香饮

【组成】藿香叶 20g，白糖适量。

【制法】将藿香叶洗净，放入砂锅中，加水适量，煎煮 5 分钟，加适量白糖调味，即得。

【保健功能】芳香化湿，消暑避秽。

【应用】常用于暑湿型感冒等。

【用法】每日 1 剂，分 3～4 次服用。

### 🍃 三鲜茶

【组成】鲜荷叶 10g，鲜藿香叶 10g，鲜佩兰叶 10g。

【制法】将上述三味洗净、切碎，同放入杯中，以沸水冲泡或稍煮，即得。

【保健功能】和中化湿，升清降浊。

【应用】常用于暑湿型中暑等。

【用法】每日 1 剂，代茶频饮。

## 六、利水渗湿类

### 🍃 车前草茶

【组成】车前草 25g，冰糖适量。

【制法】将车前草、冰糖同放入杯中，以沸水加盖焖 5 分钟，或将车前草加水煎成浓汁，去渣取汁，加适量冰糖调味，即得。

【保健功能】清热解毒，利尿通淋。

【应用】常用于湿热下注型前列腺炎、前列腺增生等。

【用法】每日 1 剂，分 3 次温服。

### 🍃 金银花车前饮

【组成】金银花 60g，车前草 50g。

【制法】将金银花、车前草洗净，晒干，切碎，同放入砂锅中，加水适量后浓煎 2 次，每次 30 分钟，去渣取汁，再回入砂锅，用小火浓缩至 200mL，即得。

【保健功能】清热解毒，通淋化湿。

【应用】常用于湿热蕴结型泌尿系感染、泌尿系结石等。

【用法】每日 1 剂，分 2 次温服。

### 🍃 车前子茶

【组成】炒车前子 10g，红茶 3g。

【制法】将上二味放入杯中，以沸水加盖焖 10 分钟，或将上二味加水煎成浓汁，去渣取汁，即得。

【保健功能】健脾利水，化湿止泻。

【应用】常用于湿热蕴脾型胃肠功能紊乱、泄泻等。

【用法】每日 1 剂，分 2 次温服。

### 🍃 消斑饮

【组成】赤小豆 100g，黄豆 100g，绿豆 100g，白糖适量。

【制法】将上三豆浸泡至涨后混合捣汁，加入适量清水煮沸，小火煮烂，加适量白糖调味，即得。

【保健功能】调理肠胃，解毒祛斑。

【应用】常用于黄褐斑等。

【用法】每日 1 剂，分 3 次服用。

### 泽泻乌龙茶

【组成】泽泻 20g，乌龙茶 2g。

【制法】将泽泻洗净，切碎，放入砂锅中，加水适量浓煎 2 次，每次 30 分钟，合并滤汁，备用，将乌龙茶放入杯中，加适量泽泻药汁，以沸水加盖冲泡 10 分钟，即得。

【保健功能】利水渗湿。

【应用】常用于痰湿内阻型肥胖症等。

【用法】每日 1 剂，代茶频饮。

### 茯苓奶茶

【组成】茯苓 15g，鲜牛奶 100mL。

【制法】先将茯苓去皮，研为细末，用少量凉开水化开，再将煮沸的牛奶冲入调匀，即得。

【保健功能】健脾养胃。

【应用】常用于脾胃虚弱型厌食等。

【用法】每日 1 剂，早、晚 2 次分服。

### 积雪草饮

【组成】积雪草 20g，白糖适量。

【制法】将积雪草洗净，干燥，研为粗末，放入杯中，以沸水冲泡片刻，加适量白糖调味，即得。

【保健功能】清热利湿，解毒消肿。

【应用】常用于湿热蕴结型泌尿系感染、黄疸、肝炎等。

【用法】每日 1 剂，代茶频饮。

### 苡仁饮

【组成】炒薏苡仁 30g，荷叶 10g。

【制法】将薏苡仁、荷叶共入砂锅中，加水适量，煎煮片刻，去渣取汁，即得。

【保健功能】利水渗湿，化痰降脂。

【应用】常用于痰湿内阻型高脂血症、肥胖症等。

【用法】每日 1 剂，代茶频饮。

### 🍃 车前苡仁茶

【组成】炒车前子 9g，炒薏苡仁 9g，红茶 0.5～1g，白糖适量。

【制法】将上药共研成粗末，同放入杯中，以沸水加盖冲泡 15 分钟，加适量白糖调味，即得。

【保健功能】健脾利湿，涩肠止泻。

【应用】常用于脾虚湿阻型泄泻等。

【用法】每日 1 剂，代茶频饮。

### 🍃 葛根枳椇子饮

【组成】葛根 20g，葛花 10g，枳椇子 15g。

【制法】将上药洗净，同放入砂锅中，加水浓煎 2 次，去渣取汁，即得。

【保健功能】发表散邪，清热除烦。

【应用】常用于酒毒内蕴型饮酒过度、急性酒精中毒等。

【用法】2 小时内分 3～5 次服用。

## 七、温里类

### 🍃 八角茴香茶

【组成】八角茴香 6g。

【制法】将八角茴香捣碎，放入杯中，以沸水加盖冲泡 15 分钟，即得。

【保健功能】温中散寒，理气止痛。

【应用】常用于寒邪内阻型腹痛、疝气痛等。

【用法】每日 1 剂，分 3 次服用。

### 🍃 丁香绿茶饮

【组成】丁香 9g，绿茶 1g，冰糖 2.5g。

【制法】将丁香捣碎，与绿茶、冰糖同放入杯中，加水 300mL，加盖冲泡 5 分钟，即得。

【保健功能】养肝和胃。

【应用】常用于胃寒型呃逆等。

【用法】每日 1 剂，分 2 次服用。

### 🍃 草姜茶

【组成】炙甘草 3g，干姜 3～5g，红茶 1～2g。

【制法】将上药同放入杯中，以沸水加盖冲泡 10 分钟，即得。

【保健功能】温胃，散寒，止呕。

【应用】常用于脾胃虚寒型呕吐、泄泻等。

【用法】每日 1 剂，分 3 次服用，饭后服用。

### 干姜茶

【组成】干姜 12g，红糖 15g。

【制法】将干姜洗净、切碎，与红糖同放入杯中，以沸水加盖冲泡片刻，即得。

【保健功能】温中散寒，回阳通脉。

【应用】常用于脾胃虚寒型低血压等。

【用法】每日 1 剂，代茶频饮。

### 茴香茶

【组成】小茴香 3g，玫瑰花 2g，柠檬草 3g。

【制法】将上三味洗净、切碎，同放入杯中，以沸水加盖冲泡 3 分钟，即得。

【保健功能】健胃行气，温中暖胃。

【应用】常用于脾胃虚寒型腹痛、呕吐、泄泻等。

【用法】每日 1 剂，分 3 次服用。

### 桂皮山楂饮

【组成】肉桂 6g，山楂肉 10g，生姜 2g，红糖 30g。

【制法】将肉桂切成 2cm² 小块、山楂洗净、生姜切片，同放入砂锅中，加水适量，置大火上烧沸，小火保持微沸 30 分钟，去渣取汁，加入红糖搅匀，装入杯中，即得。

【保健功能】温中散寒，消食导滞。

【应用】常用于脾胃虚寒型消化不良、厌食等。

【用法】每日 1 剂，分 3 次服用，饭后饮用，3～5 日为 1 个疗程。

### 花椒虫草茶

【组成】花椒 3g，杜仲 3g，干姜 3g，冬虫夏草 2g，红糖 3g。

【制法】将前四味洗净、切碎，与红糖同放入杯中，以沸水加盖冲泡 5～10 分钟，即得。

【保健功能】温中，散寒，止痛。

【应用】常用于脾肾阳虚型腹痛、呕吐、泄泻等。

【用法】每日 1 剂，分 3 次服用，后食用冬虫夏草。

### 胡椒糖茶

【组成】胡椒 1.5g，红糖 15g，红茶 3g。

【制法】先将红糖炒焦，胡椒研为粗末，与红茶同放入杯中，以沸水加盖冲泡片刻，即得。

【保健功能】温中止痢。

【应用】常用于脾胃虚寒型产后腹痛等。

【用法】每日 1 剂，分 3 次服用。

### 良姜茴香茶

【组成】高良姜 3g，小茴香 3g，大枣 2 枚，红茶 3g。

【制法】将上四味洗净、切碎，同放入砂锅中，加水适量，煎沸 20 分钟，去渣取汁，即得。

【保健功能】温中，散寒，止痛。

【应用】常用于寒邪犯胃型呕吐、腹痛、慢性胃炎等。

【用法】每日 1 剂，分 3 次服用。

## 八、理气类

### 刀豆生姜红糖饮

【组成】刀豆 30g，生姜 3 片，红糖适量。

【制法】将刀豆、生姜洗净，同放入砂锅中，加水适量，煎煮片刻，去渣取汁，加入适量红糖调味，即得。

【保健功能】温中散寒，降逆止呕。

【应用】常用于胃寒型呃逆等。

【用法】每日 2 剂，分 3 次服用，5 日为 1 个疗程。

### 佛手木香茶

【组成】佛手 10g，木香 10g。

【制法】将上二味洗净、切碎，同放入砂锅中，加水适量，煎沸 10 分钟，去渣取汁，即得。

【保健功能】疏肝和胃。

【应用】常用于肝胃不和型慢性胃炎等。

【用法】每日 1 剂，分 3 次服用。

### 健脾茶

【组成】陈皮 10g，荷叶 15g，炒山楂 3g，麦芽 15g，白糖适量。

【制法】将陈皮、荷叶切丝，与炒山楂、麦芽同放入砂锅中，加水 500mL 同煎 30 分钟，去渣留汁，加入适量白糖调味，即可。

【保健功能】健脾导滞，升清降浊。

【应用】常用于脾虚湿阻型高脂血症、肥胖症、消化不良等。

【用法】每日 1 剂，代茶频饮。

### 姜橘饮

【组成】生姜 60g，陈皮 30g。

【制法】将生姜、陈皮洗净，同放入砂锅中，加水适量，煎煮片刻，去渣取汁，即得。

【保健功能】理气健中，除满消胀。

【应用】常用于脾胃气滞型消化不良、胃肠功能紊乱、神经性呕吐等。

【用法】每日1剂，分3次服用，饭前温服。

### 🍃 醒酒茶

【组成】陈皮6g，绿茶3g。

【制法】将陈皮切碎，与绿茶同放入杯中，以沸水加盖冲泡10分钟，即得。

【保健功能】醒酒，消食，化积。

【应用】常用于饮酒过度、食积等。

【用法】每日1剂，代茶频饮。

### 🍃 玫瑰花茶

【组成】玫瑰花花瓣6~10g。

【制法】将玫瑰花花瓣洗净，放入杯中，以沸水加盖冲泡10分钟，即得。

【保健功能】疏肝解郁，理气止痛。

【应用】常用于肝郁气滞型月经不调、慢性胆囊炎等。

【用法】每日1剂，代茶频饮。

### 🍃 三花减肥茶

【组成】玫瑰花、代代花、茉莉花、川芎、荷叶各等份。

【制法】将上药共研为粗末，混合，用纱布袋分装，每袋15g，以沸水冲泡代茶饮，即得。

【保健功能】宽胸理气，利湿化痰，降脂减肥。

【应用】常用于痰湿内阻型肥胖症、高脂血症等。

【用法】每次1袋，每日2次。

### 🍃 香附牛膝茶

【组成】香附15g，牛膝12g，红糖15g。

【制法】将香附、牛膝研为粗末，与红糖同放入杯中，以沸水加盖冲泡30分钟，即得。

【保健功能】行气解郁，活血通经。

【应用】常用于气滞血瘀型月经不调、闭经、痛经等。

【用法】每日1剂，分3次服用。

### 🍃 香橼双桃饮

【组成】鲜香橼1只，桃仁10g，核桃肉10个，冰糖适量。

【制法】将香橼切成片状，与桃仁、核桃肉同放入砂锅中，加水适量，沸后去桃仁、香橼，加适量冰糖调味，即得。

【保健功能】活血，行气，止痛。

【应用】常用于气滞血瘀型痛经、闭经、月经不调等。

【用法】每日 1 剂，早、晚分服，5 日为 1 个疗程。

### 陈皮薤白茶

【组成】陈皮 15g，薤白 10g，生姜 3 片。

【制法】将薤白研为粗末，与陈皮、生姜同放入杯中，以沸水加盖冲泡片刻，即得。

【保健功能】温中健脾，燥湿化痰。

【应用】常用于痰浊闭阻型冠心病等。

【用法】每日 1 剂，分 3 次服用。

## 九、消食类

### 山楂银菊茶

【组成】山楂 20g，金银花 20g，菊花 20g。

【制法】将上三味洗净，同放入杯中，以沸水加盖冲泡片刻，即得。

【保健功能】清肝明目，降脂降压。

【应用】常用于瘀血阻滞型高脂血症、高血压、肥胖症等。

【用法】每日 1 剂，代茶频饮。

### 冬青山楂茶

【组成】毛冬青 25g，山楂 30g。

【制法】将毛冬青、山楂洗净，同放入砂锅中，加水适量，煎煮片刻，去渣取汁，即得。

【保健功能】活血化瘀，消积化痰。

【应用】常用于瘀血阻滞型高脂血症等。

【用法】每日 1 剂，代茶频饮。

### 山楂麦芽茶

【组成】山楂 10g，麦芽 10g。

【制法】将山楂洗净、切片，与麦芽同放入杯中，以沸水加盖冲泡 30 分钟，即得。

【保健功能】消食化滞。

【应用】常用于饮食积滞型消化不良、高脂血症等。

【用法】每日 1 剂，代茶频饮。

### 莱菔子茶

【组成】莱菔子 10g，生姜 2 片。

【制法】将莱菔子炒黄、捣碎，与生姜同放入杯中，以沸水加盖冲泡片刻，即得。

【保健功能】消食导滞，祛痰下气。

【应用】常用于饮食积滞型消化不良等。

【用法】每日 1 剂，分 3 次服用。

## 十、止血类

### 三七茶

【组成】三七 3g，绿茶 3g。

【制法】将三七洗净、晒干，研成粗末，与绿茶同放入杯中，以沸水加盖冲泡 15 分钟，即得。

【保健功能】活血化瘀，清热降脂。

【应用】常用于气滞血瘀型冠心病、高血压、痛经等。

【用法】每日 1 剂，代茶频饮。当茶饮至最后，可将三七嚼服。

### 茅根葡汁饮

【组成】白茅根 50g，葡萄汁 30mL。

【制法】将白茅根放入砂锅中，加水适量，煎煮片刻，去渣取汁，加葡萄汁调味，即得。

【保健功能】凉血止血，利水通淋。

【应用】常用于湿热蕴结型泌尿系感染、泌尿系结石等。

【用法】每日 1 剂，分 2 次服用。

### 茅根栀子茶

【组成】白茅根 30g，栀子 10g。

【制法】将白茅根洗净、切段，栀子捣碎，同放入杯中，以沸水加盖冲泡片刻，即得。

【保健功能】清热开郁，凉血止血。

【应用】常用于肝郁化火型上消化道出血等。

【用法】每日 1 剂，代茶频饮。

### 柏叶茅根茶

【组成】侧柏叶 19g，白茅根 30g。

【制法】将上药洗净、切碎，同放入杯中，以沸水加盖冲泡 15 分钟，即得。

【保健功能】清热，凉血，止血。

【应用】常用于肺胃热盛型上消化道出血、鼻出血、咯血等。

【用法】每日 1 剂，代茶频饮。

### 槐花饮

【组成】槐花 6g，白糖适量。

【制法】将槐花放入砂锅中，加水适量，煎煮片刻，去渣取汁，以适量白糖调味，即得。

【保健功能】清热祛湿，凉血止血。

【应用】常用于肠道湿热型痔疮、便血等。

【用法】每日 1 剂，分 2 次服用。

### 菊槐茶

【组成】菊花 3g，槐花 3g，绿茶 3g。

【制法】将前三味放入杯中，以沸水加盖冲泡 5～10 分钟，即得。

【保健功能】平肝清热，明目止痛。

【应用】常用于肝阳上亢型高血压、肥胖症等。

【用法】每日 1 剂，代茶频饮。

## 十一、活血化瘀类

### 川芎调经茶

【组成】川芎 3g，红茶 6g。

【制法】将川芎、红茶放入砂锅中，加水 300～400mL 煎煮至 100～200mL，去渣取汁，即得。

【保健功能】活血行气，调经止痛。

【应用】常用于气滞血瘀型月经不调、痛经，风寒型感冒、头痛等。

【用法】每日 2 剂，代茶频饮，饭前温服。

### 丹参茶

【组成】丹参 9g，绿茶 3g。

【制法】将丹参研成粗末，与绿茶同放入杯中，以沸水加盖冲泡 10 分钟，即得。

【保健功能】活血化瘀，清心化痰。

【应用】常用于痰瘀互结型冠心病、高脂血症等。

【用法】每日 1 剂，代茶频饮。

### 丹参陈皮茶

【组成】丹参 15g，陈皮 15g，金银花 6g。

【制法】将前三味研为粗末，同放入杯中，以沸水加盖冲泡 30 分钟，即得。

【保健功能】理气活血，解毒止痛。

【应用】常用于气滞血瘀型带状疱疹等。

【用法】每日 1 剂，分 3 次服用。

### 丹参田七茶

【组成】丹参 15g，三七 10g，白糖适量。

【制法】将丹参、三七研成粗末，同放入杯中，以沸水加盖冲泡20分钟，加适量白糖调味，即得。

【保健功能】活血化瘀，止血定痛。

【应用】常用于气滞血瘀型冠心病等。

【用法】每日1剂，代茶频饮。

### 牛膝车前饮

【组成】牛膝30g，车前草15g。

【制法】将牛膝、车前草同放入砂锅中，加水适量，煎煮30分钟，去渣取汁，即得。

【保健功能】清利湿热，排石通淋。

【应用】常用于湿热蕴结型泌尿系感染、结石等。

【用法】每日1剂，代茶频饮。

### 冠心袋泡茶

【组成】代代花6g，川芎6g，红花2g，茶叶10g，冰糖适量。

【制法】将前四味洗净，共放入杯中，以沸水冲泡10分钟左右，加适量冰糖调味，即得。

【保健功能】活血化瘀，行气宽中。

【应用】常用于气滞血瘀型冠心病等。

【用法】每日1~2剂，代茶频饮，5~6日为1个疗程。

### 红花茶

【组成】红花5g，红茶3g。

【制法】将红花与红茶同放入杯中，以沸水加盖冲泡3分钟，即得。

【保健功能】活血祛瘀，调经止痛。

【应用】常用于气滞血瘀型闭经、月经不调等。

【用法】每日1剂，分3次服用。

### 桃仁山楂茶

【组成】桃仁6g，山楂10g，红花6g，丹参10g，白糖适量。

【制法】将前四味同放入砂锅中，加水500mL，煮沸15分钟，去渣取汁，加适量白糖调味，即得。

【保健功能】活血化瘀。

【应用】常用于气滞血瘀型高血压、冠心病等。

【用法】每日1剂，分3次服用。

### 益母草汁饮

【组成】鲜益母草250g，冰糖适量。

【制法】将益母草洗净，捣烂取汁，加适量冰糖及少量开水，即得。

【保健功能】活血，化瘀，止血。

【应用】常用于血瘀型月经过多、痛经等。

【用法】每日1剂，每日1次，3~4日为1个疗程。

### 🍃 山楂益母茶

【组成】山楂30g，益母草10g，绿茶5g。

【制法】将前二味研成粗末，与绿茶同放入杯中，以沸水加盖冲泡10分钟，即得。

【保健功能】活血化瘀，消食化积。

【应用】常用于血瘀型产后腹痛、恶露不尽、冠心病、高脂血症等。

【用法】每日1剂，代茶频饮。

### 🍃 银杏叶茶

【组成】银杏叶5g，红糖少许。

【制法】将银杏叶放入砂锅中，加水适量，煎煮片刻，去渣取汁，加红糖适量调味，即得。

【保健功能】敛汗平喘，活血降脂。

【应用】常用于痰瘀互结型冠心病、高脂血症等。

【用法】每日1剂，代茶频饮。

## 十二、止咳化痰平喘类

### 🍃 玉竹贝母茶

【组成】玉竹15g，川贝母10g，冰糖15g。

【制法】将玉竹、川贝母洗净、切碎，放入砂锅中，加水适量，煎煮30分钟，去渣取汁，加入冰糖调味，即得。

【保健功能】养阴润肺，化痰止咳。

【应用】常用于肺阴亏虚型咳嗽等。

【用法】每日1剂，代茶频饮。

### 🍃 二母茶

【组成】知母12g，川贝母10g。

【制法】将上二味研为粗末，放入杯中，以沸水加盖冲泡30分钟，即得。

【保健功能】清肺泻火，化痰止咳。

【应用】常用于痰热蕴肺型咳嗽等。

【用法】每日1剂，代茶频饮。

## 白果饮

【组成】白果 5 枚，冬瓜子 30g。

【制法】将上二味同放入砂锅中，加水适量，煎煮片刻，去渣取汁，即得。

【保健功能】清热利湿，止带缩尿。

【应用】常用于湿热下注型尿频、带下病等。

【用法】每日 1 剂，分 3 次服用。

## 杏仁奶茶

【组成】杏仁 20 枚，牛奶 600mL，冰糖 6g。

【制法】将杏仁捣碎，与冰糖同放入杯中，以适量沸水加盖焖 15 分钟后，取清液兑入鲜牛奶，即得。

【保健功能】润肺止咳。

【应用】常用于肺阴亏虚型慢性支气管炎、久咳等。

【用法】每日 1 剂，早、晚 2 次分服。

## 昆布海藻饮

【组成】昆布 15g，海藻 15g，牡蛎 30g。

【制法】将昆布、海藻、牡蛎共入砂锅中，加水适量，煎煮 30 分钟，去渣取汁，即得。

【保健功能】滋阴潜阳，软坚散结。

【应用】常用于阴虚阳亢型甲状腺功能亢进症等。

【用法】每日 1 剂，早、晚 2 次分服。

## 罗汉果饮

【组成】罗汉果 20g。

【制法】将罗汉果放入杯中，以沸水 400mL 加盖焖 30 分钟，即得。

【保健功能】清肺止咳，清热利咽。

【应用】常用于痰热蕴肺型咽炎、失音等。

【用法】每日 1 剂，代茶频饮。

## 普洱菊罗茶

【组成】普洱茶、菊花、罗汉果各 20g。

【制法】将上三味共研为粗末，混匀，用纱布袋分装，每袋 20g，沸水冲泡，即得。

【保健功能】降压，消脂，减肥。

【应用】常用于肝阳上亢型高血压、高脂血症、肥胖症等。

【用法】每日 1 袋，代茶频饮。

### ◈ 胖大海茶

【组成】胖大海 3 枚，冰糖或蜂蜜适量。

【制法】将胖大海放入杯中，以沸水加盖冲泡 10～15 分钟，加适量冰糖或蜂蜜调味，即得。

【保健功能】清热润肺，利咽开音，润肠通便。

【应用】常用于阴虚肺燥型咽炎、扁桃体炎、失音等。

【用法】每日 1 剂，代茶频饮。

### ◈ 鱼腥草桔梗茶

【组成】鱼腥草 30g，桔梗 12g。

【制法】将上二味洗净、切碎，放入杯中，以沸水加盖冲泡片刻，即得。

【保健功能】清热解毒，化痰消痈。

【应用】常用于痰热蕴肺型肺脓肿等。

【用法】每日 1 剂，代茶频饮。

### ◈ 桑白皮茶

【组成】桑白皮 30g。

【制法】将桑白皮洗净、切碎，放入砂锅中，加水适量，煎煮片刻，去渣取汁，即得。

【保健功能】泻肺平喘，利水消肿。

【应用】常用于痰热蕴肺型哮喘、支气管炎、肺炎等。

【用法】每日 1 剂，代茶频饮。

### ◈ 鲜梨贝母茶

【组成】鸭梨半个，浙贝母 22.5g，生姜 2 片，绿茶 5g。

【制法】将鸭梨洗净、切片，与浙贝母、生姜同放入砂锅中，煎煮至鸭梨熟烂，去渣取汁，取药汁适量与绿茶同放入杯中，以沸水加盖冲泡 5 分钟，即得。

【保健功能】润肺止咳。

【应用】常用于肺阴亏虚型咳嗽等。

【用法】每日 1 剂，分 2 次服用。

### ◈ 苏子杏仁茶

【组成】紫苏子 6g，杏仁 6g，陈皮 4g，蜂蜜适量。

【制法】将紫苏子、杏仁研成粗末，陈皮切碎，同放入杯中，以沸水加盖冲泡 15 分钟，加适量蜂蜜调味，即得。

【保健功能】润肺止咳，化痰下气。

【应用】常用于痰湿蕴肺型咳嗽等。

【用法】每日 1 剂，分早、晚 2 次服用。

## 十三、安神类

### 远志大枣茶

【组成】远志 15g，大枣 5 枚。

【制法】将上二味同放入砂锅中，加水适量，煎沸 20 分钟，去渣取汁，即得。

【保健功能】养血安神，益智开窍。

【应用】常用于心肾不交型失眠、焦虑、神经衰弱、健忘等。

【用法】每日 1 剂，分早、晚 2 次服用。

### 柏子仁茶

【组成】柏子仁 15g，绿茶 5g。

【制法】将柏子仁捣碎，放入杯中，以沸水加盖冲泡 15～30 分钟，即得。

【保健功能】养心安神，益气润肠。

【应用】常用于心阴虚型失眠，肠燥型便秘等。

【用法】每日 1 剂，代茶频饮。

### 酸枣仁茶

【组成】酸枣仁 15～30g，白糖适量。

【制法】将酸枣仁放入杯中，以沸水加盖冲泡 15～20 分钟，加适量白糖调味，即得。

【保健功能】宁心安神，补肝敛汗。

【应用】常用于心肝血虚型失眠、神经衰弱等。

【用法】每日 1 剂，晚餐后一次服完。

### 五味子三仁茶

【组成】五味子 10g，益智仁 10g，柏子仁 10g，酸枣仁 10g。

【制法】将上四味捣碎，同放入杯中，以沸水加盖冲泡 30 分钟，即得。

【保健功能】健脾益肾，养心安神。

【应用】常用于心脾两虚型失眠、围绝经期综合征等。

【用法】每日 1 剂，分 3 次服用。

### 龙眼枣仁饮

【组成】桂圆肉 10g，炒酸枣仁 10g，芡实 12g。

【制法】将桂圆肉、炒酸枣仁、芡实同放入砂锅中，加水适量，煎煮片刻，去渣取汁，即可。

【保健功能】补脾安神。

【应用】常用于心脾两虚型失眠、神经衰弱等。

【用法】每日 1 剂，分早、晚 2 次服用。

### 双仁龙眼茶

【组成】柏子仁 12g，酸枣仁 12g，桂圆肉 20g。

【制法】将柏子仁、酸枣仁捣碎，与桂圆肉同放入砂锅中，加水煎煮 30 分钟，去渣取汁，即得。

【保健功能】补益心脾，宁心安神。

【应用】常用于心脾两虚型心律失常、失眠、健忘等。

【用法】每日 1 剂，分 3 次服用。

## 十四、平肝息风类

### 天麻茶

【组成】天麻 6g，绿茶 3g。

【制法】将天麻洗净、捣碎，与绿茶同放入杯中，以沸水加盖冲泡 20～30 分钟，即得。

【保健功能】平肝息风，定惊止痉。

【应用】常用于肝阳上亢型高血压等。

【用法】每日 1 剂，代茶频饮。

### 蜂蜜决明茶

【组成】决明子 10～30g，蜂蜜适量。

【制法】将决明子捣碎，加水 200～300mL，煎煮 5 分钟，加入适量蜂蜜调味，即得。

【保健功能】清肝明目，润肠通便。

【应用】常用于肝阳上亢型高血压、高脂血症，肠燥型便秘等。

【用法】每次 1 剂，代茶频饮。

### 牡蛎茶

【组成】牡蛎 15g。

【制法】将牡蛎洗净、捣碎，放入砂锅中，加水 500mL，煎煮至 200mL，去渣取汁，即得。

【保健功能】软坚散结，收敛固涩。

【应用】常用于肺肾阴虚型肺结核盗汗等。

【用法】每日 1 剂，分早、晚 2 次服用，5～6 日为 1 个疗程。

### 罗布麻茶

【组成】罗布麻 3～10g。

【制法】将罗布麻洗净，放入杯中，以沸水加盖冲泡 5～10 分钟，即得。

【保健功能】平肝清热，利尿安神。

【应用】常用于肝阳上亢型高血压等。

【用法】每日 1 剂，代茶频饮。

## 十五、补虚类

### （一）补气类

#### 🍃 红参莲子茶

【组成】红参 4g，莲子 30g，红茶 3g，冰糖适量。

【制法】先将红参、莲子用适量清水浸泡，红参切薄片，与适量冰糖同放入砂锅中，用小火炖 1 小时，即得。

【保健功能】益气补心，健脾助阳。

【应用】常用于心阳虚型冠心病等。

【用法】每日 1 剂，代茶频饮。味淡后嚼食红参、莲子，7 日为 1 个疗程。

#### 🍃 生脉饮

【组成】人参 10g，麦冬 15g，五味子 10g。

【制法】将上三味洗净，人参切成小块，同放入砂锅中，加水适量，小火煎煮约 1 小时，去渣取汁，即得。

【保健功能】大补元气，益气生津，敛阴止汗。

【应用】常用于气阴两虚型冠心病等。

【用法】每日 1 剂，代茶频饮。

#### 🍃 红枣甜酒饮

【组成】红枣 500g（去核），糯米酒酿 800g。

【制法】将两者搅匀放入杯中，加盖酿制 1 天，即得。

【保健功能】补中，益气，养血。

【应用】常用于气血亏虚型缺乳等。

【用法】每日 2 ~ 3 次，每次 50g，红枣随意嚼食。

#### 🍃 芹菜红枣茶

【组成】芹菜 250g，大枣 10 枚（去核）。

【制法】将芹菜切碎，加大枣同放入杯中，以沸水加盖冲泡 20 分钟，即得。

【保健功能】平肝清热，祛风除湿。

【应用】常用于肝阳上亢型高血压、高脂血症等。

【用法】每日 1 剂，代茶频饮。

#### 🍃 红枣茶

【组成】红枣 6g，红茶 5g，红糖适量。

【制法】将红枣洗净，与红茶同放入杯中，以沸水加盖冲泡 15 分钟，加适量红糖调味，即得。

【保健功能】补气，养血，安神。

【应用】常用于气血亏虚型神经衰弱、失眠，缓解脑疲劳等。

【用法】每日 1 剂，代茶频饮。

### 🍃 山药杜仲茶

【组成】山药 50g，杜仲 10g，芡实 10g。

【制法】将上药同放入砂锅中，加水适量，煎沸 20 分钟，去渣取汁，即得。

【保健功能】补脾益肾，收敛固涩。

【应用】常用于脾肾亏虚型早泄、遗精、滑精等。

【用法】每日 1 剂，分 3 次服用。

### 🍃 太子参奶茶

【组成】太子参 15g，牛奶 320mL。

【制法】先将太子参切碎放入杯中，再将煮沸的牛奶加入杯中，加盖冲泡片刻，即得。

【保健功能】益气养阴，生津润燥。

【应用】常用于气阴两虚型冠心病，抗疲劳等。

【用法】每日 1~2 剂，代茶频饮，5~6 日为 1 个疗程。

### 🍃 双衣茶

【组成】绿豆衣 5g，白扁豆衣 5g。

【制法】取绿豆衣、白扁豆衣同放入砂锅中，加水适量，中火煎煮，沸后 5 分钟，去渣取汁，即得。

【保健功能】清热解暑，化湿利尿。

【应用】常用于暑湿型中暑，以及中暑预防等。

【用法】每日 1 剂，代茶频饮。

### 🍃 白术陈皮茶

【组成】白术 15g，陈皮 10g，白糖 15g。

【制法】将白术、陈皮研为粗末，与白糖同放入杯中，以沸水加盖冲泡 30 分钟，即得。

【保健功能】补中健脾，燥湿消肿。

【应用】常用于脾虚湿阻型妊娠水肿等。

【用法】每日 1 剂，分 3 次服用。

### 🍃 甘草茶

【组成】甘草 5g，绿茶 3g。

【制法】将甘草洗净，与绿茶同放入杯中，以沸水加盖冲泡片刻，即得。

【保健功能】清热解毒，祛痰止咳。

【应用】常用于热毒内蕴型咽炎、咳嗽等。

【用法】每日1剂，代茶频饮。

### 红景天茶

【组成】红景天6g，蜂蜜适量。

【制法】将红景天洗净，放入杯中，以沸水加盖冲泡10分钟，加适量蜂蜜调味，即得。

【保健功能】益气活血，通脉平喘。

【应用】常用于气血亏虚型低血压，高原病等。

【用法】每日1剂，代茶频饮。

### 西洋参茶

【组成】西洋参3~5g（切片）。

【制法】将西洋参洗净，放入杯中，以沸水加盖冲泡片刻，即得。

【保健功能】清热生津，益气安神。

【应用】常用于气阴两虚型早搏、盗汗等。

【用法】每日1剂，代茶频饮。

### 沙棘保健茶

【组成】沙棘10g，山楂5g，决明子5g，枸杞子5g，绿茶5g，白糖5g。

【制法】将前四味洗净，与绿茶同放入杯中，以沸水加盖冲泡片刻，加白糖调味，即得。

【保健功能】降压降脂。

【应用】常用于肝肾阴虚型高血压、高脂血症等。

【用法】每日1剂，代茶频饮。

### 刺五加茶

【组成】刺五加5g，五味子5g，枸杞子10g。

【制法】将上药洗净，同放入杯中，以沸水加盖冲泡片刻，即得。

【保健功能】补气养阴，健脑益智。

【应用】常用于心脾两虚型神经衰弱、失眠等。

【用法】每日1剂，代茶频饮。

### 绞股蓝茶

【组成】绞股蓝10g，绿茶2g。

【制法】将绞股蓝烘焙去腥研末，与绿茶同放入杯中，以沸水加盖冲泡5分钟，即得。

【保健功能】健脾益气，化痰止咳，清热解毒。

【应用】常用于各型高血压、高脂血症、糖尿病、肥胖症、慢性肝炎、失眠，以及亚健康状态者等。

【用法】每日 1 剂，代茶频饮。

### 党参黄米茶

【组成】党参 25g，粳米 50g（炒焦）。

【制法】将党参、粳米同放入砂锅中，加水 1000mL 煎至 500mL，去渣取汁，即得。

【保健功能】补中益气，除烦止泻。

【应用】常用于脾胃气虚型胃肠功能紊乱、泄泻等。

【用法】隔日 1 次，代茶频饮。

### 黄芪茶

【组成】黄芪 30g。

【制法】将黄芪研为粗末，放入杯中，以沸水加盖冲泡 30 分钟，即得。

【保健功能】补气，升阳，固脱。

【应用】常用于脾虚气陷型子宫脱垂、胃下垂、脱肛等。

【用法】每日 1 剂，分 3 次服用。

### 蜂蜜茶

【组成】蜂蜜 15～30g，茶叶 5g。

【制法】先将茶叶放入杯中，以沸水冲泡片刻，待茶叶沉底、水变温后，调入蜂蜜，即得。

【保健功能】润肠通便。

【应用】常用于肠燥型便秘等。

【用法】每次 1 剂，分 3 次服用，7 日为 1 个疗程。

## （二）补血类

### 白芍绿茶

【组成】白芍 10g，绿茶 3g，冰糖适量。

【制法】将白芍洗净，与绿茶同放入杯中，以沸水冲泡片刻，加适量冰糖调味，即得。

【保健功能】养血柔肝，调经止痛。

【应用】常用于阴血亏虚型月经不调、痛经等。

【用法】每日 1 剂，代茶频饮。

### 龙眼冰糖饮

【组成】桂圆肉 25g，冰糖 10g。

【制法】将桂圆肉洗净，与冰糖同放入杯中，以沸水加盖冲泡片刻，即得。

【保健功能】补益心脾，安神益智。

【应用】常用于心脾两虚型失眠、神经衰弱等。

【用法】每日 1 剂，代茶频饮，食桂圆肉。

### 🍃 龙眼洋参饮

【组成】桂圆肉 30g，西洋参 10g，白糖 10g。

【制法】将桂圆肉、西洋参、白糖放入带盖的碗中，置锅内隔水反复蒸至膏状，即可。

【保健功能】补脾养心，益气养阴。

【应用】常用于气阴两虚型失眠等。

【用法】每日 1 次，每次 1 匙，兑入适量开水，睡前服用。

### 🍃 归芪饮

【组成】当归 10g，黄芪 50g，枸杞子 15g。

【制法】将前三味同放入砂锅中，加水 1500mL，大火煮沸后，再以小火煮 15 分钟，去渣取汁，即可。

【保健功能】益气养血，补益肝肾。

【应用】常用于气血亏虚型贫血、月经不调、痛经、闭经等。

【用法】每日 1 剂，代茶频饮。

### 🍃 首乌桑椹饮

【组成】制何首乌 30g，桑椹 30g，当归 12g，生地黄 30g，枸杞子 30g，红枣 12 枚，冰糖适量。

【制法】将前六味共放入砂锅中，加水适量，煎煮至 200mL，去渣取汁，加适量冰糖调味，即得。

【保健功能】养血祛风，补肾活血。

【应用】常用于血虚风燥型银屑病等。

【用法】每日 1 剂，代茶频饮。10 ~ 15 日为 1 个疗程。

### 🍃 山楂首乌茶

【组成】山楂 15g，何首乌 15g。

【制法】将山楂、何首乌分别洗净、捣碎，同放入砂锅中，加水适量，浸泡 2 小时，再煎煮 1 小时，去渣取汁，即得。

【保健功能】补益精血，消脂化积。

【应用】常用于肝肾亏虚型高脂血症、肥胖症、冠心病、高血压等。

【用法】每日 1 剂，代茶频饮。

### 二胶饮

【组成】鹿角胶 9g，阿胶 9g，红糖适量。

【制法】将鹿角胶、阿胶放入锅中，隔水加热烊化后，加适量红糖调匀，即得。

【保健功能】滋肾填阴，益阴潜阳，调经种子。

【应用】常用于肾阴阳两虚型不孕症等。

【用法】每日 1 剂，早、晚 2 次分服，10 日为 1 个疗程。

### 地黄饮

【组成】熟地黄 15g，生地黄 15g。

【制法】将上二味洗净，同放入砂锅中，加水适量浓煎 2 次，去渣取汁，即得。

【保健功能】滋阴补肾，清热凉血。

【应用】常用于肾阴虚型牙龈出血等。

【用法】每日 1 剂，早、晚 2 次分服，14 日为 1 个疗程。

## （三）补阳类

### 巴戟菟丝茶

【组成】巴戟天 19g，菟丝子 15g，山茱萸 7.5g，山药 11g，芡实 11g，蜂蜜适量。

【制法】将上药同放入砂锅中，加水适量，煮沸后用小火煎煮 20 分钟，去渣取汁，加适量蜂蜜调味，即得。

【保健功能】补肾固精，健脾止泻。

【应用】常用于脾肾阳虚型尿频、尿失禁、遗精、泄泻等。

【用法】每日 1 剂，分 3 次服用。

### 虫草沙参茶

【组成】冬虫夏草 5g，北沙参 15g。

【制法】将上二味洗净，同放入杯中，以沸水加盖冲泡 15 分钟，即得。

【保健功能】润肺止咳，固肾补虚。

【应用】常用于肺肾阴虚型肺结核、慢性支气管炎、盗汗等。

【用法】每日 1 剂，代茶频饮。

### 补骨脂大枣茶

【组成】补骨脂 5g，红枣 10g。

【制法】将上二味洗净，同放入杯中，以沸水加盖冲泡 20 分钟，即得。

【保健功能】补肾助阳，固精缩尿。

【应用】常用于肾阳虚型阳痿、遗尿、遗精、早泄、尿频等。

【用法】每日 1 剂，代茶频饮。

### 杜仲茶

【组成】杜仲 6g，绿茶适量。

【制法】将杜仲洗净、切碎，与绿茶同放入杯中，以沸水加盖冲泡片刻，即得。

【保健功能】补肝肾，强筋骨，降血压。

【应用】常用于肝肾亏虚型高血压等。

【用法】每日 2 剂，代茶频饮。

### 沙苑子菊花茶

【组成】沙苑子 30g，白菊花 10g。

【制法】将上药同放入砂锅中，加水 500mL，煎煮至 300mL，去渣取汁，即得。

【保健功能】补肾，平肝，明目。

【应用】常用于肝阳上亢型高血压、高脂血症等。

【用法】每日 1 剂，分 3 次服用。

### 益智仁茶

【组成】益智仁 15g。

【制法】将益智仁洗净、切碎，放入杯中，以沸水加盖冲泡 30 分钟，即得。

【保健功能】温补脾肾，固精缩尿，止泻摄唾。

【应用】常用于脾肾阳虚型遗精、滑精、遗尿、尿频、小儿流涎、泄泻等。

【用法】每日 1 剂，分 3 次服用。

### 鹿茸奶茶

【组成】鹿茸粉 2g，牛奶 250mL，白糖 15g。

【制法】先将牛奶煮沸，然后冲泡鹿茸粉，加盖焖 5 分钟，加白糖调味，即得。

【保健功能】补肾助阳，益精强筋。

【应用】常用于肾阳虚型阳痿、贫血、早衰、腰痛等。

【用法】每日 1 剂，分 3 次服用。

### 菟丝子茶

【组成】菟丝子 10g，红糖适量。

【制法】将菟丝子洗净、捣碎，放入杯中，以沸水加盖冲泡片刻，加适量红糖调味，即得。

【保健功能】补肾固精。

【应用】常用于肾虚型不孕症、遗精、早泄、带下等。

【用法】每日 1 剂，分 3 次服用。

### 淫羊藿红茶

【组成】淫羊藿 20g，红茶 4g。

【制法】将上二味研成粗末，同放入砂锅中，加水适量，煎煮 15 分钟，去渣取汁，即得。

【保健功能】补肾壮阳，祛风除湿。

【应用】常用于肾阳虚型阳痿、遗精、不孕症、风湿性关节炎、类风湿关节炎等。

【用法】每日 1 剂，代茶频饮。

### 蛤蚧枸杞茶

【组成】蛤蚧粉 3g，枸杞子 15g，红茶 3g。

【制法】将上三味同放入杯中，以沸水加盖焖 15 分钟，即得。

【保健功能】滋补肝肾，纳气定喘，助阳益精。

【应用】常用于肾阳虚型阳痿、遗精，肺肾气虚型慢性支气管炎、肺气肿、哮喘等。

【用法】每日 1 剂，分 3 次服用。

## （四）补阴类

### 二子茶

【组成】女贞子 30g，枸杞子 30g。

【制法】将女贞子、枸杞子洗净，晒干，同放入杯中，以沸水加盖冲泡 15 分钟，即得。

【保健功能】滋补肝肾。

【应用】常用于肝肾阴虚型肥胖症、脂肪肝、高脂血症等。

【用法】每日 1 剂，代茶频饮。

### 二冬茶

【组成】天门冬 5g，麦冬 5g，蜂蜜适量。

【制法】将上药洗净，同放入杯中，以沸水加盖冲泡 15 分钟，加适量蜂蜜调味，即得。

【保健功能】养阴清热，润肺止咳。

【应用】常用于肺阴亏虚型慢性支气管炎、肺结核等。

【用法】每日 1 剂，代茶频饮。

### 参麦养胃饮

【组成】沙参 15g，麦冬 10g，石斛 10g，乌梅 10g，佛手 6g，苦瓜 10g。

【制法】将上六味洗净，同放入砂锅中，加水适量，大火煮沸，改小火煎煮 40 分钟，去渣取汁，即得。

【保健功能】益胃养阴。

【应用】常用于胃阴亏虚型慢性胃炎等。

【用法】每日 1 剂，分早、晚 2 次服用。

### 白玉茶

【组成】白术 30g，玉竹 30g，当归 30g，百合 30g。

【制法】将上四味同放入砂锅中，加水适量，煎煮片刻，去渣取汁，即得。

【保健功能】养阴润燥。

【应用】常用于胃阴亏虚型慢性胃炎，肺阴亏虚型咳嗽等。

【用法】每日 1 剂，代茶频饮。

### 降脂减肥茶

【组成】百合 2g，绿茶 3g，冰糖适量。

【制法】将百合洗净，与绿茶同放入杯中，以沸水加盖冲泡 3 ~ 5 分钟，加适量冰糖调味，即得。

【保健功能】养阴润肺，清心安神。

【应用】常用于肺阴亏虚型咳嗽，心阴亏虚型失眠等。

【用法】每日 1 剂，代茶频饮。

### 麦冬石斛茶

【组成】麦冬 10g，石斛 6g，绿茶 3g。

【制法】将麦冬、石斛共研成粗末，与绿茶同放入杯中，以沸水加盖冲泡 10 分钟，即得。

【保健功能】益胃生津，养阴清热。

【应用】常用于胃阴亏虚型慢性胃炎等。

【用法】每日 1 剂，代茶频饮。

### 五味枸杞饮

【组成】醋炙五味子 100g，枸杞子 100g，冰糖适量。

【制法】将醋炙五味子、剪碎的枸杞子一同放入洁净耐热的容器中，冲入沸水 1500mL，盖严，浸泡 3 日后，加适量冰糖调味，即得。

【保健功能】滋补肝肾，养心安神，敛汗除烦，生津止渴。

【应用】常用于肝肾阴虚型糖尿病、甲状腺功能亢进症、高脂血症、神经衰弱、失眠、慢性肝炎等。

【用法】每次 50 ~ 100mL，分 3 次服用。

### 枸杞菊花茶

【组成】枸杞子 25g，菊花 30g，冰糖适量。

【制法】将枸杞子加水 1500mL，大火煮沸，转小火炖煮 20 分钟，再放入菊花，大火煮沸后焖 5 分钟，去菊花，加适量冰糖调味，即得。

【保健功能】补肾益脑，清肝明目。

【应用】常用于肝肾阴虚型视疲劳、眼睛干涩、夜盲，缓解疲劳，增强记忆力等。

【用法】每日 1 剂，代茶频饮。

### 🍃 山楂枸杞饮

【组成】山楂 15g，枸杞子 15g。

【制法】将山楂切成薄片，与枸杞子同放入杯中，以沸水加盖冲泡 30 分钟，即得。

【保健功能】补肝益肾，养血益智。

【应用】常用于肝肾亏虚型健忘，防治老年性痴呆等。

【用法】每日 1～2 剂，代茶频饮，3～4 周为 1 个疗程。

### 🍃 桑椹茉莉饮

【组成】桑椹 20g，百合 20g，茉莉花 5g。

【制法】先将桑椹、百合同放入砂锅中，浓煎，去渣取汁，乘热将其倒入装茉莉花之容器中，加盖冲泡 10 分钟，即可。

【保健功能】补血，安神，解郁。

【应用】常用于阴虚火旺型失眠、神经衰弱等。

【用法】每日 1 剂，分早、晚 2 次服用。

### 🍃 石斛茶

【组成】铁皮石斛 15g，麦冬 10g，绿茶 5g。

【制法】将上三味洗净，同放入杯中，以沸水加盖冲泡片刻，即可。

【保健功能】养阴清热，生津利咽。

【应用】常用于阴虚型咽炎等。

【用法】每日 1 剂，代茶频饮。

### 🍃 黄精蜂蜜茶

【组成】黄精 30g，蜂蜜 30g。

【制法】将黄精放入砂锅中，加水适量，煎沸 30 分钟，去渣取汁，加蜂蜜调味，即得。

【保健功能】滋肾润肺。

【应用】常用于肺肾阴虚型咳嗽等。

【用法】每日 1 剂，分早、晚 2 次服用。

### 🍃 美容祛斑茶

【组成组成】黑芝麻 20g，胡桃仁 30g，牛奶 200mL，豆浆 200mL，白糖适量。

【制法】将黑芝麻、胡桃仁共为细末，倒入牛奶、豆浆中，煮沸，加适量白糖调味，即得。

【保健功能】补肾益精，润肤祛斑。

【应用】常用于黄褐斑及各种原因所致的皮肤色素沉着等。

【用法】每日 1 剂，分早、晚 2 次服用。常人可作为保健饮料长期服用。

### 黄精鳖甲茶

【组成】黄精 30g，鳖甲 25g，生地黄 20g。

【制法】先将鳖甲放入砂锅中，煎煮片刻后，将黄精、生地黄同放入砂锅中，煎沸 20 分钟，去渣取汁，即得。

【保健功能】滋肾润肺，滋阴潜阳。

【应用】常用于肺肾阴虚型肺结核等。

【用法】每日 1 剂，分 3 次服用。

## 十六、收涩类

### 山茱萸茶

【组成】山茱萸 10g，白糖 10g。

【制法】将山茱萸洗净，与白糖同放入杯中，以沸水加盖冲泡 15 分钟，即得。

【保健功能】补益肝肾，收敛固涩。

【应用】常用于肝肾亏虚型阳痿、遗精、遗尿、崩漏、月经过多等。

【用法】每日 1 剂，代茶频饮。

### 乌梅饮

【组成】乌梅 20 个。

【制法】将乌梅洗净，放入砂锅中，加水适量，煎煮片刻，去渣取汁，即得。

【保健功能】收敛生津，安蛔驱虫。

【应用】常用于蛔虫病、钩虫病等。

【用法】每日 1 剂，空腹服，分 3 次服用。

### 乌梅生姜茶

【组成】乌梅 15g，生姜 10g。

【制法】将上二味研为粗末，同放入杯中，以沸水加盖冲泡 30 分钟，即得。

【保健功能】温中止泻。

【应用】常用于脾胃虚寒型泄泻、痢疾等。

【用法】每日 1 剂，分 3 次服用。

### 五味子茶

【组成】五味子 10g，冰糖 20g。

【制法】将五味子洗净、捣碎，与冰糖同放入杯中，以沸水加盖冲泡 15 分钟，即得。

【保健功能】滋肾涩精。

【应用】常用于肾虚不固型早泄、遗精，防治慢性肝炎、肝硬化等。

【用法】每日 1 剂，分 3 次服用。

### 豆蔻红枣茶

【组成】肉豆蔻 3g，红枣 15g，冰糖 10g。

【制法】将肉豆蔻、红枣洗净，与冰糖同放入杯中，以沸水加盖冲泡 15 分钟，即得。

【保健功能】涩肠止泻，温中行气。

【应用】常用于脾肾阳虚型泄泻、呕吐等。

【用法】每日 1 剂，分早、晚 2 次服用。

### 乌梅芡实茶

【组成】乌梅 15g，芡实 15g，白术 11g，葛根 11g，山茱萸 7.5g，山楂 15g。

【制法】将上药洗净，同放入砂锅中，加水适量，煎沸 20 分钟，去渣取汁，即得。

【保健功能】健脾，开胃，止泻。

【应用】常用于脾气虚弱型泄泻等。

【用法】每日 1 剂，分 3 次服用，10 日为 1 个疗程。

### 金樱子茶

【组成】金樱子 30g。

【制法】将金樱子洗净，去毛，捣碎，放入杯中，以沸水加盖冲泡 20 分钟，即得。

【保健功能】固精缩尿，涩肠止泻。

【应用】常用于肾虚不固型遗精、滑精、早泄、尿频、带下等。

【用法】每日 1 剂，分 3 次服用。

### 楂荷饮

【组成】山楂 15g，荷叶 12g。

【制法】将山楂、荷叶同放入砂锅中，加水适量，煎煮片刻，去渣取汁，即得。

【保健功能】活血化瘀，消积导滞。

【应用】常用于气滞血瘀型高血压、高脂血症、脂肪肝，消暑等。

【用法】每日 1 剂，代茶频饮。

### 荷叶减肥茶

【组成】荷叶 60g，山楂 10g，薏苡仁 10g，陈皮 5g。

【制法】将上药共研为细末，混匀，同放入杯中，以沸水加盖冲泡 30 分钟，即得。

【保健功能】理气行水，化食导滞，降脂减肥。

【应用】常用于气滞湿阻型肥胖症、高脂血症、糖尿病、脂肪肝、胆石症等。

【用法】每日 1 剂，代茶频饮。

### 莲子甘草茶

【组成】莲子 15g，甘草 2g，绿茶 5g。

【制法】将莲子、甘草洗净，与绿茶同放入杯中，以沸水加盖冲泡片刻，即可。

【保健功能】清心泄热。

【应用】常用于阴虚血热型咽炎等。

【用法】每日 1 剂，代茶频饮。

### 莲子葡萄干茶

【组成】莲子 50g，葡萄干 30g。

【制法】将上二味同放入砂锅中，加水适量，煮沸 20 分钟，去渣取汁，即得。

【保健功能】补脾益肾，止血安胎。

【应用】常用于肾虚不固型胎动不安等。

【用法】每日 1 剂，分 3 次服用。

### 覆盆子绿茶

【组成】覆盆子 5g，绿茶 3g。

【制法】将覆盆子洗净，与绿茶同放入杯中，以沸水加盖冲泡片刻，即得。

【保健功能】益肾固精，缩尿明目。

【应用】常用于肾虚不固型遗精、早泄、遗尿、带下、视物不清等。

【用法】每日 1 剂，分 3 次服用。

（周浓）

# 第五章　常用养生粥

粥是我们日常生活中最为普通的食物之一。粥膳具有制作、食用方便，易被吸收，长期食用无副作用，可根据具体情况适时选用等优点，所以粥膳日益成为现代人饮食养生的首选。养生粥，就是在粥里面添加了养生中药等制成的稀饭，把养生中药的治疗作用与米粥健脾补中气的食疗作用有机结合起来，寓药于粥，有祛病而不伤正气的特点。养生粥的营养较普通粥更丰富，不但具有强身健体的作用，而且还能防病治病，是一种较为常见的养生保健食品。

## 第一节　养生粥的起源和发展

粥在我国有着悠久的历史，是中医药学瑰宝之一。我国人民吃粥，已经历了数千年历史，最早见于《周书》中的"皇帝始烹谷为粥"，《礼记·月令》中也有"仲秋之月，养衰老，授几杖，行糜粥饮食"和"食粥天下之达礼也"的记载。《太公金匮》中还记述了武王伐纣时洛邑雪深丈余，姜太公使人献粥以御寒的故事。

粥字本作"鬻"，很像在龙山文化时期创制的陶器炊具"鬲"中放米烹煮之状，这说明我们的祖先早在数千年以前就已经懂得煮粥。一般认为，最早记载药物与谷米煮粥可以治疗疾病的书，是汉代司马迁所著的《史记》。书中记载了西汉名医淳于意"以火齐粥且饮"，为齐王治疗疾病的医案。现知我国最早的医学方书《五十二病方》中记载，服用青粱米粥治蛇伤，用加热的石块煮米粥内服可治肛门瘙痒。东汉名医张仲景所著《伤寒杂病论》中记载了较多米药合用的名方，如"白虎汤""桃花汤""竹叶石膏汤"等，在其成分中均有粳米，要待"米熟汤成、去渣"服用，其被后人称为养生粥的先驱。

养生粥在各个时期均有一定发展：

隋代巢元方等所著《诸病源候论》中，有"肠但出不断者，当作大麦粥，取其汁，持洗肠，以水渍内之，当作研米粥饮之，二十余日稍作强糜饮之"的记述。

唐代著名医学家孙思邈所著《千金要方》和《千金翼方》两本书中，列有"食疗"专节，并有民间用谷皮糠粥防治脚气病，羊骨粥温补阳气，防风粥"去四肢风"等养生粥治病的记载。唐代孟诜所著《食疗本草》原本已散失，而近年在甘肃敦煌石窟中发现了该书的残卷，其中记述了茗粥、柿粥、秦艽粥、蜀椒粥等养生粥的食疗方。唐代昝殷所著《食医心鉴》中，收载了养生粥方57首，并详细地介绍了养生粥的组成、用量、煮制方法和功效等。

宋代对养生粥治病养生更为重视，养生粥疗法有了很大发展。由官方组织编撰的《太平惠民和剂局方》记载养生粥方129首，系统总结了宋以前的养生粥方。《圣济总录》则收集了养生粥方113首，如苁蓉羊肾粥治疗虚劳，生姜粥治疗反胃呕吐，补虚正气粥治疗慢性泄泻等。宋代陈直所著《养老奉亲书》收载了适合中老年人延年益寿的养生粥方43首。

元代宫廷饮膳太医忽思慧编著的《饮膳正要》是我国第一部营养学专著，其中也有不少滋补强壮、延年益寿和防治疾病的养生粥方，如"治阳气衰败、五劳七伤"的枸杞羊肾粥，"治虚劳、骨蒸久冷"的山药粥，还有"麻子粥""马齿苋粥"等。李东垣所著《食物本草》中专门介绍了28首养生粥方，如茯苓粥、麻仁粥、紫苏子粥、竹叶粥等。

明代著名药学家李时珍编著的《本草纲目》中，收录了常食养生粥方62首。《普济方》共收集了养生粥方180首，并对每一首养生粥方进行了全面而详细的论述，这也是明初为止收载养生粥最多的一本方书。由此可见，明代应用养生粥治病养生已经十分普遍。

清朝也有不少有识之士潜心研究养生粥，粥疗法已逐渐趋于成熟。如曹庭栋所著《老老恒言》中专列了《粥谱说》一卷，收载了粥方100首。黄云鹄所著的《粥谱》，收载了养生粥方247首，是记载粥方较多的一本书，其将所有的养生粥分为谷类、蔬菜类、植物药类、花卉药类、动物药类等，并阐述了每一粥方的功能主治，不足之处在于缺少用量、制法，而且全部是单味粥方。章穆所著《饮食辨录》收载了养生粥方44首。尤乘所著《寿世青编》收载了养生粥方46首。

延至近代，较多名老中医利用养生粥治病，并取得较好的疗效。已故名医张锡纯，积数十年之经验，对山药粥的应用真可谓得心应手，灵活多变。他以山药粥为基本方，根据病情，创制了珠玉二宝粥、山药鸡子黄粥等。南京中医药大学邹云翔教授采用荷叶粥降血脂、降血压，名老中医沈仲圭教授应用神仙粥治疗感冒等，都有较好的效果。岳美中教授根据清代陆定圃所著《冷庐医话》中记载的黄芪粥，结合自己的临床经验，重新组方为复方黄芪粥，用以治疗慢性肾炎，收到满意效果。

纵观古今，养生粥在我国医药史上可谓源远流长。随着饮食疗法的普及提高和老年医学、营养学、免疫学等的不断发展，中医药学宝库中这一古老而独特的粥疗法，也将重放光彩，为人类的健康事业更好地服务。

# 第二节　养生粥的特点

养生粥是以米、麦等五谷杂粮，或在其中加入一定的养生中药煮成的半流质食物，既可防病治病，又可延年益寿。养生粥具有如下特点：

## 一、安全有效，可长期服用

养生粥中的药物大多是药食同源中药或可以作为保健品，基本无毒副作用，药性较为缓和。因此，大多可以长期服用并无毒副作用。

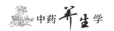

## 二、制作方法简便，服用方便

养生粥可以是普通粥，或米与中药一同熬煮，也可将中药研成粉末与米同煮，或药汁与米类熬煮，或鲜药捣碎与米同煮等。其制作方法简单，食材易得。养生粥还可根据病情及个体差异，灵活组方，按季节气候的变化，适时选用。同时，其服用方便，易于消化吸收，起效快。

## 三、以中医药理论为基础

养生粥应用时也要根据中医药基本理论进行辨证论治，根据食物、药物的性能功效配伍组合。一般原则为：热性病或素体热盛者，宜选用含寒凉药物的粥方，如淡竹叶、栀子、生地黄、芦根，配绿豆、荞麦、高粱等；寒性病或素体虚寒者，宜选用含温热药物的粥方，如干姜、丁香，配小麦、粳米等。此外，应注意鳝鱼忌狗肉，鲫鱼忌鹿肉、猪肝、芥菜，人参忌萝卜等。养生粥的施用应以整体观念和辨证施治为依据，按照治病求本、扶正祛邪、调整阴阳，以及因时、因人、因地制宜的治疗原则而运用。

## 四、药食同源，相辅相成

养生粥是药物疗法、食物疗法与营养疗法相结合的一种独特疗法。药物与米谷均有四气五味，均应按其性味配伍使用，相须相使，相辅相成。如生姜粥加红糖加强了温中散寒功效。

## 五、健脾养胃，治养结合

粳米、糯米均具有一定的健脾胃、补中气作用。王孟英云："粳米甘平，宜煮粥食，粥饭世间第一补人之物。贫人患虚证以浓米汤代参汤。病人、产妇粥养最宜。"同时，粳米等能增强补脾胃作用，缓和药物的峻烈之性，以保护脾胃。

# 第三节　养生粥的作用

养生粥能防病治病，还可用于病后及产后的调理，以及老人、幼儿、身体虚弱者的调养等方面。养生粥主要具有以下作用：

## 一、预防疾病

养生粥可以补充人体所需物质，提高人体的免疫功能，增强抗病能力，如苡仁粥能预防肿瘤等。

## 二、强身健体

粥的主要原料是米，它具有健脾胃、培中气作用，故称之为"世间第一补人之物"。养生粥中的中药，如山药、枸杞子、何首乌、黑芝麻、人参、黄芪、肉苁蓉、大枣、白术等，具有延缓衰老作用，两者合煮为粥，有相得益彰之妙。

### 三、治疗慢性疾病及作为病后、产后的调理

慢性病患者体质虚弱，抵抗力低下，长期用药物攻伐，会损伤身体正气，且药物的副作用也会随用药时间延长而增加。若用养生粥调理，既可增强患者体质、提高自身的免疫功能，又能减轻药物对胃肠道的副作用。疾病后期和病后的调理则更宜用养生粥，如黄芪粥、冬虫夏草粥、红枣粥、山药粥、益母草粥等。

### 四、对急性病有辅助治疗作用

急性病的治疗，在使用对症药物的同时，应根据体质因素及病邪轻重，配合相应的养生粥食疗，具有扶正祛邪的效果。如感冒时可服紫苏粥，能发汗解表；患急性肠炎、痢疾时可服马齿苋粥，能清热解毒止泻。这些养生粥都具有显著的辅助治疗作用。

### 五、美容养颜

含有人参、黄芪、山药、荷叶、薏苡仁、决明子、枸杞子、菊花、玫瑰花、何首乌等养生中药的养生粥，具有轻身益气、延缓衰老、滋润肌肤、乌须发、降脂减肥等作用，还具有美容功效。

# 第四节　养生粥的选用

养生粥的养生保健价值很高，但中医讲究辨证论治，不同体质、不同季节、不同地域的人食粥都有讲究。因此，选用养生粥也应讲究原则。

### 一、辨证选粥，合理食用

选粥必须遵循中医的辨证论治原则。中药有寒热温凉的不同，因此养生粥也具有寒热温凉的偏性。根据中医的治疗原则，寒者热之，热者寒之，寒证患者应选用温性粥，热证患者应选用凉性粥。如风寒感冒，宜选用紫苏粥、生姜粥、葱豉粥等；风热感冒，宜选用菊花粥、薄荷粥、桑菊粥等。患同样疾病的患者，处于不同的疾病阶段，临床症状不一样，选用的粥也应不相同。如由风寒感冒引起的咳喘，宜选用紫苏杏仁粥；风热感冒引起的咳嗽，痰黄稠者，宜选用银贝雪梨粥。

### 二、因人、因时、因地选粥

人有男女之分、老幼之别、体质差异，因此选用养生粥也有不同。小儿脾胃功能较弱，宜选用山药粥、茯苓粥等；老人体质虚实易变，选用养生粥时应注意补益不宜太峻，清泄不

宜太猛，应平和宜人；气虚的人宜选用人参粥、黄芪粥；血虚的人宜选用当归粥；阳虚的人宜选用肉苁蓉粥；阴虚的人宜选用玉竹麦冬粥。

选择养生粥还要注意季节气候差异和地域差异。春季宜少食酸味食物，多食甜味食物，一般春季宜选用辛、甘、温之品，忌酸、涩，可选枸杞粥、桑椹粥。夏季人体气血趋向体表，养生粥宜清热解暑，健脾益气，可选竹叶粥、银花粥等。秋季气候寒热多变，容易伤风感冒，旧病也易于复发，可选生地粥、黑芝麻粥等。冬季寒冷，可选胡椒粥等。北方宜以温热性养生粥为主，南方宜以清凉甘淡、健脾化湿的养生粥为主。

### 三、交替、合并选粥

临床疾病复杂，服用单一的养生粥很难奏效，因此应根据病情选择两种或多种粥合并使用，以加强作用，提高疗效。同时，养生粥作为一种食疗方法，灵活多样，可交替使用。如高血压、高脂血症患者，可用荷叶粥、决明子粥、山楂粥、葛根粥交替使用。

# 第五节　养生粥的家庭制作方法与注意事项

养生粥的品种繁多，功效各异，煮粥的方法也不相同。煮粥的方法正确与否不仅影响疗效，也会决定人们是否乐于服用。

### 一、养生粥的煮粥方法

1. 药、米同煮。此法所制养生粥不但具有一定疗效，而且还能增添养生粥的滋味和形色，如枸杞粥、百合粥等。

2. 中药打粉与米同煮或待粥熟后，撒下药粉，一边撒一边搅匀，粥稠即可。此种方法主要适用于不可久煎的药物，如薄荷粥。

3. 中药煎汁去渣后与米同煮，如紫苏粥、麦冬粥等。

4. 鲜药材磨粉晒干，粉与米同煮，如葛根粉粥等。

### 二、养生粥的制作过程

**1. 原料的选择**　养生粥的原料选择范围极大，一般采用新鲜的小米、栗子、白薯、菱角、藕等，还可加入大枣、莲子、百合、杏仁、桂圆肉等养生中药。在煮粥的过程中要注意下锅的先后顺序，不易煮烂的先放，如豆类、含淀粉原料；莲子要先去掉味苦的莲心；杏仁、核桃仁最好先用沸水氽一下，剥皮去苦味后再下锅；百合等粥快熟时再放入，以保持鲜脆。

**2. 水的选择**　一般用井水、泉水或自来水。最好选用开水煮粥，因为水在烧开的过程中，会除去一些杂质，开水煮粥还不易糊锅。同时注意，在煮粥时要一次性加入足够的水，煮粥的中途不要加水，否则粥在黏稠度和香气上会大打折扣。

**3. 火候的把握**　先用大火煮开，然后用小火熬煮 30～60 分钟，至粥熟为宜。

**4. 容器的选择**　煮粥最好选用砂锅，如果没有砂锅可以选用搪瓷容器代替，一般不用铝锅、铁锅、铜锅等煮粥。

### 三、养生粥制作注意事项

**1. 淘米不宜用手搓**　谷类外皮的营养比里层更丰富，大米所含的 B 族维生素和矿物质大多在外层薄膜上，而且可溶在水里，所以淘米的时候不要用手搓，也不要把米长时间浸泡在水里，或用热水淘米。一般来说，先把沙子等杂质挑捡出来，然后淘洗两遍就可以了。

**2. 煮粥不宜放碱**　有些人熬粥时常放点碱，以求烂得快和发黏好吃。但是这样会使粥的营养成分流失，因维生素 $B_1$、维生素 $B_2$、维生素 C 等都是喜酸怕碱的。

**3. 注意火候与时间**　一般情况下先用大火煮开，然后用小火煮熟。但是养生中药有性味的不同，因此火候和煎煮时间会有所不同。一般滋补药及质地坚硬的药物，煎煮时间宜长；发汗解表药，以及花类、叶类等质地轻、芳香的药物不宜久煎，以免降低疗效。

**4. 注意药物的配伍禁忌**　药物与食物配伍禁忌是古人的经验，后人多遵从。其中有些虽无科学证明，但在没有得出可靠结论以前还应参用传统说法，以慎重为宜。配伍禁忌主要包括"十八反""十九畏"，以及"七情"配伍关系中的"相恶"和"相反"，还有药食禁忌等内容，如猪肉反乌梅、桔梗、黄连、百合、苍术，萝卜忌地黄、何首乌，醋忌茯苓等。

（张筱岚）

# 第六节　养生粥 144 种

## 一、解表类

#### 🌾 白芷粥

【组成】白芷 10g，粳米 100g，白糖 5g。

【制法】先将洗净的白芷入锅，加水煎煮，去渣取汁，与粳米和适量水同煮粥，至粥熟，加入白糖调味，即可。

【保健功能】祛风解表，宣通鼻窍。

【应用】常用于风寒型感冒、头痛等。

【用法】每日 1～2 剂，分 2 次服食。

#### 🌾 生姜粥

【组成】生姜 5 片，粳米 50g，连须葱数根，米醋适量。

【制法】将生姜捣碎，与粳米同煮粥，粥将熟时加入葱、醋，稍煮片刻，即可。

【保健功能】发汗解表，温胃止呕，温肺止咳。

【应用】常用于风寒型感冒，寒邪犯胃型呕吐等。

【用法】每日 1 剂，温热服食，食后盖被微汗出。

### 香薷粥

【组成】香薷 10g，大米 100g，白糖适量。

【制法】将香薷洗净去杂，放入锅中，加清水适量，水煎取汁，加大米煮粥，待熟时调入白糖，再煮片刻，即可。

【保健功能】发汗解表，祛暑化湿，利水消肿。

【应用】常用于暑湿型感冒、中暑等。

【用法】每日 1～2 剂，分 2～3 次服食。

### 桑叶粥

【组成】桑叶 10g，大米 100g，白糖适量。

【制法】将桑叶洗净去杂，放入锅中，加清水适量，水煎取汁，加大米煮粥，待熟时调入适量白糖，再煮片刻，即可。

【保健功能】疏风清热，清肝明目，清肺润燥。

【应用】常用于风热型感冒等。

【用法】每日 1～2 剂，3～5 日为 1 个疗程。

### 菊花粥

【组成】菊花 15g，粳米 100g，白糖适量。

【制法】将菊花洗净去杂，放入锅中，加清水适量，水煎取汁，加大米煮粥，待熟时调入适量白糖，再煮片刻，即可。

【保健功能】清热疏风，清肝明目。

【应用】常用于风热型感冒，肝阳上亢型高血压、高脂血症等。

【用法】每日 1 剂，分 2～3 次服食。

### 葛根粥

【组成】葛根 30g，粳米 60g。

【制法】将葛根洗净，打成小块，用干净纱布包扎后放锅内，加入清水、粳米，用小火煮至米熟、粥稠，即可。

【保健功能】解表退热，生津止渴。

【应用】常用于风热型感冒，肺热津伤型糖尿病等。

【用法】每日 1 剂，温服，可作早餐主食。

### 苏叶粥

【组成】紫苏叶 15g，粳米 50g。

【制法】将紫苏叶洗净，用干净纱布包好备用，将粳米洗净，入锅内，加水适量，沸后中火煮约 20 分钟，加入药包煮约 10 分钟，去药包，即可。

【保健功能】疏风解表，散寒止痛。

【应用】常用于风寒型感冒，食物过敏性皮肤瘙痒症等。

【用法】每日 1～2 剂，分 2 次温服。

### 🍃 苏叶杏仁粥

【组成】紫苏叶 9g，杏仁 9g，陈皮 6g，粳米 50g。

【制法】将紫苏叶、杏仁、陈皮洗净后加适量水煎煮，滤汁去渣，粳米淘净后与药汁同煮为粥，即可。

【保健功能】发表散寒，止咳祛痰。

【应用】常用于风寒型感冒，风寒束肺型咳嗽等。

【用法】每日 1～2 剂，分 2 次服食。

### 🍃 薄荷粥

【组成】薄荷 10g，粳米 50g，冰糖适量。

【制法】先将薄荷煎取药汁候凉，取洗净的粳米加水煮粥，待粥将成时，加入薄荷汁及适量冰糖调味，即可。

【保健功能】疏散风热，清利头目。

【应用】常用于风热型感冒等。

【用法】每日 1～2 剂，分 2 次服食。

## 二、清热类

### 🍃 土茯苓马齿苋粥

【组成】鲜土茯苓 100g，鲜马齿苋 100g，或干品各 20g，粳米、食用油、精盐适量。

【制法】将以上二药洗净去杂，加水适量，煎煮 30 分钟，滤渣取液，加入少量粳米，继续熬成粥，加油盐调味，即可。

【保健功能】清热解毒，祛湿止泻。

【应用】常用于湿热型肠炎、痢疾等。

【用法】每日 1 剂，分 2～3 次服食。

### 🍃 生地粥

【组成】生地黄 20g，粳米 100g，白糖 30g。

【制法】将生地黄洗净、切片，加水适量熬煮 2 次，取药汁 100mL。粳米洗净，加清水煮 20 分钟后，加入药汁再煮约 5 分钟，加入白糖调味，即可。

【保健功能】滋阴益胃，凉血生津。

【应用】常用于气阴两虚型糖尿病、肺结核等。

【用法】每日1剂，分2次空腹服食。

### 🍃 玄参粥

【组成】玄参15g，糯米60g，白糖适量。

【制法】将玄参洗净放入砂锅，加水用小火煎30分钟，去渣取汁，再与洗净的糯米同煮成稀粥，酌加白糖调味，即可。

【保健功能】凉血滋阴，解毒软坚。

【应用】常用于阴虚型便秘，阴虚血热型咽炎等。

【用法】每日1剂，随意服食。

### 🍃 地骨皮粥

【组成】地骨皮15g，大米50g，白糖适量。

【制法】将地骨皮洗净去杂，水煎取汁，加大米煮粥，待熟时调入白糖，再煮片刻，即可。

【保健功能】凉血退热，清泄肺热。

【应用】常用于阴虚火旺型盗汗、小儿疳积发热等。

【用法】每日1剂，分2次服食。

### 🍃 丹皮赤芍粥

【组成】牡丹皮10g，赤芍10g，大米100g，白糖适量。

【制法】将洗净的牡丹皮、赤芍同放入锅内，加适量清水，用大火煎煮药汁，待药汁煎成后，去渣取汁。然后将药汁、大米同放入锅内，先用大火煮沸，再用小火煮粥，煮至粥稠米烂，再加入适量白糖调味，即可。

【保健功能】清热凉血，活血散瘀。

【应用】常用于血热血瘀型高血压、高脂血症、冠心病、动脉粥样硬化等。

【用法】每日1剂，随意服食。

### 🍃 芦根粥

【组成】鲜芦根100g，竹茹15g，粳米60g，生姜2片。

【制法】将芦根、竹茹洗净，用干净纱布包好，粳米洗净，各料放入锅内同煮粥，粥熟后去药包，即可。

【保健功能】清热生津，除烦止呕。

【应用】常用于胃火上炎型呕吐、呃逆，肺热津伤型肺脓肿等。

【用法】每日1剂，分2次服食。

### 🍃 丹皮粥

【组成】牡丹皮15g，大米100g，白糖适量。

【制法】将丹皮洗净，放入锅中，加清水适量，水煎取汁，再加大米煮粥，待熟时加入适量白糖，再煮片刻，即可。

【保健功能】清热凉血，活血化瘀。

【应用】常用于血热型出血，血瘀型痛经、跌打损伤等。

【用法】每日1剂，随意服食。

### 金银花粥

【组成】金银花30g，粳米30g。

【制法】将洗净的金银花用水煎煮，去渣取汁，加入粳米及300mL水，再煮为稀薄的粥，即可。

【保健功能】清热解毒，疏散风热。

【应用】常用于风热型感冒，热毒型细菌性痢疾等。

【用法】每日1剂，随意服食。

### 橄榄粥

【组成】青果50g，粳米100g，白糖5g。

【制法】将青果洗净去核，粳米淘洗干净，用冷水浸泡30分钟，捞出，沥干水，锅中加入约1000mL冷水，将粳米放入，置大火烧沸后，加入青果肉，改用小火熬煮成粥，粥内加白糖拌匀，再稍焖片刻，即可。

【保健功能】生津止渴，清肺利咽。

【应用】常用于风热袭肺型上呼吸道感染、咽炎、扁桃体炎等。

【用法】每日1剂，温热服食。

### 鱼腥草粥

【组成】鱼腥草30g（鲜者加倍），大米100g，白糖适量。

【制法】将鱼腥草洗净去杂，放入锅中，加清水适量，浸泡5～10分钟后，水煎取汁，加大米煮粥，或将鲜鱼腥草洗净去杂，切细，待粥熟时调入粥中，加入适量白糖，再煮片刻，即可。

【保健功能】清热解毒，消痈排脓，利尿通淋。

【应用】常用于痰热蕴肺型肺脓肿、肺炎，湿热蕴结型泌尿系感染、细菌性痢疾等。

【用法】每日1剂，分2次服食，3～5日为1个疗程。

### 银花知母粥

【组成】金银花9g，知母15g，生石膏30g，粳米60g。

【制法】首先将银花、石膏、知母放入锅内加适量水煎煮，去渣取汁，加入粳米熬成粥，即可。

【保健功能】清热，泻火，解毒。

【应用】常用于肺胃热盛型酒渣鼻、流行性乙型脑炎等。

【用法】每日 1 剂，作为早餐或夜宵服食。

### 栀子仁粥

【组成】栀子仁 10g，粳米 100g，冰糖少许。

【制法】将栀子仁洗净晒干，研成细末，备用。粳米放入瓦煲内加水煮粥至八成熟时，取栀子仁末调入继续熬煮，待粥熟，调入冰糖，煮至溶化，即可。

【保健功能】清热泻火，凉血解毒。

【应用】常用于湿热型黄疸、胆囊炎，热毒内盛型急性结膜炎等。

【用法】每日 1 剂，分 2 次服食，3 日为 1 个疗程。

### 夏枯草粥

【组成】夏枯草 10g，粳米 50g，冰糖少许。

【制法】将夏枯草洗净放入砂锅中煎煮，过滤后去渣取汁，再把粳米洗净放进药汁里，用小火继续煮至粥熟，加入适量冰糖调味，即可。

【保健功能】清肝泻火。

【应用】常用于肝阳上亢型高血压、酒精性肝病等。

【用法】每日 1 剂，分 2 次服食。

### 决明子粥

【组成】决明子 10~15g，粳米 50g，冰糖适量。

【制法】将决明子放入锅内炒至微有香气，取出，待冷后煎煮，去渣取汁，与洗净的粳米同煮粥，粥将熟时，加入适量冰糖调味，再煮片刻，即可。

【保健功能】清肝，明目，通便。

【应用】常用于肝阳上亢型高血压、高脂血症、肝硬化腹水、夜盲症，肠燥型便秘等。

【用法】每日 1 剂，分 2 次服食，5~7 日为 1 个疗程。

### 淡竹叶粥

【组成】淡竹叶 30g，粳米 100g，白糖 10g。

【制法】将淡竹叶洗净，备用；粳米淘洗干净，用冷水浸泡 30 分钟，捞出，沥干水分。将锅内放入冷水、淡竹叶，煮沸 10 分钟后，去渣取汁，加入粳米，用大火烧沸，再用小火续煮至粥成，加入白糖调匀，即可。

【保健功能】清热除烦，利水通淋。

【应用】常用于心火亢盛型口腔溃疡、牙龈炎等。

【用法】每日 1 剂，分 2 次服食。

### 野菊花粥

【组成】野菊花 10g，大米 100g，白糖适量。

【制法】将野菊花洗净放入锅内加水煎煮，去渣取汁，汁液与淘净的大米一同煮粥，煮至米烂时加入白糖调味，再煮 2～3 分钟，即可。

【保健功能】清热解毒。

【应用】常用于热毒内蕴型咽炎、扁桃体炎、丹毒等。

【用法】每日 1～2 剂，分 2 次服食，3～5 日为 1 个疗程。

### 🍃 蒲公英粥

【组成】蒲公英 50g，粳米 100g，冰糖 30g。

【制法】先将蒲公英洗净去杂，煎煮，去渣取汁，后与洗净的粳米同煮粥，粥熟后加冰糖调味，即可。

【保健功能】清热解毒，消肿散结，利湿通淋。

【应用】常用于热毒蕴结型急性乳腺炎、急性扁桃体炎、急性结膜炎，湿热蕴结型泌尿系感染、肝炎、胆囊炎等。

【用法】每日 1 剂，分 2～3 次服食，3～5 日为 1 个疗程。

## 三、泻下类

### 🍃 大黄粥

【组成】大黄 10g，大米 100g。

【制法】将大黄洗净，放入锅中，加清水适量，浸泡 5～10 分钟后，煎煮，去渣取汁，备用。将大米淘净，加清水适量煮粥，待熟时，调入大黄药汁，再煮片刻，即可。

【保健功能】泻下通便，清热解毒，清泄湿热。

【应用】常用于实热型便秘等。

【用法】每日 1 剂，随量服食。

### 🍃 火麻仁粥

【组成】火麻仁 15g，大米 50g。

【制法】将火麻仁捣烂水研，滤汁，与洗净的粳米加水同煮粥，即可。

【保健功能】润肠通便。

【应用】常用于肠燥型便秘等。

【用法】每日 1 剂，空腹，稍温服食。

### 🍃 麻仁苏子粥

【组成】火麻仁 50g，紫苏子 50g，粳米 250g。

【制法】将紫苏子和火麻仁洗净去杂，再烘干水汽，研为细末，倒入约 200mL 温水，用力搅拌均匀，然后静置待粗粒下沉，滗出上层药汁待用。粳米淘洗干净后放入锅内，掺入药汁（如药汁不够可再加清水），置中火上煮熬成粥，即可。

【保健功能】润肠通便，下气宽肠。

【应用】常用于肠燥气滞型老年性便秘、产后便秘、习惯性便秘等。

【用法】每日1剂，分2次服食。

### 🍃 芦荟粥

【组成】芦荟15g，粳米150g，白糖15g。

【制法】将芦荟洗净，切2cm²的块，粳米洗净，与芦荟同放入锅内，加水500mL，置大火烧沸，再用小火煮35分钟，加入白糖调味，搅匀，即可。

【保健功能】泄热，通便，杀虫。

【应用】常用于实热型习惯性便秘、肥胖症、痤疮等。

【用法】每日1剂，分2次服食。

### 🍃 郁李仁粥

【组成】郁李仁30g，粳米100g。

【制法】将郁李仁洗净，烘干后研末，加水浸泡淘洗，去渣取汁，加入洗净的粳米同煮粥，即可。

【保健功能】润肠通便，利水消肿。

【应用】常用于肠燥型便秘，肝硬化腹水等。

【用法】每日1剂，分2次服食，3～5日为1个疗程。

### 🍃 番泻叶粥

【组成】番泻叶10g，大米100g，冰糖适量。

【制法】将洗净的大米放入锅内，加水适量，待熟时加番泻叶及冰糖调味，再煮片刻，即可。

【保健功能】泄热利水。

【应用】常用于实热型便秘、肥胖症等。

【用法】每日1剂，分2～3次服食。

## 四、祛风湿类

### 🍃 木瓜粥

【组成】木瓜20g，粳米50g，白糖20g。

【制法】将木瓜、粳米洗净，加水煮粥，熟后去木瓜，加白糖调味，即可。

【保健功能】舒筋活络，和胃化湿。

【应用】常用于风湿痹阻型风湿关节炎、类风湿关节炎，脾虚湿阻型消化不良等。

【用法】每日1剂，分2～3次服食。

### 五加皮粥

【组成】五加皮 10g，木瓜 10g，牛膝 10g，粳米 60g，高汤 1000mL。

【制法】将五加皮、木瓜、牛膝洗净切碎，用干净纱布包扎好，备用，粳米洗净，将各料同放入锅内，加高汤、适量清水煮至粥熟，去药包，即可。

【保健功能】补肝益肾，强筋健骨。

【应用】常用于肝肾亏虚型风湿性关节炎、类风湿关节炎等。

【用法】每日 1 剂，分 2 次服食。

### 乌梢蛇当归粥

【组成】乌梢蛇 15g，当归 20g，玉竹 15g，粳米 100g，红糖适量。

【制法】将乌梢蛇、当归、玉竹一同放入砂锅内，加水煎煮，去渣取汁，与洗净的粳米同放入锅中煮粥，粥稠后加入红糖调味，即可。

【保健功能】除湿祛风，养阴润燥，生津止渴。

【应用】常用于血虚风燥型湿疹等。

【用法】每日 1 剂，分 2 次服食。

## 五、化湿类

### 白豆蔻粥

【组成】白豆蔻 3g，生姜 3 片，大米 50g。

【制法】将白豆蔻、生姜洗净去杂，放入锅中，加清水适量，浸泡 5～10 分钟，加水煎煮，去渣取汁，与洗净的大米同煮粥，或将白豆蔻、生姜研细，待粥熟时调入粥中，再煮片刻，即可。

【保健功能】温中散寒，健脾止呕。

【应用】常用于寒湿蕴脾型消化不良，寒湿犯胃型呕吐等。

【用法】每日 1 剂，分 2 次服食，5～7 日为 1 个疗程。

### 苍术粥

【组成】苍术 10g，大米 100g，白糖少许。

【制法】将苍术洗净去杂，放入锅中，加清水适量，水煎取汁，加洗净的大米同煮粥，待熟时调入白糖，再煮片刻，即可。

【保健功能】燥湿健脾，祛风除湿。

【应用】常用于寒湿蕴脾型消化不良，寒湿痹阻型风湿性关节炎、类风湿关节炎等。

【用法】每日 1 剂，分 2 次服食。

### 藿香佩兰粥

【组成】鲜藿香 15g，佩兰 10g，大米 100g，白糖少许。

【制法】将藿香、佩兰洗净，水煎取汁，备用，将洗净的大米煮为稀粥，待熟时调入药汁及适量白糖，稍煮片刻，即可。

【保健功能】祛暑化湿，开胃止呕。

【应用】常用于暑湿型感冒等。

【用法】每日1剂，分1~2次服食。

### 厚朴粥

【组成】厚朴10g，大米100g，白糖适量。

【制法】将厚朴洗净放入砂锅内加水煎煮，去渣取汁，将药汁与洗净的大米同放入锅内，加水适量，待熟时加白糖调味，再煮片刻，即可。

【保健功能】燥湿消痰，下气除满。

【应用】常用于气滞湿阻型消化不良，气滞型便秘等。

【用法】每日1剂，分2次服食，3~5日为1个疗程。

### 砂仁粥

【组成】砂仁15g，粳米100g。

【制法】将砂仁洗净，捣成细末，备用，粳米淘洗干净，置于锅内，加水适量，大火上烧沸后，改用小火熬煮成粥，加入砂仁末，再烧沸片刻，即可。

【保健功能】健脾养胃，化湿行气。

【应用】常用于气滞湿阻型消化不良等。

【用法】每日1剂，分2次服食。

### 藿香叶粥

【组成】鲜藿香叶20g，粳米50g。

【制法】将藿香叶洗净，切细，备用，粳米洗净，加水煮成粥后加入藿香再煮约1分钟，即可。

【保健功能】解暑利湿。

【应用】常用于暑湿型感冒等。

【用法】每日1剂，适量服食。

## 六、利水渗湿类

### 车前叶粥

【组成】鲜车前叶60g，葱白15g，粳米100g，盐、味精、香油、姜末、陈醋适量。

【制法】将车前叶及葱白切碎放入煲中，加水500mL，煎煮30分钟后倒出药液并用双层纱布滤过，去渣取汁，备用。将粳米洗净放入锅中，加入药汁及适量水，先大火煮沸，再改用小火慢慢熬煮，粥成后，调入味精、盐、香油、姜末、陈醋，即可。

【保健功能】清热利尿，通淋泄浊。

【应用】常用于湿热蕴结型泌尿系感染、肠炎、肾炎、黄疸等。

【用法】每日 1 剂，分 2～3 次空腹服食，5～7 日为 1 个疗程。

### 🍃 赤小豆粥

【组成】赤小豆 30g，大米 50g，白糖适量。

【制法】将赤小豆洗净后研为细末，与洗净的大米同放入锅中，加清水适量煮粥，待熟时调入适量白糖，再煮片刻，即可。

【保健功能】健脾利湿，解毒消肿，下气通乳。

【应用】常用于脾虚湿阻型水肿、泄泻、产后缺乳、脚气等。

【用法】每日 1 剂，分 2 次服食。

### 🍃 泽泻粥

【组成】泽泻 10g，粳米 50g。

【制法】将泽泻洗净去杂，研为细末，备用。将洗净的粳米放入锅内，加水适量，粥至六成熟时，加入泽泻末煮至粥熟，即可。

【保健功能】健脾渗湿，利水消肿。

【应用】常用于痰湿内阻型高血压、高脂血症、糖尿病、水肿、带下病等。

【用法】每日 1 剂，分 2 次服食，3 日为 1 个疗程。

### 🍃 茯苓粥

【组成】茯苓 20g，粳米 100g。

【制法】将茯苓洗净烘干研为细末，备用，将粳米洗净放入锅内，加水适量，粥至五成熟时，加入茯苓粉煮至粥熟，即可。

【保健功能】健脾利湿，宁心安神。

【应用】常用于脾虚湿阻型水肿、消化不良，心脾两虚型神经衰弱、失眠等。

【用法】每日 1 剂，分 2 次服食。

### 🍃 枳椇子解酒粥

【组成】枳椇子 10g，大米 100g。

【制法】将枳椇子洗净去杂，放入锅中，加清水适量，浸泡 10 分钟后，水煎，去渣取汁，加入洗净的大米同煮为稀粥，即可。

【保健功能】除烦渴，解酒毒。

【应用】常用于酒毒内蕴型饮酒过度等。

【用法】每日 1 剂，5～7 日为 1 个疗程。

### 🍃 薏苡仁粥

【组成】薏苡仁 60g，粳米 60g，盐 5g，味精 2g，香油 3g。

【制法】将薏苡仁洗净捣碎，粳米洗净，同入煲内，加水适量，同煮为粥，粥熟后加入盐、味精、香油调味，即可。

【保健功能】健脾补中，渗湿消肿。

【应用】常用于脾虚湿阻型水肿、泄泻、肝硬化腹水初期、恶性肿瘤等。

【用法】每日1剂，分2次服食。

## 七、温里类

### 丁香姜糖粥

【组成】丁香粉5g，生姜末30g，白糖50g，粳米50g。

【制法】将白糖放砂锅内，加水适量，小火煮沸，再加丁香粉、生姜末调匀，继续煮至挑起不粘手，备用。将洗净的粳米煮粥，加入丁香、姜、糖稍煮化，即可。

【保健功能】温中降逆。

【应用】常用于胃寒型呃逆、呕吐等。

【用法】每日1剂，随意服食。

### 干姜粥

【组成】干姜1～3g，高良姜3～5g，粳米50～100g。

【制法】将干姜、高良姜洗净切片，粳米淘净，加水适量，先煮干姜、高良姜，去渣取汁，再加粳米于药汁中，大火煮沸后改用小火煮烂成粥，即可。

【保健功能】温中和胃，祛寒止痛。

【应用】常用于脾胃虚寒型消化不良、消化性溃疡等。

【用法】每日1剂，分2次服食。

### 茴香粥

【组成】小茴香10～15g，粳米50～100g。

【制法】将小茴香炒后放入砂锅内，加水适量，煎煮，去渣取汁，加入洗净的粳米同煮成粥，即可。

【保健功能】散寒止痛，健脾开胃，行气通乳。

【应用】常用于脾胃虚寒型消化不良、慢性胃炎、呕吐、产后缺乳等。

【用法】每日1剂，分2次服食，3～5日为1个疗程。

### 肉桂粥

【组成】肉桂末1～2g，粳米100g，白糖适量。

【制法】将粳米洗净放入砂锅内，加水适量，加白糖同煮粥，将熟时放入肉桂末，小火再煮至粥稠，即可。

【保健功能】温中补阳。

【应用】常用于肾阳虚型痛经、闭经、不孕症等。

【用法】每日 1 剂，睡前空腹温服。

### 花椒粥

【组成】花椒 5g，粳米 50g。

【制法】将花椒洗净，水煎 10 分钟，去渣取汁，备用，将粳米洗净后煮粥，粥将熟时加入花椒汁，稍煮片刻，即可。

【保健功能】温中养胃，散寒止痛，杀虫驱蛔。

【应用】常用于寒邪犯胃型慢性胃炎、呕吐、蛔虫病等。

【用法】每日 1 剂，分 2 次空腹乘热服食。

### 胡椒粥

【组成】胡椒 5g，大米 50g，食盐适量。

【制法】将胡椒洗净去杂，水煎取汁，加入洗净的大米同煮粥，待熟时调入食盐，再煮片刻，或将胡椒研为细末，调入粥中服食，即可。

【保健功能】温中散寒，健胃止痛。

【应用】常用于脾胃虚寒型消化不良、泄泻等。

【用法】每日 1 剂，分 2 次空腹温热服食，3～5 日为 1 个疗程。

### 高良姜粥

【组成】高良姜 15g，粳米 50g。

【制法】将高良姜洗净去杂，加水适量，煎煮，去渣取汁，加入洗净的粳米同煮粥，即可。

【保健功能】温中散寒。

【应用】常用于寒邪犯胃型慢性胃炎、腹痛、呕吐等。

【用法】每日 1 剂，分 2 次空腹服食，3～7 日为 1 个疗程。

## 八、理气类

### 刀豆粥

【组成】刀豆 15g，粳米 50g，生姜 2 片。

【制法】将刀豆洗净后捣碎，与洗净的粳米、生姜同放入砂锅内，加水 400mL，同煮为稀稠粥，即可。

【保健功能】温中益胃，下气止呃。

【应用】常用于脾胃虚寒型消化不良、慢性胃炎等，还可用于胃癌、食管癌、肝癌患者的辅助治疗。

【用法】每日 1 剂，分 2 次服食。

### 木香粥

【组成】木香10g，大米100g，白糖适量。

【制法】将木香洗净去杂，放入锅内，加水适量，浸泡5～10分钟后，煎煮片刻，去渣取汁，加入洗净的大米同煮粥，煮至粥熟，加入适量白糖调味，即可。

【保健功能】行气止痛。

【应用】常用于脾胃气滞型消化不良等。

【用法】每日1剂，分2次服食，3～5日为1个疗程。

### 佛手粥

【组成】佛手15g，粳米100g，冰糖适量。

【制法】将佛手洗净去杂，装入洁净的纱布袋中，扎紧口，将洗净的粳米按常法煮成粥，待粥八成熟时放入纱布袋，再煮15分钟，加入少许冰糖溶化调匀，粥熟后去药袋，即可。

【保健功能】行气止痛，疏肝养胃。

【应用】常用于肝胃不和型慢性胃炎等。

【用法】每日1剂，分2次服食。

### 陈皮粥

【组成】陈皮10g（鲜者加倍），大米50～100g。

【制法】将陈皮洗净去杂，切丝，水煎取汁，加入洗净的大米同煮为粥，或将陈皮洗净后研末，调入已沸的稀粥中，即可。

【保健功能】和胃理气，化痰止咳。

【应用】常用于痰湿内阻型消化不良、冠心病、慢性支气管炎等。

【用法】每日1剂，随意服食，3～5日为1个疗程。

### 玫瑰花粥

【组成】玫瑰花30g（鲜品50g），粳米100g。

【制法】将玫瑰花洗净去杂，备用，粳米洗净放入锅中，加入1000mL水，先用大火烧沸，后改用小火煮至粥熟，加入玫瑰花，稍煮片刻，即可。

【保健功能】疏肝解郁，和血调经。

【应用】常用于肝郁气滞型月经不调、痛经等。

【用法】每日1剂，分2次服食。

### 香附粥

【组成】香附10g，粳米100g，白糖适量。

【制法】将香附洗净去杂，放入锅内，加清水适量，浸泡5～10分钟后，水煎取汁，加入洗净的大米同煮粥，待煮至粥熟后，加适量白糖调味，即可。

【保健功能】疏肝解郁，调经止痛。

【应用】常用于肝郁气滞型痛经、月经不调、消化不良等。

【用法】每日 1 剂，分 2 次服食。

### 佛香梨粥

【组成】佛手 5g，制香附 5g，梨 2 个，粳米 50g。

【制法】将佛手、制香附洗净研为细末；梨洗净去皮，切开，备用。将洗净的粳米煮粥，待粥熟时加入佛手、香附、梨同煮至粥熟，即可。

【保健功能】疏肝解郁，健脾化痰。

【应用】常用于肝郁气滞型神经衰弱、月经不调、乳腺增生等。

【用法】每日 1 剂，分 2 次服食。

### 香橼橘皮粥

【组成】香橼 10g，陈皮 15g，大米 100g。

【制法】将香橼、陈皮洗净去杂，放入砂锅内，加水适量，煎煮 30 分钟，去渣取汁，将大米淘洗干净，放入锅内，加入药汁及适量水，同煮至粥稠，即可。

【保健功能】疏肝理气，和胃消胀。

【应用】常用于肝郁气滞型慢性肝炎等。

【用法】每日 1 剂，分 2 次服食。

### 薤白粥

【组成】薤白 10～15g（鲜者 30～50g），粳米 100g。

【制法】将薤白洗净去杂，与洗净的粳米同煮粥，即可。

【保健功能】宽胸，行气，止痛。

【应用】常用于寒凝心脉型冠心病等。

【用法】每日 1 剂，分 2 次服食。

## 九、消食类

### 山楂粥

【组成】山楂 30～40g（鲜果 60～90g），大米 100g，白糖 10g。

【制法】将山楂洗净去杂，水煎取汁，加入洗净的大米同煮成稀粥，待熟时调入白糖，稍煮片刻，即可。

【保健功能】健脾胃，消食积，散瘀血，降血脂。

【应用】常用于饮食积滞型消化不良，瘀血阻滞型高血压、冠心病、高脂血症等，还可用于食管癌、胃癌、肠癌、膀胱癌等癌症的辅助治疗。

【用法】每日 1 剂，分 2 次服食。

### ◈ 鸡内金粥

【组成】鸡内金 20g，粳米 100g。

【制法】先将鸡内金洗净去杂，烘干后研为细末，备用。将粳米淘净，放入锅内，加水适量煮粥，待沸后调入鸡内金末，煮至粥熟，即可。

【保健功能】健胃消食，固精止遗。

【应用】常用于脾虚食滞型消化不良、小儿疳积，肾气不固型遗尿、遗精，湿热蕴结型泌尿系结石、胆囊结石等。

【用法】每日 1 剂，分 2 次服食。

### ◈ 麦芽粥

【组成】生麦芽 50g，炒麦芽 50g，粳米 150g，红糖适量。

【制法】将麦芽放入锅内，加水适量，煎煮，去渣取汁，与洗净的粳米同煮粥，待粥熟时，加入适量红糖调味，即可。

【保健功能】回乳。

【应用】常用于要回乳者。

【用法】每日 1 剂，分 2 次服食。

### ◈ 莱菔子粥

【组成】莱菔子 15g，粳米 100g。

【制法】将莱菔子洗净去杂，烘干后研为细末，与洗净的粳米同煮为粥，即可。

【保健功能】化痰平喘，行气消食。

【应用】常用于痰浊阻肺型慢性气管炎、肺气肿，饮食积滞型消化不良等。

【用法】每日 1 剂，分 2 次服食。

## 十、止血类

### ◈ 三七粥

【组成】三七 10g，大米 100g，白糖适量。

【制法】将三七洗净去杂，放入锅中，加水适量，浸泡 5～10 分钟后，水煎，去渣取汁，与洗净的大米同煮粥，待粥熟时调入白糖，再煮片刻，或将三七研为细末，调入粥中服食，即可。

【保健功能】化瘀止血，活血定痛。

【应用】常用于瘀血阻滞型内外出血、高脂血症、高血压等。

【用法】每日 1 剂，分 2 次服食。

### ◈ 白茅根粥

【组成】鲜白茅根 200g，粳米 30g，冰糖适量。

【制法】将鲜白茅根去节间小根，洗净切碎，放入砂锅内煎煮，去渣取汁，与洗净的粳米、冰糖同煮至粥熟，即可。

【保健功能】凉血止血，清热利尿。

【应用】常用于血热型鼻出血、泌尿系感染、肾炎、上消化道出血等。

【用法】每日 1 剂，分 2 次空腹服食。

### 侧柏叶粥

【组成】侧柏叶 10g，大米 100g，白糖少许。

【制法】将侧柏叶洗净去杂，放入锅中，加适量清水，煎煮片刻，去渣取汁，与洗净的大米同煮粥，待熟时调入白糖，再煮片刻，即可。

【保健功能】凉血止血，祛痰止咳。

【应用】常用于血热型各种出血，痰热蕴肺型咳嗽等。

【用法】每日 1 剂，随意服食。

### 槐花粥

【组成】槐花 10g，大米 100g，白糖适量。

【制法】将槐花洗净去杂，放入锅中，加清水适量，浸泡 5 ~ 10 分钟后，煎煮，去渣取汁，与洗净的大米同煮粥，待粥熟时放入白糖，再煮片刻，即可。

【保健功能】凉血止血。

【应用】常用于血热型便血、尿血、痔血等。

【用法】每日 1 剂，分 2 次服食，3 ~ 5 日为 1 个疗程。

## 十一、活血化瘀类

### 黄芪川芎粥

【组成】黄芪 50g，川芎 50g，粳米 100g。

【制法】将黄芪、川芎洗净去杂，放入锅内，加水适量，水煎取汁，与洗净的粳米同煮为粥，至黏稠为度，即可。

【保健功能】益气安胎，活血止痛。

【应用】常用于气虚血瘀型先兆流产等。

【用法】每日 1 剂，分 3 次服食。

### 丹参粳米粥

【组成】丹参 15g，砂仁 5g，檀香 5g，粳米 50g，白糖适量。

【制法】先将丹参、砂仁、檀香洗净，放入砂锅内，加水适量，煎取浓汁，去渣取汁，备用，将洗净的粳米煮粥，粥将熟时兑入药汁、白糖，稍煮片刻，即可。

【保健功能】行气活血，化瘀止痛。

【应用】常用于气滞血瘀型冠心病等。

【用法】每日 1 剂，分 2 次服食。

### 🍃 牛肉牛膝粥

【组成】牛膝 15g，牛肉 100g，粳米 100g，调料适量。

【制法】将牛膝洗净去杂，放入锅内，加水适量，煎煮取汁，与洗净的碎牛肉、粳米同煮粥，粥熟时加适量调料调味，即可。

【保健功能】补肾健脾，益气活血。

【应用】常用于肾虚血瘀型短暂性脑缺血发作、闭经、痛经、月经不调等。

【用法】每日 1 剂，随量服食。

### 🍃 红花粥

【组成】红花 5g，当归 3g，丹参 3g，糯米 100g，红糖 30g。

【制法】将上述各药洗净去杂，加水适量，煎煮取汁，与洗净的糯米同煮粥，待熟时加红糖，即可。

【保健功能】活血祛瘀，调经止痛。

【应用】常用于血瘀型月经不调、痛经、闭经等。

【用法】每日 1 剂，分 2 次服食。

### 🍃 桃仁粥

【组成】桃仁 10～15g，粳米 50～100g。

【制法】将桃仁洗净去杂，烘干后捣烂如泥，加水研磨，去渣取汁，与洗净的粳米同煮粥，即可。

【保健功能】活血通经，止咳平喘。

【应用】常用于血瘀型痛经、高血压、冠心病等。

【用法】每日 1 剂，分 2 次空腹热食。

### 🍃 益母草粥

【组成】益母草 10g（或鲜益母草 150g），大米 100g，白糖适量。

【制法】将益母草洗净去杂，放入锅中，加清水适量，浸泡 5～10 分钟后，水煎取汁，与洗净的大米同煮粥，待熟时加白糖调味，或将鲜益母草洗净去杂，捣汁，粥快熟时与白糖同入粥中，煮至粥熟，即可。

【保健功能】活血化瘀，利尿消肿。

【应用】常用于血瘀型月经不调、痛经、闭经等。

【用法】每日 1 剂，分 2 次服食。

### 十二、止咳化痰平喘类

#### 川贝母粥

【组成】川贝母 15g，粳米 100g，白糖 30g。

【制法】将川贝母洗净去杂，烘干后研为细末，粳米洗净浸透，备用。取瓦煲一个，加入适量水烧开，放入粳米、川贝母末煲 1.5 小时，熟时加入白糖调味，即可。

【保健功能】清热化痰，润肺止咳。

【应用】常用于肺阴亏虚型咳嗽等，还可用于胃癌、食管癌等的辅助治疗。

【用法】每日 1 剂，分 2 次服食。

#### 白果粥

【组成】白果 10g，粳米 100g。

【制法】将白果去壳取仁，去心捣碎，与洗净的粳米同加水适量，煮至稀稠适当，即可。

【保健功能】止咳平喘，止带缩尿。

【应用】常用于肺肾两虚型肺结核、支气管炎、哮喘，脾肾亏虚型遗精、遗尿、尿频、带下病等。

【用法】每日 1 剂，随意服食。

#### 杏仁粥

【组成】甜杏仁 10g，大米 50g。

【制法】将杏仁洗净去皮尖，研为泥状，与洗净的大米同放入砂锅中，加水适量，同煮成粥，即可。

【保健功能】宣肺散寒，止咳平喘。

【应用】常用于肺阴亏虚型咳嗽、哮喘等。

【用法】每日 1 剂，分 2 次服食。

#### 昆布玉米粥

【组成】昆布 30g，玉米粉 30g，粳米 30g，食盐适量。

【制法】将昆布水浸半日，切丝，与洗净的粳米同煮，玉米粉加水适量调成糊状，待煮至粳米开花后，将玉米粉搅入粥中，加入少许食盐调味，稍煮片刻，即可。

【保健功能】化痰燥湿，健脾养胃。

【应用】常用于痰浊内阻型动脉粥样硬化等。

【用法】每日 1 剂，分 2 次服食。

#### 罗汉果粥

【组成】罗汉果 1 个，猪瘦肉末 50g，粳米 100g，精盐、味精、麻油适量。

【制法】将罗汉果洗净，切片，与洗净的粳米、猪瘦肉末一起熬至黏稠，加适量盐、味精、麻油调味，即可。

【保健功能】清热化痰，止咳利咽，润肠通便。

【应用】常用于痰热蕴肺型咳嗽、百日咳、慢性咽炎、支气管炎，肠燥型便秘等。

【用法】每日1剂，分数次服食。

### 胖大海粥

【组成】胖大海3枚，大米50g，白糖适量。

【制法】将胖大海洗净去杂，放入锅中，加清水适量，浸泡20～30分钟，待其发涨后水煎取汁，与洗净的大米同煮粥，待熟时调入适量白糖，再煮片刻，即可。

【保健功能】清热利咽，润肠通便。

【应用】常用于阴虚肺燥型咳嗽、咽炎，肠燥型便秘等。

【用法】每日1剂，分数次服食，3～5日为1个疗程。

### 桔梗粥

【组成】桔梗10g，大米100g。

【制法】将桔梗洗净去杂，放入锅中，加水适量，浸泡5～10分钟后，水煎取汁，与洗净的大米同煮粥，即可。

【保健功能】化痰止咳。

【应用】常用于各种咳嗽、咽炎等。

【用法】每日1剂，分2次服食。

### 桑白皮粥

【组成】桑白皮10g，地骨皮10g，甘草3g，粳米50g，白糖30g。

【制法】将上药洗净切细，用干净纱布包好，与洗净的粳米同煮粥，粥熟后去药包，加白糖调味，即可。

【保健功能】清热润肺，止咳平喘。

【应用】常用于痰热蕴肺型支气管炎、肺脓肿、肺炎、哮喘等。

【用法】每日1剂，分2次服食。

### 紫苏子粥

【组成】紫苏子10～15g，粳米50g，冰糖适量。

【制法】将紫苏子洗净去杂，放入锅中，加水适量，浸泡5～10分钟后，水煎取汁，与洗净的大米同煮粥，可加少许冰糖调味，即可。

【保健功能】止咳定喘，下气通便。

【应用】常用于痰湿蕴肺型咳嗽、哮喘等。

【用法】每日1剂，早餐服食。

## 十三、安神类

### 远志粥

【组成】远志 10g，粳米 100g。

【制法】将远志洗净去杂，切碎，用干净纱布包好，与洗净的粳米同煮粥，粥熟后去药包，即可。

【保健功能】宁心安神，祛痰开窍，消散痈肿。

【应用】常用于心肾不交型神经衰弱、健忘、失眠等。

【用法】每日 1 剂，分 2 次服食，2～3 日为 1 个疗程。

### 柏子仁粥

【组成】柏子仁 15g，粳米 100g，蜂蜜 20g。

【制法】将柏子仁去种皮，洗净，捣碎，与洗净的粳米同煮粥，熟后加入蜂蜜调味，即可。

【保健功能】养心安神，润肠通便。

【应用】常用于心阴虚型神经衰弱、失眠，肠燥型习惯性便秘、老年性便秘等。

【用法】每日 1 剂，分 2 次服食，2～3 日为 1 个疗程。

### 酸枣仁粥

【组成】酸枣仁 50g，粳米 100g，白糖适量。

【制法】将酸枣仁洗净去杂，捣碎，加少量清水继续捣至稀烂后，用纱布将汁绞出，备用。将洗净的粳米放入锅中，加水适量，用大火烧沸后改用小火煮至半熟，加入酸枣仁汁再煮，至米烂汤稠时，放入白糖调味，即可。

【保健功能】养心益肝，安神敛汗。

【应用】常用于心肝血虚型神经衰弱、失眠、心律失常，以及自汗、盗汗等。

【用法】每日 1 剂，每晚温热服食。

## 十四、平肝息风类

### 天麻粥

【组成】天麻 3g，大米 100g，白糖适量。

【制法】将天麻洗净去杂，烘干后研为细末，大米淘净，放入锅内，加清水适量煮粥，待熟时加入天麻末、白糖，再煮片刻，即可。

【保健功能】息风止痉，平肝潜阳，祛风通络。

【应用】常用于肝阳上亢型高血压，风湿痹阻型风湿性关节炎、类风湿关节炎等。

【用法】每日 1 剂，分 2 次服食。

### ◉ 决明子粥

【组成】决明子 10 ~ 15g, 粳米 50g, 冰糖适量。

【制法】将决明子放入锅内炒至微有香气,取出,待冷后煎煮,去渣取汁,与洗净的粳米同煮粥,粥将熟时,加入适量冰糖调味,再煮片刻,即可。

【保健功能】清肝,明目,通便。

【应用】常用于肝阳上亢型高血压、高脂血症、肝硬化腹水、夜盲症,肠燥型便秘等。

【用法】每日 1 剂,分 2 次服食,5 ~ 7 日为 1 个疗程。

### ◉ 咸鸭蛋牡蛎粥

【组成】牡蛎 100g, 咸鸭蛋 2 个, 粳米 100g, 调料适量。

【制法】将牡蛎加水 1000mL 煎煮,去渣取汁,与洗净的鸭蛋及粳米同煮粥,调味,即可。

【保健功能】补肝肾,养心神。

【应用】常用于肝肾阴虚型高血压、神经衰弱、失眠等。

【用法】每日 1 剂,分 2 次服食。

## 十五、补益类

### (一)补气类

### ◉ 人参粥

【组成】人参 3g, 粳米 100g, 冰糖适量。

【制法】将人参洗净去杂,烘干后研为细末,与洗净的粳米同放入砂锅内,加水适量,先用大火煮沸,再改用小火煎熬 20 ~ 30 分钟,以米熟为度。另取冰糖少许,加水适量,熬汁。将冰糖汁徐徐加入煮熟的粥内,搅拌均匀,小火稍沸,即可。

【保健功能】补益元气,健脾益肺。

【应用】常用于肺脾气虚型低血压、消化不良、慢性支气管炎、肺气肿,气血亏虚型心律失常、失眠等。

【用法】每日 1 剂,早餐空腹服食。

### ◉ 大枣粥

【组成】大枣 10 枚(去核), 粳米 100g, 冰糖汁适量。

【制法】将大枣洗净,与洗净的粳米同放入锅内,加水适量,先用大火煮沸,后改用小火熬烂成粥,再加入适量冰糖汁,搅拌均匀,即可。

【保健功能】健脾益气,养血补血。

【应用】常用于脾胃气虚型贫血、消化不良等。

【用法】每日 1 剂,随餐服食。

### ◈ 山药粥

【组成】山药 45～60g（鲜品 100～200g），粳米 100g。

【制法】将山药洗净去杂，与洗净的粳米同煮粥，即可。

【保健功能】益气养阴，补脾肺肾，固精止带。

【应用】常用于脾气亏虚型消化不良、泄泻，气阴两虚型糖尿病，肾虚不固型遗精、尿频、带下等。

【用法】每日 1 剂，分 2 次服食。

### ◈ 太子参山楂粥

【组成】太子参 10g，山楂 10g（去核），大米 100g。

【制法】将太子参洗净去杂，山楂洗净切片，与洗净的大米同放入锅内煮粥，即可。

【保健功能】补气健脾，活血化瘀。

【应用】常用于气虚血瘀型高血压等。

【用法】每日 1 剂，分 2 次服食。

### ◈ 白扁豆粥

【组成】白扁豆 60g（鲜品 120g），粳米 60g。

【制法】将白扁豆洗净去杂，烘干后炒至微黄，与洗净的粳米同煮粥，煮至扁豆烂熟，即可。

【保健功能】健脾养胃，清暑止泻。

【应用】常用于脾虚湿阻型消化不良、泄泻等。

【用法】每日 1 剂，分 2 次服食。

### ◈ 白术粥

【组成】白术 10g，大米 100g，白糖少许。

【制法】将白术洗净去杂，放入锅中，加水适量，水煎取汁，与洗净的大米同煮粥，待熟时调入白糖，再煮片刻，即可。

【保健功能】健脾益气，固表止汗。

【应用】常用于脾胃气虚型消化不良、泄泻，脾虚湿阻型水肿、小便不利，气血亏虚型先兆流产等。

【用法】每日 1 剂，分 3 次服食。

### ◈ 首乌甘草粥

【组成】何首乌 10g，甘草 6g，粳米 60g，冰糖 15g。

【制法】将何首乌用黑豆煮熟，切薄片；甘草洗净，润透，切片；冰糖打碎成屑。甘草、何首乌、粳米同放入瓦锅内，加水适量，大火上烧沸后改用小火煮 35 分钟，加入冰糖屑调味，即可。

【保健功能】补肝肾，止咳嗽。

【应用】常用于肝肾亏虚型高脂血症、高血压、失眠等。

【用法】每日 1 剂，分 2 次服食。

### 西洋参粥

【组成】西洋参 3g，大枣 10 枚（去核），粟米 100g。

【制法】将西洋参洗净去杂，烘干后捣碎，大枣洗净，与洗净的粟米同入砂锅内煮粥，即可。

【保健功能】益气养阴，强身健体，延年益寿。

【应用】常用于气阴两虚型糖尿病等。

【用法】每日 1 剂，早餐服食。

### 参芪沙棘粥

【组成】沙棘 10g，人参 10g，黄芪 10g，枸杞子 10g，淫羊藿 10g，大米 100g，冰糖适量。

【制法】将上药洗净同放入砂锅内，加水煎煮，去渣取汁，将药汁与洗净的大米同放入锅内，加水适量，待熟时加冰糖调味，再煮片刻，即可。

【保健功能】健脾益肾，活血化瘀。

【应用】常用于气虚血瘀型尿道综合征等。

【用法】每日 2 剂，分 2 次服食，7 日为 1 个疗程。

### 刺五加粥

【组成】刺五加 10g，大米 100g，白糖少许。

【制法】将刺五加洗净去杂，放入锅中，用冷水浸泡 5～30 分钟，水煎取汁，与洗净的大米同煮粥，待熟时调入白糖，再煮片刻，即可。

【保健功能】祛风利湿，补益肝肾，强筋健骨。

【应用】常用于肝肾亏虚型风湿性关节炎、类风湿关节炎等。

【用法】每日 1 剂，随餐食用。

### 绞股蓝粥

【组成】绞股蓝 15g，红枣 15 枚（去核），粳米 100g，红糖 20g。

【制法】将绞股蓝洗净去杂，烘干后研为细末，备用。将红枣、粳米洗净，同放入砂锅内，加水煨煮成稠粥，加绞股蓝细末、红糖，拌匀，改用小火继续煨煮 10 分钟，即可。

【保健功能】健脾益气，养心安神。

【应用】常用于心脾两虚型慢性胃炎、失眠、神经衰弱、健忘等。

【用法】每日 1 剂，分 2 次服食。

### 补虚正气粥

【组成】炙黄芪 30g，人参 3g（或党参 15g），粳米 100g，白糖少许。

【制法】将黄芪、人参（或党参）洗净去杂，烘干后切成薄片，用冷水浸泡 30 分钟，同放入砂锅内，加水适量，先用大火煎沸，改用小火炖成浓汁，煎煮 3 次，去渣取汁，合并药汁，与洗净的粳米同煮粥，待粥熟时加入适量白糖调味，稍煮片刻，即可。

【保健功能】补益元气，健脾养胃，升阳补中，固表止汗。

【应用】常用于脾胃气虚型消化不良、泄泻、内脏下垂、自汗等，以及年老久病体弱者。

【用法】每日 1 剂，分 2 次空腹服食，3～5 日为 1 个疗程，间隔 2～3 日后再服。

### 蜂蜜粥

【组成】大米 50g，蜂蜜适量。

【制法】将大米洗净放入锅中，加水适量煮粥，待熟时调入蜂蜜，再煮片刻，即可。

【保健功能】补中缓急，润肺止咳，润肠通便。

【应用】常用于脾胃亏虚型腹痛，肺阴亏虚型咳嗽，肠燥型便秘等。

【用法】每日 1 剂，随餐服食，3～5 日为 1 个疗程。

## （二）补血类

### 山药白芍粥

【组成】山药 50g，白芍 15g，大米 100g，冰糖适量。

【制法】将上药洗净去杂，水煎取汁，与洗净的大米同煮粥，待熟时调入冰糖，再煮片刻，即可。

【保健功能】补脾柔肝。

【应用】常用于肝郁脾虚型消化不良、神经衰弱、失眠等。

【用法】每日 1 剂，分 2 次服食。

### 龙眼粥

【组成】桂圆肉 30g，粳米 100g。

【制法】将桂圆肉洗净去杂，与洗净的粳米同煮粥，即可。

【保健功能】养血益心，定神宁志。

【应用】常用于心脾两虚型神经衰弱、失眠、健忘、贫血等。

【用法】每日 1 剂，随餐食用。

### 当归粥

【组成】当归 10g，粳米 50g，红糖适量。

【制法】将当归洗净去杂，煎煮片刻，去渣取汁，与洗净的粳米、红糖同煮粥，即可。

【保健功能】行气养血，活血止痛。

【应用】常用于气血亏虚型痛经、月经不调、便秘等。

【用法】每日 1 剂，分 1～2 次温热服食。

### 何首乌粥

【组成】制何首乌 30～60g，粳米 100g，大枣 2～3 枚，冰糖适量。

【制法】将何首乌洗净去杂，放入砂锅内煎取浓汁，去渣取汁，与洗净的粳米、大枣、冰糖同煮粥，即可。

【保健功能】养肝补血，益肾抗老。

【应用】常用于肝肾亏虚型高脂血症、动脉粥样硬化、冠心病、高血压等。

【用法】每日 1 剂，分 2 次服食。

### 阿胶糯米粥

【组成】阿胶 30g，糯米 100g，红糖适量。

【制法】将糯米洗净，放入锅内，加水适量，煮至粥熟时，放入捣碎的阿胶，边煮边搅，稍煮片刻，加入适量红糖搅匀，即可。

【保健功能】滋阴补虚，养血止血。

【应用】常用于阴虚血少型月经过多、经期延长、崩漏、先兆流产等。

【用法】每日 1 剂，分 2 次空腹服食，3 日为 1 个疗程，间断服食。

### 熟地黄粥

【组成】熟地黄 30g，粳米 50g。

【制法】将洗净的熟地黄用纱布包扎，放入砂锅内，加水 500mL，浸泡片刻，大火煮沸后改用慢火煎汁，去渣取汁，与洗净的粳米同煮粥，粥熟后去药包，即可。

【保健功能】养阴补血，益精明目。

【应用】常用于阴虚血少型月经不调、糖尿病等。

【用法】每日 1 剂，分 2 次服食。

## （三）补阳类

### 巴戟杞子鹿肉粥

【组成】巴戟天 30g，枸杞子 30g，鹿肉 300g，粳米 100g，黄酒、酱油等调料适量。

【制法】将巴戟天、枸杞子、鹿肉洗净后，加黄酒、酱油等调料煮沸，加入洗净的粳米同煮粥，并改用小火煨至肉烂粥熟，即可。

【保健功能】益肾气，填肾精。

【应用】常用于肾阳虚型阳痿等。

【用法】每日 1 剂，分 3 次服食，3～5 日为 1 个疗程。

### ◈ 冬虫夏草粥

【组成】冬虫夏草6g，白及6g，粳米50g，冰糖适量。

【制法】将冬虫夏草、白及洗净去杂，烘干后研为细末，备用。将洗净的粳米、冰糖同煮成粥，再将冬虫夏草末和白及末均匀撒入粥中，稍煮片刻，焖5分钟，即可。

【保健功能】补肺益肾，止血化痰。

【应用】常用于肺肾亏虚型慢性支气管炎、肺气肿、肺结核、哮喘等。

【用法】每日1剂，分2次温热服食，5～7日为1个疗程。

### ◈ 山药补骨脂粥

【组成】山药60g，补骨脂9g，吴茱萸3g，粳米60g。

【制法】将山药、吴茱萸、补骨脂洗净，放入锅内，加水适量，大火煮沸后改小火煎煮40分钟，去渣取汁，与洗净的大米同入锅中，加水适量，煎煮成稠粥，即可。

【保健功能】温补脾肾。

【应用】常用于脾肾阳虚型溃疡性结肠炎、泄泻等。

【用法】每日1剂，分2次服食。

### ◈ 双凤壮阳粥

【组成】淫羊藿15g，补骨脂15g，巴戟天15g，麻雀5只，仔公鸡1只，粳米250g，盐、姜适量。

【制法】将麻雀和公鸡去毛、内脏，洗净。上药洗净后以布袋包好，在砂锅中加水煎30分钟，去渣取汁，汁液与麻雀肉、鸡肉、姜、盐和粳米同煮成粥，即可。

【保健功能】补肾壮阳，强筋健骨。

【应用】常用于肾阳虚型性功能低下、阳痿、早泄、不孕症、风湿性关节炎、类风湿关节炎等。

【用法】每日1剂，分2次空腹温热服食。

### ◈ 杜仲粥

【组成】杜仲10g，大米100g，白糖适量。

【制法】将杜仲洗净去杂，放入锅中，加水适量，浸泡5～10分钟后，水煎取汁，与洗净的大米同煮粥，待粥熟时加入适量白糖调味，再煮片刻，即可。

【保健功能】补益肝肾，强筋健骨，安胎固冲。

【应用】常用于肝肾亏虚型阳痿、尿频、先兆流产、习惯性流产、高血压等。

【用法】每日1剂，分2次服食，3～5日为1个疗程。

### ◈ 沙苑粥

【组成】沙苑子20g，粳米100g，冰糖50g。

【制法】将沙苑子洗净去杂，用纱布包好，与洗净的粳米同煮至粥熟，去药包，加冰糖煮约5分钟，即可。

【保健功能】补肾固精，养肝明目。

【应用】常用于肾阳虚型遗精、早泄，以及阳痿、尿频、带下等。

【用法】每日1剂，分2次服食。

### 益智粥

【组成】益智仁30～50g，白茯苓30～50g，大米30～50g。

【制法】将益智仁、白茯苓洗净去杂，烘干后研为细末，备用，将洗净的大米煮成稀薄粥，待粥将熟时，调入药粉3～5g，稍煮片刻，即可。

【保健功能】益脾，暖肾，固气。

【应用】常用于肾阳虚型小儿遗尿、小儿流涎等。

【用法】每日1剂，分2次温热服食，5～7日为1个疗程。

### 鹿茸粥

【组成】鹿茸3～6g，粳米100g，生姜3片，盐少许。

【制法】将鹿茸洗净去杂，炙酥为末，备用，洗净的粳米放入锅内，加水适量，待沸后放入鹿茸末、生姜同煮粥，熟时加适量盐调味，即可。

【保健功能】温肾阳，益精血。

【应用】常用于肾阳虚型阳痿、早泄、滑精、带下等。

【用法】每日1剂，分2次温热服食，3～5日为1个疗程。

### 菟丝子粥

【组成】菟丝子30g，粳米60g，白糖适量。

【制法】将菟丝子洗净去杂，烘干后捣碎，加水煎煮，去渣取汁，与洗净的粳米同煮粥，待粥将成时，加入白糖调味，稍煮片刻，即可。

【保健功能】补肾益精，养肝明目。

【应用】常用于肝肾亏虚型阳痿、早泄、尿频、带下、视力减退、习惯性流产等。

【用法】每日1剂，分2次服食。

### 淫羊藿粥

【组成】淫羊藿10g，大米50g，白糖适量。

【制法】将淫羊藿洗净去杂，放入锅中，加水适量，浸泡5～10分钟后，水煎取汁，与洗净的大米同煮粥，待熟时调入白糖，再煮片刻，即可。

【保健功能】补肾壮阳，祛风除湿。

【应用】常用于肾阳虚型阳痿、尿频，肝肾亏虚型风湿性关节炎、类风湿关节炎等。

【用法】每日1剂，分2次服食。

### ● 蛤蚧粥

【组成】蛤蚧 1 只，党参 30g，粳米 50g，酒、蜂蜜适量。

【制法】将蛤蚧洗净去杂，用酒、蜂蜜涂抹全身，置瓦片上炙热至脆，党参洗净去杂，烘干后与蛤蚧共研为细末，拌匀，备用。将洗净的糯米煮粥，待粥八成熟时，加入药末搅匀，继续煮至粥熟，即可。

【保健功能】补益肺肾，纳气定喘。

【应用】常用于肺肾亏虚型慢性支气管炎、肺气肿、哮喘等。

【用法】每日或隔日 1 剂，分 2～3 次服食，5～6 剂为 1 个疗程。

## （四）补阴类

### ● 女贞子粥

【组成】女贞子 15g，大米 100g，白糖适量。

【制法】将女贞子洗净去杂，放入锅中，加水适量，水煎取汁，与洗净的大米同煮粥，待熟时调入白糖，再煮片刻，即可。

【保健功能】滋补肝肾，明目养阴。

【应用】常用于肝肾阴虚型视力减退、视疲劳、慢性肝炎、早期肝硬化等。

【用法】每日 1 剂，分 2 次服食。

### ● 天门冬粥

【组成】天门冬 20g，粳米 100g，冰糖适量。

【制法】将天门冬洗净去杂，放入锅内，加水适量，煎煮后去渣取汁，与洗净的粳米同煮粥，待粥将熟时加入冰糖，稍煮片刻，即可。

【保健功能】养阴清热，润肺滋肾。

【应用】常用于肺肾阴虚型肺结核、糖尿病等。

【用法】每日 1 剂，分 2 次空腹食用，3～5 日为 1 个疗程，每疗程之间要间隔 3 天。

### ● 沙参粥

【组成】沙参 15～30g，粳米 50～100g，冰糖适量。

【制法】将北沙参洗净去杂，切斜片，与洗净的粳米加水同煮粥，待粥熟时加冰糖调味，即可。

【保健功能】滋阴润肺，益胃止咳。

【应用】常用于肺阴亏虚型咳嗽、糖尿病、咽炎、失音等。

【用法】每日 1 剂，分 2 次服食，3～5 日为 1 个疗程。

### ● 玉竹粥

【组成】玉竹 15～20g（或鲜品 30～60g），粳米 100g，冰糖少许。

【制法】将玉竹洗净去杂，切碎，放入锅内，加水适量，煎煮后去渣取汁，与洗净的粳米同煮为稀粥，粥成时放入冰糖，稍煮片刻，即可。

【保健功能】滋阴润肺，生津止渴。

【应用】常用于肺阴亏虚型咳嗽、糖尿病等。

【用法】每日1剂，分2次服食。

### 百合粥

【组成】百合30g（或干品20g），糯米50g，冰糖适量。

【制法】将百合剥皮、去须后洗净，切碎，与洗净的糯米同放入砂锅内，煮至米烂粥稠，加冰糖调味，即可。

【保健功能】养阴润肺，清心安神。

【应用】常用于肺阴亏虚型肺结核、慢性支气管炎、肺气肿、支气管扩张，心阴亏虚型失眠、神经衰弱等，也可用于白细胞减少症的辅助治疗。

【用法】每日1剂，分2次服食。

### 麦冬粥

【组成】麦冬20g，粳米100g，冰糖20g。

【制法】将麦冬洗净去杂，加水适量，煎煮取汁，备用，粳米洗净煮粥，待粥煮至五成熟时，加入麦冬汁再煮至粥熟，加入冰糖调味，即可。

【保健功能】润肺止咳，益胃生津。

【应用】常用于肺阴亏虚型咳嗽、糖尿病等。

【用法】每日1剂，分2次服食，或作点心食之。

### 枸杞子粥

【组成】枸杞子20g，粳米100g，白糖适量。

【制法】将洗净的枸杞子与粳米同放入砂锅内，加水适量，用大火煮沸后改用小火煮至米开花、汤稠，加入适量白糖调味，焖5分钟，即可。

【保健功能】养阴补血，益精明目。

【应用】常用于肝肾阴虚型糖尿病、高脂血症、脂肪肝、慢性肝炎、动脉粥样硬化、冠心病等。

【用法】每日1剂，分2次服食。

### 桑椹粥

【组成】桑椹30g，粳米100g，白糖30g。

【制法】将桑椹用水浸泡30分钟，洗净去杂，与洗净的粳米同放入锅中，加水适量，用大火煮沸后改用小火熬至粳米开花、粥汁黏稠时，加入白糖，拌匀，稍煮片刻，即可。

【保健功能】滋阴养血，益气和中。

【应用】常用于肝肾阴虚型视力减退、遗精、糖尿病等。

【用法】每日 1 剂，晨起空腹服食。

### 石斛粥

【组成】铁皮石斛 15g（或鲜品 30g），粳米 50g，冰糖 20g。

【制法】将铁皮石斛洗净切段，加水煎熬 2 次，去渣取汁，备用，将洗净的粳米放入锅内，待粥煮至五成熟时，加入药汁、冰糖，煮至粥稠，即可。

【保健功能】滋阴润燥。

【应用】常用于胃阴亏虚型消化性溃疡、慢性胃炎，肝肾阴虚型视力减退等。

【用法】每日 1 剂，作早餐服食。

### 黄精粥

【组成】黄精 25g（或鲜品 50g），粳米 100g，白糖适量。

【制法】将黄精洗净去杂，放入锅中，浸泡 5 ~ 10 分钟后，水煎取汁，与洗净的大米同煮为稀粥，待熟时调入白糖，再煮片刻，即可。

【保健功能】健脾益气，养阴润肺。

【应用】常用于脾胃亏虚型慢性胃炎、消化不良，肺阴亏虚型咳嗽等。

【用法】每日 1 剂，分 2 次服食，3 ~ 5 日为 1 个疗程。

### 黑芝麻粥

【组成】黑芝麻 30g，粳米 100g，蜂蜜适量。

【制法】将黑芝麻捣碎，与洗净的粳米同放入锅中，加水适量，用小火煮至汤汁稠浓成粥时，加蜂蜜调味，即可。

【保健功能】补肝肾，润五脏。

【应用】常用于肝肾阴虚型产后缺乳、便秘等。

【用法】每日 1 剂，随餐食用。

### 鳖甲苡仁粥

【组成】鳖甲 20g，薏苡仁 50g，佛手 10g，核桃树枝 30g，蜂蜜适量。

【制法】将鳖甲、佛手、核桃树枝洗净，加水适量，煎煮取汁，与洗净的薏苡仁同煮粥，待熟时加入蜂蜜调味，即可。

【保健功能】疏肝祛痰，化痰散积。

【应用】常用于肝郁气滞型肿瘤等。

【用法】每日 1 剂，分 2 次服食。

## 十六、收涩类

### 山茱萸粥

【组成】山茱萸 20g，粳米 100g。

【制法】将山茱萸洗净去杂，与洗净的粳米同煮粥，即可。

【保健功能】补肝益肾，涩精止汗。

【应用】常用于肝肾亏虚型阳痿、遗精、遗尿、月经过多等。

【用法】每日 1 剂，分 2 次服食，3～5 日为 1 个疗程。

### 乌梅粥

【组成】乌梅 10～15g，粳米 60g，冰糖适量。

【制法】将乌梅洗净去杂，捣碎，浓煎，去渣取汁，与洗净的粳米同煮粥，粥熟后加冰糖少许，稍煮片刻，即可。

【保健功能】涩肠止泻，收敛止血，敛肺止咳，生津止渴。

【应用】常用于脾气亏虚型泄泻、痢疾，肺阴亏虚型咳嗽等。

【用法】每日 1 剂，分 2 次温热空腹服食。

### 五味子粥

【组成】五味子 10g，大枣 10 枚，粳米 100g，冰糖适量。

【制法】将五味子洗净去杂，加水适量，去渣取汁，与洗净的粳米、大枣同放入锅内，加水适量，大火煮沸后，撇去浮沫，改用小火煮成稀粥，加入冰糖调味，即可。

【保健功能】益气生津，补肝养肾。

【应用】常用于肾虚不固型遗精、滑精，心肾不交型神经衰弱、失眠，以及防治慢性肝炎、肝硬化等。

【用法】每日 1 剂，分 2 次服食。

### 豆蔻粥

【组成】肉豆蔻 5g，山药 20g，芡实 10g，粳米 50g，白糖适量。

【制法】将肉豆蔻、芡实、山药洗净去杂，放入锅内，加清水煮约 30 分钟后，加入洗净的粳米同煮，大火煮沸后改用小火慢煮，至粥熟后，加入适量白糖调味，即可。

【保健功能】益气健脾，消食温胃。

【应用】常用于脾胃阳虚型消化不良、泄泻等。

【用法】每日 1 剂，顿服。

### 芡实粥

【组成】芡实 30g，粳米 60g。

【制法】将芡实同麦麸炒至黄色，与洗净的粳米同放入砂锅中，加水适量，用小火煮，由微滚至沸腾，以粥汤稠而上见粥油为度。

【保健功能】健脾止泻，益肾固精。

【应用】常用于脾虚湿阻型泄泻，肾虚不固型遗精、滑精、带下、尿频、小儿遗尿等。

【用法】每日1剂，分2次服食。

### 山药芡实粥

【组成】山药50g，芡实50g，粳米50g，香油、食盐适量。

【制法】将山药洗净去杂，芡实洗净打碎，与洗净的粳米同放入锅中，加水适量，待粥熟后加香油、食盐调味，即可。

【保健功能】补虚劳，强心益智。

【应用】常用于气血亏虚型神经衰弱、失眠、健忘，延缓智力衰退。

【用法】每日1剂，晚餐温热服食。

### 金樱子粥

【组成】金樱子30g，粳米50g，食盐少许。

【制法】将金樱子洗净去杂，放入锅内，加水适量，去渣取汁，与洗净的粳米同煮为粥，粥熟时加入少许食盐，拌匀调味，即可。

【保健功能】收涩固精，止遗止泻。

【应用】常用于肾虚不固型遗精、滑精、遗尿、尿频、带下等。

【用法】每日1剂，晚上睡前温服。

### 荷叶粥

【组成】新鲜荷叶1张，粳米100g，冰糖适量。

【制法】将鲜荷叶洗净去杂，煎汤，去渣取汁，与洗净的粳米、冰糖同煮粥，即可。

【保健功能】清暑利湿，升发清阳。

【应用】常用于暑湿型中暑、泄泻，以及高血压、高脂血症、肥胖症等。

【用法】每日1剂，可作夏季清凉解暑饮料，或作点心早晚餐温热服食。

### 莲子粥

【组成】莲子15g，粳米80g。

【制法】将莲子用水泡发，去表层、莲心，洗净后放入锅内，加水适量，煮至熟烂，备用。将洗净的粳米放入锅中，加清水煮成薄粥，粥熟后掺入莲子，搅匀，即可。

【保健功能】健脾补肾。

【应用】常用于脾气亏虚型消化不良、泄泻，心肾不交型神经衰弱、失眠，肾虚不固型尿频、遗精、带下等。

【用法】每日1剂，空腹随意服食。

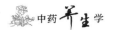

### 覆盆子粥

【组成】覆盆子 30g，粳米 100g，蜂蜜 15g。

【制法】将覆盆子洗净去杂，以干净纱布包好，放入锅内，加水适量，煮沸约 15 分钟，去药包，加入洗净的粳米，用大火煮沸后改用小火煮至粥成，待熟时加入蜂蜜调味，即可。

【保健功能】益肾，固精，缩尿。

【应用】常用于肾虚不固型阳痿、遗精、滑精、遗尿、尿频等。

【用法】每日 1 剂，分 2 次服食。

（李洁玉）

# 第六章 常用养生菜

养生菜是指在中医药理论指导下,将鸡、鸭、鱼、蔬菜等与养生中药、调料进行切配和烹调加工制作成的一类药食相配的特殊膳食,具有不同的治疗或保健作用。其组成以食物为主,药物为辅,具有保健强身、防治疾病的作用。食物与药物的性能相通,二者配合应用,可以更好地发挥作用。养生菜无苦药之弊,寓保健治疗于美味食品之中,因而受到人们的广泛欢迎。

## 第一节 养生菜的起源和发展

养生菜在我国有着悠久的历史和广泛的群众基础,养生菜源于祖先对"药食同源""医食同源"的认识。远古时期的人类在与大自然搏斗以求生存的过程中,不断发现既可充饥食用又具有某些治病效用的动植物。自火被广泛使用,人们将饮食由生食变为用火烧烤的熟食,疾病减少,体质得到了增强,开始创制食物的烹饪方法。因此,远古时期的"药食同源"认识及对火的利用,都为后世养生菜的形成和发展奠定了基础。

早在西周时期,宫中就有"食医"掌管帝王的膳食保健工作。《周礼》强调"以五味、五谷、五药养其病",即是最早对药食合用、养生治病的记载。特别是中医典籍《黄帝内经》,书中论证了五脏与五味的相关性,提出了药食配制的原则与禁忌,为后世养生菜的发展奠定了理论基础。我国现存最早的药物学著作《神农本草经》记载了很多药食同源的品种及其性味功效,为后世养生菜选料奠定了重要的药性理论基础。汉代医圣张仲景所著《伤寒杂病论》收载了很多药食同用的食疗方剂。秦汉时期,确立了养生菜的基本理论,当时已形成了药食合用治病的习俗,这一时期可看成是养生菜初步形成的阶段。

魏晋南北朝时期也出现不少论述食疗的书籍,如葛洪的《肘后备急方》、崔浩的《食经》等。唐代"药王"孙思邈所著《千金要方》中专门编撰了《食治方》,以论述食疗的重要意义。孙思邈的弟子孟诜所著的《食疗本草》,收载食物药227种,更多地论述了食疗方法,进一步促进了中医食疗的发展。

唐代著名食医咎殷所著的《食医心镜》中收载食治药方209首,如赤小豆煮鲤鱼可治水肿,枸杞子、麦冬等药物与野鸡、猪肚等药物同煮可治消渴。

在很多宋代综合性文献中,养生菜的内容得到了保存与推广。如大型方书《太平惠民和剂局方》《圣济总录》等,收载了大量的食治方药,内容十分丰富。陈直所著《养老奉亲书》

是我国第一本老年病专著，收载了丰富的食治方药，是中药养生益寿的重要史料。

元代宫廷饮膳御医忽思慧所著《饮膳正要》，是一本重要的养生菜专著和饮食营养学专著，书中强调合理调配饮膳，详细记载了烹调方法、饮食宜忌、饮食卫生、过食危害等，并配制了菜谱。

明代的医药发展较快，有关食疗养生的著作层出不穷。明代李时珍所著《本草纲目》极大地丰富了养生菜的原料，记载了大量药食同源中药的食治功能。明代朱橚所著的《救荒本草》，使养生菜的应用更为民众化，更加广泛。

清代，养生菜防治疾病和养生得到了更为广泛的应用，不仅深入百姓，帝王官员也甚为奉行，养生食疗的普及应用达到了鼎盛阶段。王孟英的《随息居饮食谱》、袁枚的《随园食单》、朱本中的《饮食须知》、费子彬的《食养疗法》等，内容丰富，不仅继承和发展了传统的食治理论，介绍了许多颇为实用的养生菜食疗方，还拓展和补充了养生菜的内涵，使养生菜的理论更趋完善和成熟。

新中国成立后，中医药事业受到党和国家的高度重视，得到了迅速的发展和长足的进步。养生菜等食疗方经过了漫长的发展历程，理论和应用经验不断丰富，其在20世纪又获得了深入发展与应用的机遇。养生菜在科学日益发展、生活水平不断提高的当今，成为人们的关注对象，体现了人们对健康的期盼和对自然生态疗效性食物的追求。养生菜深受国内外民众的青睐，获得了最好的发展机会。随着对养生菜等食疗方研究的不断深入，开发应用的日益广泛，养生菜将越来越显示出强大的生命力。

# 第二节　养生菜的特点

养生菜主要由养生中药与食物按一定理论与原则有机组合，并以膳食的形式，产生食养、食治的作用，它既是食物，又不同于普通食物。其具有以下特点：

## 一、菜式多样，美味可口

养生菜充分利用养生中药的性能功效，与食物的营养性及其兼具的性能功效有机结合，继承了中国烹饪讲究色、香、味、形的特色，形成了菜式多样、美味可口的特点，并按照中国人的饮食习惯服食，既能补充机体营养，又兼防病治病与养生作用，是一种独具中国特色的膳食。

## 二、加减方便灵活，可以满足不同人群的需要

养生菜的组成要遵循一定的原则，而在实际运用养生菜养生保健时，还要根据体质的强弱、年龄的大小、四时气候及地域差异等因素进行合理配制，予以灵活加减变化，从而满足不同人群的需要。

### 三、防治兼宜，效果显著

养生菜既可治病，又可强身防病，这是有别于药物治疗的特点之一。《素问·五常政大论》提出，"药以祛之，食以随之"，食物疗法是综合疗法中一项重要的不可缺少的内容。金元四大家中的攻下派张从正主张攻邪居先，食养善后，这是典型的药食结合。养生菜多是平和之品，但其防治疾病和健身养生的效果却是比较显著的。山东中医药大学根据古代食疗和清宫保健经验研制而成的"八珍食品"，含有山药、莲子、山楂等8种药食同源中药，幼儿食用30天后食欲增加者占97%，生长发育也有改善。

# 第三节　养生菜的作用

别致考究的养生菜，药食同源，药菜结合，食借药力，药借食味，风味各异，营养丰富，从而达到保健、防病、治病的目的。养生菜多用以养生防病，见效慢，重在养与防。

### 一、扶正补虚

人体某组织、器官或整体功能低下，是导致疾病的重要原因，中医学把这种病理状态称为"正气虚"，其所引起的病证称为"虚证"。凡能改善或消除虚弱证候的药食，都具有扶正补虚的作用。如莲子、牛肉、茯苓等能补益脾胃；黑芝麻、枸杞子等可以补益肝肾。

### 二、泻实祛邪

外界致病因素侵袭人体，或内脏功能失调、亢进，皆可使人发生疾病。如果病邪较盛，中医称为"邪气实"，其证候则称为"实证"。凡能减弱实证证候的药食，都具有泻实祛邪的作用。如绿豆等具有清热解暑的作用；山楂、丹参可以活血化瘀；川贝母、白果等具有清热化痰的作用。

### 三、调理脏腑

五脏六腑虽然各有不同的生理功能，但他们既分工又合作，互相配合，构成了有机整体，从而维持身体正常的生命活动。如果脏腑之间失去协调平衡关系，就会导致疾病的发生。如脾胃不和，出现食欲不振、腹胀腹痛等症状，可用姜枣调和脾胃。

# 第四节　养生菜的选用

古代养生家言"三分治疗七分调养"，可见平时的调养比治疗更加重要，而养生菜则是药膳中应用最广、最易被人体吸收、最方便于家庭日常制作的一个食疗品种。养生菜含有药食同源中药的成分，具有中药的性能与功效，因而有治疗的作用。这种具有防病治病与养生强体功效的养生菜，应用时也应遵循一定原则，才能恰到好处。

### 一、三因制宜

因人、因时、因地制宜，是指根据体质、季节、地域的不同，确定相应的食疗原则，给予不同的养生菜。如气虚体质的人宜食山药软炸兔，阴虚体质的人宜食参麦甲鱼，秋天宜用川贝杏仁鸭，冬天宜食茴香腰子。

### 二、辨证施菜

辨证论治是中医学的一条基本原则，也是养生菜的特色之一，具体体现在针对不同的证给予相应的养生菜。

辨证施菜时，要根据病证的虚实、寒热、表里、阴阳，分别给予不同的养生菜。如风寒感冒宜服川芎白芷炖鱼头等，水肿宜服赤小豆冬瓜炖黑鱼等。

### 三、适量有恒

养生菜作为一种特殊的膳食，其服用也应遵循定时定量的饮食规律，以发挥养生菜的最佳效用。确定一种养生菜的用量，首先以一人食用量为准，确定其总量，在总量的范围内，按比例决定各种原料的用量。各种原料的一日用量，食物部分，按个人的食量确定，并参照食物的营养素含量和膳食营养标准，养生中药部分，参照《中华人民共和国药典》等最新规定。应根据自身状况，有规律地经常小量服食，持之以恒，方能收效。

### 四、以脏补脏

养生菜从"物以类聚""同性相助"的朴素认识中衍生出脏器互补、以脏补脏的理论与养生保健方法，即利用动物脏器来补助人体相应脏器的营养和功能。如肾虚腰痛宜用杜仲炒腰花，夜盲症宜用桑叶煮猪肝等。

## 第五节　养生菜的家庭制作方法与注意事项

近几年，随着广大群众生活水平的不断提高，人们对日常饮食的要求也逐步提升。对于一日三餐，大家已不再仅仅满足于填饱肚子，而越来越追求特色与口味，讲究科学和营养，希望吃出健康，延年益寿。养生菜以日常食用的食品与养生中药配合，烹饪成各种菜肴，因此，要想将苦口的良药变成可口的佳肴，必须讲究烹调技艺和注意事项，以适应人们的不同嗜好及口味变换。

## 一、制作方法

**1. 热菜类的制作方法**　热菜类养生菜，是最常用、运用最多的品种，尤其对东方人来说，热菜是必备菜肴，各地餐馆、家庭均较广泛应用。热菜类的制作方法主要有炖、蒸、煨、煮、熬、炒、爆、熘、炸等，还有烩、卤、扒、烧、挂霜等。

**2. 凉菜类的制作方法**　凉菜类养生菜，是将鲜品药食原料，进行生品加工制作，或是将药食原料经制熟处理，加工调制后冷食。凉菜类的制作方法主要有拌、炝、腌、冻等。

## 二、注意事项

**1. 注意合理烹制**　养生菜中药物和食物均具有各自的"四气""五味"，不同的烹饪方法对它们的性能都有改变。其制作方法很多，如煮、炖、煨、蒸、焖、炒、烩、烧、凉拌等，根据其性能特点选择适当的烹饪方法，烹制出的养生菜才能起到"药借食力，食助药威"的效果。熏、烤、煎、腌等烹饪方法不利于身体健康，制作养生菜时不宜使用。

**2. 注意合理调味**　由于养生菜中加入了一些养生中药，难免带有一些药味，所以在尽可能保持原有疗效的前提下，要调味得当，才能做成色、香、味、形俱佳的美味佳肴，使人们容易接受。同时调味时尽量少用盐和油。

**3. 注意合理配伍**　确定养生菜配方时，对所使用的原料应有主次辅佐及用量关系的把握，还要使养生菜既有中药的特点，又符合膳食的要求，有色、香、味、形、质等方面的美感。因此，原料搭配必须相互协调，以起到相互协同、增强疗效、限制偏性等作用，增强养生菜的食疗效果。

**4. 注意火候的大小**　养生菜的火候很重要，应根据食材原料的种类、性质、形态，以及成品的口味而灵活掌握，严格控制火候，既要充分烹饪出有效成分，又要避免药物和食物活性成分的丧失，以便达到更好的养生保健效果。如含挥发性成分的食材，大多不宜大火久制，稍煮片刻，待其香气溢出即可。

**5. 注意饮食禁忌**　饮食禁忌是指食"非所宜"的诸般情况，俗称"忌口"。如寒证慎食生冷之品，热证慎食辛辣之物，脾胃虚弱者慎食黏滞、油腻之品等。

（叶茂）

# 第六节　养生菜 119 种

## 一、解表类

### ◈ 川芎白芷炖鱼头

【组成】川芎 3～9g，白芷 3～9g，鳙鱼头 500g，葱、胡椒、生姜、精盐适量。

【制法】将鱼头去腮洗净，同洗净的川芎、白芷、葱、胡椒、生姜放入砂锅内，加水适量，大火烧沸，再以小火炖 30 分钟，入精盐调味，即可。

【保健功能】祛风散寒，活血止痛。

【应用】常用于风寒型感冒、头痛、牙龈肿痛等。

【用法】每日 2 次，佐餐食用。

### 生姜炒鸡蛋

【组成】生姜 12g，鸡蛋 1 枚。

【制法】将鸡蛋打碎，生姜切碎，搅匀，炒熟，即可。

【保健功能】疏风散寒，宣肺止咳。

【应用】常用于风寒束肺型咳嗽等。

【用法】每日 2 次，佐餐食用。

### 香薷腌菜

【组成】香薷叶 1000g，精盐适量，味精 0.8g。

【制法】将香薷叶洗净后沥干，风干 4～6 小时，加入精盐 200g，拌匀，装入缸内，压实，每天倒缸 1 次，腌制 3 天，从缸内取出后再风干 8～12 小时，再重新装入缸内，压实，加入浓度为 15%～20% 的盐水，盐水要淹没香薷，将缸口封严，腌制 15 天后拔淡，使其含盐量为 12%，加入味精调味，拌匀，即成。

【保健功能】解表散寒，化湿和中。

【应用】常用于暑湿型感冒，寒湿蕴脾型消化不良等。

【用法】佐餐食用。

### 菊花炒肉片

【组成】菊花瓣 30g，猪瘦肉 200g，鸡蛋 1 枚，精盐、黄酒、味精、淀粉适量。

【制法】鸡蛋取蛋清，猪瘦肉洗净、切片，放入蛋清、精盐、黄酒、味精、淀粉，调匀，入油锅内炒熟，后下洗净的菊花瓣，翻炒片刻，即可。

【保健功能】滋阴平肝，清热明目。

【应用】常用于肝阳上亢型高血压、冠心病、动脉粥样硬化、结膜炎、视神经炎等。

【用法】佐餐食用。

### 粉葛鲤鱼

【组成】粉葛 30g，鲤鱼 1 条，生姜 5g，葱 10g，精盐 3g，料酒 10g，清汤、食用油适量。

【制法】将鲤鱼去鳞、鳃、内脏，洗净，加料酒、精盐腌渍，备用；粉葛洗净，切片，用纱布包好放入砂锅内，加水适量，浓煎 2 次，去渣取汁，备用；生姜、葱洗净，生姜切片，葱切段，备用。待锅内油至六成热时放入姜片、葱节，煸炒出香味后，加入适量清汤和葛根汁 100mL，加鲤鱼、料酒，煮 20 分钟左右，至鱼肉熟，即可。

【保健功能】祛风止痛，健脾益胃。

【应用】常用于风热型感冒等。

【用法】佐餐食用。

### 凉拌苏叶菜

【组成】紫苏叶 60g，葱 30g，青椒 10g，精盐、香油少许。

【制法】将前三味洗净，切为碎末，加适量精盐、香油等调味，即可。

【保健功能】发汗解表，通阳利咽。

【应用】常用于风寒外袭型咽炎等。

【用法】佐餐食用。

### 紫苏蒸香骨

【组成】紫苏子 50g，紫苏叶 20 张，黑芝麻 50g，猪肋排 500g，花生酱 50g，桂林辣酱 15g，排骨酱 5g，南乳汁 5g，十三香、孜然粉、沙姜粉、精盐、玫瑰露酒、白糖、味精、生粉等适量。

【制法】紫苏子、黑芝麻炒熟。紫苏叶用清水泡软后洗净。猪肋排斩成段，放入清水中漂净血水，捞出沥干，再加入上述腌料拌匀，腌渍约 2 小时。将腌渍好的肋排逐块滚上紫苏子及黑芝麻，再用紫苏叶包裹成小包状，即成紫苏香骨生坯，随后整齐地码入笼中，入蒸柜用大火蒸至排骨熟，即可。

【保健功能】降气消痰，解表散寒。

【应用】常用于风寒型感冒、咳嗽等。

【用法】佐餐食用。

### 薄荷鸡丝

【组成】鸡脯肉 150g，鲜百合 50g，鲜薄荷 50g，蛋清、生姜、葱、淀粉、料酒、精盐、香油适量。

【制法】将薄荷洗净加水浓煎 2 次，去渣取汁，备用；百合洗净余水，备用；鸡肉洗净切丝，加薄荷液 30mL 及适量蛋清、淀粉、精盐拌匀，备用；生姜、葱洗净，分别切丝、段，备用。锅内油五成热后，倒入鸡丝过油，捞出鸡丝，再放油加热，油热后下姜丝、葱节煸炒，加适量料酒、鸡丝、百合、精盐略炒，淋上香油，即可。

【保健功能】滋阴润肺，生津清热。

【应用】常用于风热型感冒、咳嗽等。

【用法】佐餐食用。

## 二、清热类

### 🌿 马齿苋拌鲜藕

【组成】马齿苋 100g，鲜藕 100g，精盐、芝麻油、味精、白糖、醋适量。

【制法】将鲜藕洗净、切丝，与洗净的马齿苋同入沸水中焯过，捞出沥水，用适量精盐、芝麻油、味精、白糖、醋凉拌，即可。

【保健功能】清热生津，凉血止血。

【应用】常用于血热型产后出血等。

【用法】分 1 次或 2 次服食，5 日为 1 个疗程。

### 🌿 地黄蒸鸡

【组成】生地黄 100g，山药 200g，枸杞子 30g，女贞子 15g，白鸭 1 只，葱白、生姜、胡椒粉、黄酒、清汤、精盐、味精等佐料适量。

【制法】将鸭宰杀、洗净，去净骨头，将精盐、胡椒粉、黄酒涂抹在鸭体内外，加入葱白、生姜，腌 1 小时左右，生地黄洗净、切片，与洗净的女贞子放入纱布袋中，垫在碗底，把腌好的鸭肉切成 1cm² 左右的丁，山药去皮、切片，与洗净的枸杞子、鸭肉丁一同放在生地黄、女贞子纱布袋上，加入清汤，上笼蒸约 2 小时，至肉熟烂去除药袋，即可。

【保健功能】滋补肾阴，调理冲任。

【应用】常用于肾阴亏虚型黄褐斑等。

【用法】隔日 1 次，3 次为 1 个疗程，佐餐食用，喝汤食肉。

### 🌿 萝卜干煎蛋

【组成】玄参 4g，麦冬 6g，火麻仁 6g，鸡蛋 3 枚，葱 2 根，萝卜干 3 大匙。

【制法】将萝卜干洗净，沥干水分。鸡蛋去壳、打散。葱洗净切葱花备用。玄参、麦冬及火麻仁洗净后同放入锅内，加水 2 杯，煮沸后改用小火煮约 20 分钟，去渣取汤汁。锅内油烧至七成热时，放入萝卜干煸炒至香，再加入葱花拌炒数下盛起备用。将蛋液加入炒好的萝卜干及滤过的药汁拌匀，锅内油烧至六成热时，放入蛋液，中火煎熟，即可。

【保健功能】润肠通便。

【应用】常用于阴虚型习惯性便秘等。

【用法】佐餐食用。

### 🌿 地骨爆两样

【组成】地骨皮 12g，陈皮 10g，神曲 10g，羊肉 250g，羊肝 250g，豆粉、生姜、豆豉、葱白、白糖、绍酒、菜子油、精盐、味精适量。

【制法】将地骨皮、陈皮、神曲洗净后放入锅内，加水适量，煎煮 40 分钟，去渣取汁，加热浓缩成稠液，备用；将羊肉洗净，切成丝；羊肝洗净，切丝，用豆粉汁拌匀；将锅烧热，加入菜子油，烧开，将羊肝、羊肉倒入，爆炒至熟，烹入药液、葱白、豆豉、白糖、绍酒、精盐，收汁即成。食用时，加适量味精调味。

【保健功能】补气血，退虚热。

【应用】常用于气血亏虚型慢性疾病、消耗性疾病等。

【用法】佐餐食用，3～5 日为 1 个疗程。

### 🔍 芦根鳝丝

【组成】芦根 80g，鳝鱼肉 350g，生姜 10g，大蒜 20g，大葱 30g，香菜 10g，鸡蛋 1 枚，精盐、胡椒粉、料酒、醋、味精、干湿淀粉、鸡汤、香油、植物油适量。

【制法】将鳝鱼肉洗净后切成丝，用精盐、料酒、干淀粉和鸡蛋清搅匀上浆；芦根洗净切成 3cm 长的段，入沸水锅内氽一下，捞出；生姜、大蒜、大葱、香菜洗净后切丝、片、节、段；精盐、胡椒粉、料酒、醋、味精、湿淀粉和鸡汤在碗中兑成滋汁。锅内油烧至六成热时，加入鳝鱼丝滑散后捞出，放入姜丝、蒜片、葱节爆炒至香，加芦根稍煸炒，再放入鳝鱼丝，烹入滋汁，待收汁后亮油，反复翻炒均匀并淋上香油，再撒入香菜段，起锅转盘，即成。

【保健功能】清肺，养阴，生津。

【应用】常用于肺阴亏虚型肺结核等。

【用法】佐餐食用。

### 🔍 丹皮炒肉丝

【组成】牡丹皮 10g，猪瘦肉 250g，精盐 2g，味精 2g，酱油 5mL，料酒 5mL，葱花 6g，姜末 6g，水淀粉、植物油适量。

【制法】将牡丹皮洗净后研为细粉；猪肉洗净切成丝，加入水淀粉、酱油、料酒搅匀。锅内油至六成热时，放入葱花、姜末、猪肉丝、牡丹皮粉，反复翻炒至肉熟，加入精盐、味精调味，即可。

【保健功能】清热凉血，活血化瘀。

【应用】常用于血热血瘀型高血压、痛经等。

【用法】佐餐食用。

### 🔍 银花鸡丝

【组成】鲜金银花 50g（或干品 30g），鸡脯肉 200g，水发木耳 30g，姜、葱、精盐、酱油、水豆粉、料酒、味精、白糖适量。

【制法】将金银花去杂质，洗净，放入砂锅内，加水煎汤，去渣去汤；鸡脯肉洗净切丝，加部分药液、料酒、精盐、水豆粉码味；其余药液加水豆粉、酱油、味精、白糖兑汁备用；木耳洗净切丝；姜、葱洗净切丝、节。锅内油至六成热时，放入鸡丝划散，稍后下姜丝、葱节、木耳翻炒，烹汁推匀，即可。

【保健功能】健脾养胃，益气生津。

【应用】常用于脾胃亏虚型消化不良、痢疾、糖尿病等。

【用法】佐餐食用。

### 🌿 金荞麦炒瘦肉

【组成】鲜金荞麦 300g，猪瘦肉 50g，姜、大蒜、精盐、食用油适量。

【制法】将金荞麦洗净、切细，猪瘦肉洗净切成片，姜、大蒜洗净捣汁。锅内油烧至七成热时，放入金荞麦和肉片翻炒至熟，加精盐、姜汁、蒜汁翻炒片刻，即可。

【保健功能】清热解毒，活血化瘀。

【应用】常用于痰热蕴肺型咽炎、肺脓肿、肺炎等。

【用法】佐餐食用。

### 🌿 橄榄鸭脯丝

【组成】青果 100g（去核），鸭脯肉 150g，胡萝卜 25g，水发香菇 25g，鸡蛋清 1 个，鸡汤 100g，蒜茸、姜末、精盐、味精、干淀粉、水淀粉、植物油、香油适量。

【制法】将青果洗净切丝；鸭脯肉洗净劈丝，加适量精盐、味精、鸡蛋清、干淀粉拌和上浆；胡萝卜、香菇洗净切丝。锅烧热，加入植物油，放入鸭肉丝滑油，倒入漏勺内。锅留余油，放入蒜茸、姜末煸炒至香，下入鸡汤，放入青果丝、胡萝卜丝、香菇丝烧开，调入精盐、味精，加入鸭肉丝，以水淀粉勾芡，淋入香油，起锅装盘，即可。

【保健功能】清热解毒，益胃生津。

【应用】常用于肺胃热盛型咽炎等。

【用法】佐餐食用。

### 🌿 鱼腥草冲鸡蛋

【组成】鱼腥草 30g，鸡蛋 1 枚。

【制法】将鱼腥草洗净，放入锅中，浓煎取汁，用滚沸的药汁冲鸡蛋，即可。

【保健功能】清热，解毒，化痰。

【应用】常用于痰热蕴肺型咳嗽等。

【用法】每日 1 次，温服。

### 🌿 凉拌鱼腥草

【组成】鲜鱼腥草 150g，生姜 3 片，大蒜 3 瓣，葱白 3 根，香油、食醋、酱油、鸡精适量。

【制法】鱼腥草洗净、切段，生姜洗净、切丝，大蒜洗净、切粒，葱白洗净、切粒。将鱼腥草放入盘中，加入姜丝、蒜粒、葱白及适量香油、食醋、酱油、鸡精拌匀，即可。

【保健功能】清热解毒，消痈排脓。

【应用】常用于痰热蕴肺型咳嗽、传染性非典型肺炎等。

【用法】每日 1 剂，佐餐食用。

#### 枸杞栀子烧冬笋

【组成】枸杞子 15g，栀子 2g，麦冬 10g，鲜菊花 5g，冬笋 50g，清汤、料酒、味精、酱油、白糖、精盐、黄酒、味精适量。

【制法】将枸杞子、栀子、麦冬、鲜菊花洗净备用，冬笋去皮、洗净，切片。锅内倒油烧热，放入冬笋炸成金黄色，捞出沥油。锅内倒油烧热，放入冬笋、清汤、料酒、味精、白糖、枸杞子、栀子、菊花、麦冬，用大火翻炒均匀，加入酱油、白糖、精盐、黄酒，用小火煮至收汁。出锅前加入味精，翻炒片刻，装盘，即可。

【保健功能】清热解毒，滋阴润肺。

【应用】常用于甲状腺疾病的调理、肥胖症等。

【用法】佐餐食用。

#### 淡竹叶炒茄子

【组成】淡竹叶 15g，茄子 250g，酱油 5mL，料酒 5mL，精盐 2g，味精 2g，葱花 6g，姜末 6g，植物油适量。

【制法】将淡竹叶洗净放入锅内，煎汤，去渣留汤，茄子洗净切片。锅内油烧至六成热时，放入葱花、姜末煸炒至香，再放入茄子、淡竹叶汁、酱油、料酒，反复翻炒至熟，加精盐、味精调味，即成。

【保健功能】清热利尿。

【应用】常用于湿热蕴结型泌尿系感染、尿血等。

【用法】佐餐食用。

#### 凉拌菊苣

【组成】鲜菊苣适量，酱油或沙拉酱适量。

【制法】将菊苣叶片掰开，洗净，蘸酱油生食，或将其切成细丝，加适量沙拉酱拌匀，即可。

【保健功能】清热解毒，利尿消肿。

【应用】常用于湿热型黄疸、肾炎等。

【用法】佐餐食用。

#### 野菊花炒肉片

【组成】鲜嫩野菊花 300g，猪瘦肉 450g，大葱 5g，姜 3g，黄酒 5g，精盐 5g，味精 2g，酱油 5g，花生油适量。

【制法】将野菊花去杂，洗净，入沸水锅内焯一下，捞出沥水，切成丝；大葱、姜洗净切末；猪瘦肉洗净，切片，加黄酒、精盐、味精、酱油、葱花、姜丝腌渍片刻。锅中油烧至七成热时，放肉片煸炒至七八成熟，加入野菊花，再炒片刻至入味，即可。

【保健功能】清热解毒，润燥明目。

【应用】常用于热毒内蕴型咽炎、结膜炎等。

【用法】佐餐食用。

## 三、泻下类

### 大黄鸡蛋

【组成】大黄 3g，鸡蛋 1 枚。

【制法】先将鸡蛋洗净，打一孔，将大黄研末装入蛋内，湿纸封口后蒸熟，即可。

【保健功能】清热止血，固护正气。

【应用】常用于实热型尿血等。

【用法】每日 1 剂。

### 枣黄面丸

【组成】大枣 100 枚（去核），大黄 30g，白面 100g。

【制法】将大枣，再将大黄研末，做成如枣核大的丸，塞入大枣内，外面裹以面，在火中煨至极熟，捣为丸，如枣核大，即可。

【保健功能】补中益气，泻下攻积。

【应用】常用于脾虚食滞型小儿疳积等。

【用法】每日 2 次，每次服 7 丸。

### 麻仁蒸鲫鱼

【组成】火麻仁 10g，鲫鱼 250g，精盐 2g，味精 2g，料酒 5mL，葱花 6g，姜丝 6g。

【制法】将火麻仁洗净，放碗内，鲫鱼去鳞、鳃、内脏，洗净后加入少许精盐、料酒腌渍 10 分钟，放于火麻仁上面，撒上葱花、姜丝、味精，上蒸笼蒸熟，即可。

【保健功能】润肠通便。

【应用】常用于肠燥型便秘等。

【用法】喝汤食鱼。

### 芦荟炒肉丝

【组成】鲜芦荟 50g，瘦猪肉 150g，精盐 2g，味精 2g，姜丝 5g，葱花 5g，酱油 6mL，料酒 6mL，水淀粉、植物油、大蒜、豆瓣酱、白糖适量。

【制法】将芦荟去皮后洗净切成细丝、猪肉洗净切成丝，加入水淀粉、酱油、料酒搅匀。锅内油至六成热时，放入葱花、姜丝、大蒜、猪肉丝、豆瓣酱、芦荟，反复翻炒至肉熟，加入白糖、精盐、味精调味，即可。

【保健功能】清热泻火，润肠通便。

【应用】常用于实热型便秘，以及美白等。

【用法】佐餐食用。

### ◈ 番泻叶炒肉丝

【组成】番泻叶粉 3g，瘦猪肉 200g，精盐 2g，味精 2g，酱油 5mL，料酒 5mL，葱花 6g，姜末 6g，水淀粉、植物油、大蒜、豆瓣酱、白糖适量。

【制法】将猪肉洗净切成丝，加入水淀粉、酱油、料酒搅匀。锅内油至六成热时，放入葱花、姜丝、大蒜、猪肉丝、豆瓣酱、番泻叶，反复翻炒至肉熟，加入白糖、精盐、味精调味，即可。

【保健功能】润肠通便。

【应用】常用于实热型习惯性便秘、老年性便秘等。

【用法】佐餐食用。

## 四、祛风湿类

### ◈ 姜醋木瓜

【组成】木瓜 60g，生姜 9g，米醋 100mL。

【制法】将木瓜、生姜洗净，与米醋共放入砂锅内煎煮，待醋煮干时取出木瓜、生姜，即可。

【保健功能】活血通经，祛风散寒。

【应用】常用于风寒型荨麻疹等。

【用法】每日 1 剂，分 2 次食完，7～10 日为 1 个疗程。

### ◈ 木瓜猪腰

【组成】木瓜 10g，牛膝 10g，巴戟天 5g，小茴香 3g，肉桂心 2g，猪肾 250g，水发木耳 50g，葱 10g，生姜 5g，大蒜 5g，精盐 3g，料酒 10g，酱油 10g，鸡精 2g，豆粉 20g，鲜汤 30g，食用油适量。

【制法】将前五味中药洗净，加水适量，浓煎 2 次，取药汁 50mL；葱、生姜洗净后切末、丝；大蒜洗净后切片；木耳洗净；将猪肾洗净，剖为两瓣，去筋膜、臊腺，切腰花，加精盐、料酒、豆粉码味备用；将药汁加酱油、鲜汤、鸡精、豆粉兑成滋汁。锅内油至七成热时，放入猪肾快速炒散，加入姜丝、葱末、蒜片、木耳，翻炒后烹入滋汁，推匀起锅装盘，即可。

【保健功能】补肾益胃，强筋健骨。

【应用】常用于脾肾阳虚型类风湿关节炎、风湿性关节炎等。

【用法】佐餐食用。

### ◈ 强补猪肝

【组成】五加皮 10g，枸杞子 30g，五味子 10g，猪肝 250g，香菇 30g，精盐、味精、酱油适量。

【制法】将五加皮、五味子洗净后装入纱布袋中，猪肝洗净切片，与洗净的香菇、枸杞子同放入砂锅内，加水适量，加入适量精盐，煮沸后改用小火炖至猪肝熟，除去药包，加入适量味精、酱油调味，即可。

【保健功能】补益肝肾，强身壮体，益寿延年。

【应用】常用于肝肾亏虚型久病体虚、年老体衰者。

【用法】佐餐食用。

### 清炖乌蛇

【组成】乌梢蛇1条，生姜、葱白、绍酒、精盐、味精适量。

【制法】先将乌梢蛇去皮、头、尾和内脏，洗净，切成3cm的段，用生姜、葱白、绍酒处理，放入锅内，加水适量，置大火上烧沸，再改用小火炖至熟透，加适量精盐、味精调味，即可。

【保健功能】祛风湿，通经络。

【应用】常用于风湿痹阻型类风湿关节炎、风湿性关节炎、小儿麻痹症、骨关节结核等。

【用法】佐餐食用。

## 五、化湿类

### 豆蔻炖乌鸡

【组成】白豆蔻6g，乌鸡250g，精盐2g，味精2g，酱油5mL，料酒5mL，葱6g，生姜6g，食用油适量。

【制法】将乌鸡肉洗净后切成小块，白豆蔻洗净后打碎，葱、生姜洗净后切段、片，备用。锅内倒食用油烧热，放入葱段、姜片、料酒、鸡肉，煸炒至香，加水适量，加白豆蔻、精盐、酱油，用小火炖1~2小时，加适量味精调味，即可。

【保健功能】温中健胃，化湿行气。

【应用】常用于寒湿蕴脾型消化不良等。

【用法】佐餐食用。

### 参苓焖鸭

【组成】黄嘴鸭1只（约1500g），党参6g，茯苓5g，苍术3g，厚朴3g，甘草2g，大枣100g，黄酒1000g，菜子油1000g，生姜10g，葱10g，精盐5g，酱油15g，味精3g，白糖10g，水豆粉30g，鸡汤1500g。

【制法】将鸭宰杀后去毛、内脏、脚，洗净，放盆内，加黄酒、酱油腌渍1小时；除大枣外，其余各药洗净，用干净纱布包好备用；生姜、葱洗净切片、节。锅内油至五成热时，放入鸭炸至皮上色、肉收缩，捞出控油；另用砂锅置火上，锅底放4根筷子，再放上竹箅子，将鸭腹朝下放于竹箅上，加入鸡汤、黄酒、大枣、药包、酱油、姜片、葱节、精盐、白糖，大火煮沸后去浮沫，小火焖2小时，至鸭肉熟烂。取出鸭装于盘中，锅内原汤去姜、葱、药包，调味，勾芡，淋于鸭肉上，即可。

【保健功能】益气养胃，健脾除湿。

【应用】常用于脾虚湿阻型消化不良，寒湿痹阻型风湿性关节炎、类风湿关节炎等。

【用法】佐餐食用。

### 解暑酱包兔

【组成】佩兰叶 6g，兔肉 200g，甜面酱 12g，鸡蛋 1 枚，葱、生姜、精盐、酱油、白糖、味精、黄酒、生淀粉、白汤适量。

【制法】将兔肉洗净，切成长 6cm、宽 3cm 的薄片；佩兰叶洗净，加水煎汁，备用。兔肉片放入碗内，加生粉、精盐拌匀，再加药汁，搅拌至兔肉片吸足水分，然后加鸡蛋搅拌，使蛋汁均匀地黏附在兔肉片上。锅烧热，放猪油，烧至五成热时放入挂有全蛋淀粉糊的兔肉片，用筷子迅速搅散，避免相互粘连，至肉片断红时，取出沥去油。锅烧热，用凉油滑锅后放猪油，烧至五成热时，放甜面酱、葱、姜，炒至酱细腻无颗粒、起香味时，放黄酒、白糖、味精、酱油与白汤，炒拌成糊状，然后放肉片拌匀，沿锅边淋上少许猪油，翻炒至面酱包牢兔肉，淋上麻油，出锅装盘，即成。

【保健功能】解暑，益气，化湿。

【应用】常用于暑湿型感冒、中暑等。

【用法】佐餐食用。

### 厚朴炒萝卜

【组成】厚朴 10g，萝卜 250g，精盐 2g，味精 2g，酱油 5mL，料酒 5mL，葱花 5g，姜末 5g。

【制法】将厚朴洗净研成细末，萝卜洗净切成丝，备用。素油烧热，加入姜末、葱花爆炒至香，放入萝卜丝、料酒、酱油，煸炒至七成熟时，再加入厚朴粉，翻炒均匀，加精盐、味精调味，即可。

【保健功能】健脾消食，行气平喘。

【应用】常用于气滞湿阻型消化不良，痰湿蕴肺型哮喘等。

【用法】佐餐食用。

### 砂仁肚条

【组成】砂仁 10g，猪肚 1000g，花椒末 2g，猪骨汤、葱、姜、精盐、味精、猪油等适量。

【制法】将猪肚洗净，入沸水汆透捞出，刮去内膜；锅内加猪骨汤、葱、姜、花椒适量，放入猪肚，煮沸后以小火煮至猪肚熟，撇去血泡浮沫，捞出猪肚晾凉切片。再以原汤 500g 煮沸，放肚片、砂仁、花椒末、精盐、猪油、味精等适量调味，沸后用湿淀粉勾芡，即成。

【保健功能】补益脾胃，理气和中。

【应用】常用于脾虚气滞型消化不良、呕吐等。

【用法】佐餐食用，分 2 次服食。

### 藿香鲫鱼

【组成】鲜藿香叶 20g，鲫鱼 3 尾（约 500g），水发香菌 30 个，生姜 5g，葱 10g，泡椒 3g，大蒜 5g，精盐 2g，酱油 5g，料酒 10g，香油 3g，胡椒粉 1g，清汤、食用油适量。

【制法】将鲫鱼去鳞、鳃、内脏，洗净，加精盐、料酒腌渍，备用，藿香叶洗净，香菌洗净，泡椒切 2cm 长的节，生姜、葱洗净切片、节。锅内油至六成热时，加入泡椒、姜片、葱节、大蒜爆炒至香，加入清汤、鲫鱼、香菌、料酒、胡椒粉、酱油，烧约 10 分钟后加入藿香叶再烧约 1 分钟，淋香油，即可。

【保健功能】除湿健脾。

【应用】常用于脾虚湿阻型消化不良等。

【用法】佐餐食用。

## 六、利水渗湿类

### 车前猪肾

【组成】车前子 20g，猪肾 1 对，水发木耳 30g，姜 5g，葱 10g，精盐 2g，酱油 5g，料酒 10g，味精 1g，白糖 5g，鲜汤、水豆粉、植物油适量。

【制法】将猪肾去筋膜、臊腺，洗净切腰花，加精盐、料酒、水豆粉拌匀码味；车前子洗净，烘干研末；水发木耳洗净；姜、葱洗净切丝、节；鲜汤加入酱油、精盐、料酒、味精、白糖、水豆粉兑成滋汁。锅置火上，下油至六成热时，放入姜丝、葱节煸炒，加腰花、车前子末翻炒至匀，加入木耳翻炒后烹入滋汁推匀，即可。

【保健功能】利水通淋。

【应用】常用于湿热蕴结型泌尿系感染、肾炎、带下病等。

【用法】每日 1 次，15 日为 1 个疗程，酌量饮汤食肚。

### 茯苓泽泻鸡

【组成】茯苓 60g，泽泻 60g，母鸡 1 只。

【制法】将母鸡宰杀洗净，洗净的茯苓、泽泻放入鸡腹内，上锅隔水蒸 3 ~ 4 小时，去药渣，即可。

【保健功能】利水渗湿，健脾护肝。

【应用】常用于脾虚湿阻型肝硬化腹水、高脂血症等。

【用法】2 天内食完，2 ~ 3 次为 1 个疗程，佐餐食用。

### 茯苓饼

【组成】茯苓粉、米粉各等份，精盐、植物油适量。

【制法】将茯苓粉、米粉、精盐加水适量调成糊状，置平锅内用微火煎烙成薄饼，即可。

【保健功能】利水，渗湿，健脾。

【应用】常用于脾虚湿阻型小儿肥胖症等。

【用法】当主食随意食用。

### 🌿 积雪草蒸排骨

【组成】鲜积雪草 200g，猪排骨 500g，精盐适量。

【制法】将猪排骨洗净切段，与洗净的积雪草拌匀，隔水蒸熟，加适量精盐调味，即可。

【保健功能】清热解毒，利湿消肿。

【应用】常用于湿热型黄疸、胆囊炎等。

【用法】佐餐食用。

## 七、温里类

### 🌿 丁香鸭

【组成】丁香 5g，肉桂 5g，草豆蔻 5g，鸭子 1 只，冰糖 10g，葱、生姜、精盐、味精、卤汁等适量。

【制法】将鸭宰杀洗净，备用；丁香、肉桂、草豆蔻洗净后放入砂锅内，加水适量，浓煎2 次，每次 20 分钟，去渣取汁，约 3000mL，将药汁倒入砂锅内，放入鸭子，加葱、生姜，用小火煮至七成熟，捞出晾凉。在锅内放卤汁，将鸭子入卤汁煮熟，捞出，卤汁中加冰糖及少许精盐、味精，再放入鸭子，用小火边滚边浇卤汁，皮色红亮时捞出，抹麻油，切块装盘，即可。

【保健功能】温中和胃，暖肾助阳。

【应用】常用于寒邪犯胃型慢性胃炎、消化不良、胃肠功能紊乱，肾阳虚型阳痿、遗精等。

【用法】佐餐食用。

### 🌿 茴香腰子

【组成】小茴香 6g，猪肾 1 枚，卤汁适量。

【制法】先将小茴香在热锅内翻炒片刻，待干脆后研为细末，将猪肾撕去皮膜洗净，用尖刀从侧面划一条长约 3cm 的口子，再向里扩展成三角形，然后塞入小茴香末，并用细绳将开口处缠紧，待用。将锅置中火上，倒入卤汁，调好味，加入猪肾，保持微沸，煮 30 分钟左右，起锅取出，解开绳子，将猪肾剖成两瓣，再除去腰臊，切片装盘，即可。

【保健功能】温肾，祛寒，止痛。

【应用】常用于肾阳虚型慢性肾炎等。

【用法】每日 1 枚，5～7 日为 1 个疗程，佐餐食用。

### 肉桂肥鸽

【组成】肉桂 3g，肥鸽 1 只，佐料适量。

【制法】将鸽子宰杀，去毛及内脏，与洗净的肉桂一起置大汤碗内，加水适量，加盖，隔水炖至鸽肉熟，去肉桂渣，加适量佐料调味，即成。

【保健功能】补益肝肾，强筋壮骨。

【应用】常用于肾阳虚型性欲低下、男子少精及死精等。

【用法】隔日 1 剂，佐餐食用。

### 花椒嫩鸡

【组成】花椒适量，嫩鸡 1 只，香油、花椒、酱油、葱、生姜、醋、精盐、味精等适量。

【制法】将鸡宰杀洗净后整只放入开水锅内煮至半熟，取出，剁成小长方形鸡块；香油与花椒在大火上炸成花椒油，葱、生姜切丝；把鸡块逐块摆放在碗里（鸡皮朝下），将酱油、醋、精盐、味精等一起调匀，倒入碗中，再浇上花椒油，撒上葱、姜丝，上笼蒸，大火蒸 30 分钟，待鸡块熟透将碗取出，把鸡块倒扣在大盘中，即可。

【保健功能】补脾开胃，行气消食。

【应用】常用于脾气亏虚型胃下垂等。

【用法】佐餐食用。

### 白胡椒烩猪肚

【组成】白胡椒 10g，猪肚 1 只，黄酒、生姜片、精盐、味精适量。

【制法】猪肚洗净，将白胡椒粉擦抹在猪肚内，用线扎紧肚头，加黄酒、精盐渍 30 分钟，再加上水、黄酒、生姜片，用小火炖酥，即可。

【保健功能】健脾养胃，温胃止痛。

【应用】常用于脾阳亏虚型慢性胃炎等。

【用法】佐餐食用。

## 八、理气类

### 清炒刀豆子

【组成】刀豆 60g，虾米 10g，食用油、葱、生姜、精盐、味精适量。

【制法】刀豆、虾米洗净，葱、生姜洗净，分别切段、切丝，放入锅内微炒，熟后加精盐、味精调味，即可。

【保健功能】温中健脾，补肾纳气。

【应用】常用于脾阳虚型消化系统肿瘤，肾阳虚型泌尿系统肿瘤，以及免疫功能低下、白细胞减少症患者。

【用法】佐餐食用。

### 佛手笋尖

【组成】鲜笋尖或嫩笋 200g，鲜佛手 20g，生姜 10g，精盐、味精适量。

【制法】将笋尖或嫩笋、佛手、生姜洗净切片，同入砂锅中，加水适量，煮透，放入精盐、味精，然后将其放入干净器具内冷却腌制 24 小时，即成。

【保健功能】疏肝理气，化痰祛湿。

【应用】常用于黄褐斑等。

【用法】佐餐食用，可长期食用。

### 陈皮肉丁

【组成】陈皮 25g，猪瘦肉 750g，葱 25g，生姜 40g，花椒 7g，干辣椒 50g，菜子油、精盐、酱油、绍酒、白糖、鲜汤、醪糟汁、麻油适量。

【制法】陈皮洗净后切成小长方块、猪肉切成 1.5cm$^2$ 的丁，与精盐、酱油、绍酒适量及葱、生姜各 10g 拌匀，20 分钟后拣去葱、生姜。炒锅置大火上，下菜子油适量烧至七成热，放入肉丁炸干水汽，待变成金黄色时捞出，去炸油，另加菜子油 100g 烧至五成热，下花椒、辣椒、陈皮，炸出香味，加葱、生姜、肉丁煸炒，烹入绍酒、酱油、醪糟汁、鲜汤炒匀，待汁收干后淋上麻油起锅，即成。

【保健功能】理气健中，除满消胀。

【应用】常用于脾胃气滞型消化不良、胃肠功能紊乱等。

【用法】佐餐食用。

### 五香熏鸡

【组成】甘草 2g，陈皮 2g，草果 2g，丁香 2g，茶叶 4g，鸡 1 只，麻油、白糖、花椒、香菜、肉桂、八角、精盐、酱油适量。

【制法】将甘草、陈皮、草果、丁香、花椒、肉桂、八角洗净，用纱布包好，鸡按常规宰杀后洗净。锅内注入清水，加精盐、酱油、白糖和料包煮 1 小时，放入鸡肉浸烫，每隔 10 分钟倒出鸡腹内卤水，再放入卤水中浸烫，如此反复直至鸡肉熟烂。将香菜洗净、切碎，塞入鸡腹内。熏锅内铺上茶叶，撒上白糖，放入卤鸡，盖上盖子用大火烧至冒烟，然后改小火烧 5 分钟，离火焖 5 分钟，取出熏鸡，刷上麻油，剁成小块，即得。

【保健功能】健脾开胃，理气宽中。

【应用】常用于脾虚气滞型消化不良、慢性胃炎等。

【用法】佐餐食用。

### 胡萝卜炒陈皮瘦肉丝

【组成】胡萝卜 200g，陈皮 10g，猪瘦肉 100g，植物油、精盐、黄酒、香葱适量。

【制法】胡萝卜洗净、切细丝，猪肉洗净切丝后加精盐、黄酒拌匀，陈皮浸泡至软、切丝。先炒胡萝卜至八成熟，出锅，再用油炒肉丝、陈皮丝 3 分钟，加入胡萝卜丝、适量精盐、黄酒同炒至香，添水焖 8 分钟左右，撒入香葱，即可。

【保健功能】理气宽中，健脾和胃。

【应用】常用于脾胃气滞型消化不良、慢性胃炎、消化性溃疡等。

【用法】佐餐食用。

### 🍃 玫瑰花烤羊心

【组成】鲜玫瑰花 70g（或干品 15g），羊心 1 个，精盐 30g。

【制法】将玫瑰花洗净，放小锅内，加水适量，放入适量精盐，煮 10 分钟，放冷，备用。羊心洗净，切小块，用竹签串好，蘸玫瑰花水反复在火上烤炙至熟（稍嫩，勿烤焦），即成。

【保健功能】补心安神，行气开郁。

【应用】常用于肝郁气滞型神经衰弱、月经不调等。

【用法】佐餐食用，随量热食。

### 🍃 香附煮猴蕈

【组成】香附 10g，猴头蕈 100g，生姜 2 片，葱节 3g，精盐 1g，清汤适量。

【制法】先将香附洗净，加水煎熬 2 次，去渣取汁，备用。猴头蕈洗净，撕条，备用。将猴头蕈放蒸碗内，加入香附液 100mL 及清汤、姜片、葱节、精盐，蒸约 20 分钟，即可。

【保健功能】疏肝和胃。

【应用】常用于肝胃不和型胃癌等。

【用法】佐餐食用。

## 九、消食类

### 🍃 山楂肉干

【组成】山楂 100g，精猪肉 1000g，植物油 250g，佐料适量。

【制法】将猪肉去皮、筋，洗净，山楂拍破，取一半放锅内，加水 2000mL，用大火烧沸后，放入猪肉同煮至肉六成熟时捞出，切成 3cm 长的粗条，加酱油、葱段、姜片、黄酒、花椒面拌匀，腌 1 小时后，沥水。将植物油烧至八成热，倾入肉条，炸至色微黄，捞出沥油。锅内留油少许，把另一半山楂倒入略炸后，再放入肉条，反复翻炒，稍淋麻油，加精盐、白糖拌匀，用小火收干汤汁，调入味精，即可。

【保健功能】消食化积，降脂降压。

【应用】常用于饮食积滞型消化不良，瘀血阻滞型高血压、高脂血症等。

【用法】佐餐食用。

### 🍃 内金肚头

【组成】鸡内金粉 3g，猪肚 350g，大豆 100g，生姜 5g，葱 10g，精盐 3g，料酒 10g，胡椒粉 2g，鸡精 2g，香油 2g，清汤、食用油适量。

【制法】将猪肚刮洗干净，焯水后再刮洗，切指条；生姜、葱洗净切片、节。锅内油至六成热时，放姜片、葱节煸炒，再加入猪肚煸炒，加清汤、大豆、料酒、精盐、胡椒粉煨约 1 小时，加入鸡内金粉再煨至猪肚熟烂，去姜、葱，调味，淋香油，即可。

【保健功能】健脾消食。

【应用】常用于脾虚食滞型消化不良等。

【用法】佐餐食用。

### 麦芽炒猪肚

【组成】麦芽粉 10g，猪肚 200g，酱油 5mL，料酒 5mL，精盐 2g，味精 2g，葱 6g，生姜 6g，食用油适量。

【制法】将猪肚洗净后切成小块，麦芽粉以纱布袋包好，葱、生姜洗净后切末，备用。锅内倒食用油烧热，放入葱姜末、料酒、猪肚煸炒片刻，加麦芽、精盐、酱油，加水适量，反复翻炒，熟后除去麦芽包，加适量味精调味，即可。

【保健功能】消食化积。

【应用】常用于饮食积滞型消化不良等。

【用法】佐餐食用。

## 十、止血类

### 三七蒸鸡

【组成】三七 20g，母鸡 1 只，料酒、生姜、葱白、味精、精盐适量。

【制法】将鸡宰杀洗净，剁成长方形小块装入盆中；取 10g 三七磨粉备用，余下者上笼蒸软切成薄片；生姜洗净切成片，葱白洗净切成节。把三七片放入鸡盆中，葱白、姜片摆在鸡上，注入适量清水，加入料酒、精盐，上笼蒸约 2 小时，取出，拣出葱、姜不用，调入味精，把三七粉撒入盆中拌匀，即可。

【保健功能】补血活血。

【应用】常用于气滞血瘀型冠心病、月经不调，以及贫血、久病体弱者等。

【用法】佐餐服用。

### 白茅根炖猪肉

【组成】白茅根 100g，猪肉 150g，食用油、味精、精盐适量。

【制法】将白茅根洗净切段，猪肉洗净切薄片，同放入锅内，加水适量，大火煮沸后改用小火炖 1.5 小时，调入精盐、食用油、味精，即成。

【保健功能】凉血止血，清热利尿。

【应用】常用于湿热蕴结型泌尿系感染、黄疸型肝炎等。

【用法】佐餐食用。

### ◈ 侧柏饼

【组成】嫩侧柏叶 1000g，面粉 1000g，白糖 50g。

【制法】将侧柏叶洗净，烘干研为细末，与面粉、白糖一起混匀，制成小饼，蒸熟或煎熟，即可。

【保健功能】健脾止血。

【应用】常用于血热型上消化道出血、便血等。

【用法】佐餐食用。

### ◈ 槐花清蒸鱼

【组成】槐花 15g，鲫鱼或鲤鱼 500g，葱 7 根，紫皮蒜 20g，生姜片、精盐、料酒、味精、香油适量。

【制法】先将鱼去鳞、鳃、内脏，洗净后斜切数刀，放入砂锅内，加入葱、姜片、蒜、精盐、料酒和清水，在小火上炖 20 分钟，后放入洗净的槐花，加少许味精、香油调味，即成。

【保健功能】清热利湿。

【应用】常用于湿热型银屑病等。

【用法】佐餐食用，喝汤食肉。

## 十一、活血化瘀类

### ◈ 川芎炒肉丝

【组成】川芎 15g，猪瘦肉 200g，酱油 6mL，料酒 6mL，精盐 2g，味精 2g，葱 6g，姜 6g。

【制法】将猪肉洗净切成丝，川芎洗净切片，葱、姜洗净切丝。锅内油至六成热时，放入葱花、姜末煸炒至香，加入猪肉丝、川芎、酱油、料酒、精盐，反复翻炒至猪肉熟时，调味，即可。

【保健功能】补血调经。

【应用】常用于气滞血瘀型月经不调等。

【用法】佐餐食用。

### ◈ 丹参烤里脊

【组成】丹参 9g，猪里脊肉 300g，番茄酱 25g，葱、生姜各 2.5g，水发玉兰片、熟胡萝卜各 5g，白糖 50g，醋 25g，精盐 1.5g，花椒 10g，绍酒 10g，酱油 25g，豆油 70g，清汤适量。

【制法】将丹参洗净，煎汤，去渣取汁，备用。葱、生姜洗净，切末，备用。玉兰片、胡萝卜洗净，切粒。猪里脊肉洗净，切块（顺刀切，刀口 1cm 深），用酱油拌，用热油炸成金黄色，放入小盆内，加酱油、丹参汁、姜末、葱末、花椒、绍酒、清汤，拌匀，上烤炉，烤熟取出，顶刀切成木梳片，摆于盘内。勺内放油，入玉兰片粒、胡萝卜粒煸炒一下，加清汤、番茄酱、白糖、精盐、绍酒、花椒水，开锅后，将豆油浇在里脊片上，即成。

【保健功能】活血祛瘀，安神除烦。

【应用】常用于气滞血瘀型月经不调、黄褐斑、高脂血症、冠心病、中风后遗症，心火亢盛型神经衰弱、失眠等。

【用法】每周 3～5 次，佐餐食用。

### 田七丹参鸡

【组成】三七 15g，丹参 30g，母鸡 1 只，葱白、生姜、黄酒、白糖、精盐、清汤适量。

【制法】将鸡宰杀去毛、内脏及爪，将洗净的三七、丹参切片放入鸡腹内，用竹签封口。将鸡入砂锅内，加入葱白、生姜、黄酒、白糖、精盐、清汤，盖上锅盖，用大火烧沸，再转用小火煮 3 小时，至熟透酥烂，即可。

【保健功能】补气养血，活血祛瘀。

【应用】常用于气滞血瘀型冠心病、高脂血症、高血压、动脉粥样硬化等。

【用法】3 日食完，喝汤食肉。

### 牛膝蹄筋

【组成】牛膝 10g，水发鹿蹄筋 300g，鸡肉 300g，火腿 50g，蘑菇 30g，姜 10g，葱 10g，精盐 3g，胡椒粉 3g，鸡精 2g，清汤适量。

【制法】将水发制好的鹿蹄筋洗净，切 5cm 长的节；牛膝用热水润软，洗净，切片；鸡肉洗净切小块；火腿洗净切粗丝；蘑菇洗净撕条；姜、葱洗净切片、节。将蹄筋等各料放入蒸碗内，加入清汤适量，入笼蒸约 3 小时，至蹄筋熟烂，去姜片、葱节，调味，即可。

【保健功能】补肝益肾，强筋健骨，通利关节。

【应用】常用于肝肾亏虚型风湿性关节炎、类风湿关节炎等。

【用法】佐餐食用。

### 桃杏仁凉菜

【组成】桃仁 50g，杏仁 50g，花生米 150g，芹菜 250g。

【制法】将桃仁、杏仁泡发洗去皮，花生米泡发洗净，加佐料共煮熟，勿煮过火。将芹菜洗净切段，用开水焯过待凉，与桃仁、杏仁、花生米拌匀，即可。

【保健功能】宣肺化痰，益气活血。

【应用】常用于气滞血瘀型咽炎、声带息肉等。

【用法】佐餐食用。

### 活血茶叶蛋

【组成】丹参 15g，红花 15g，桃仁 10g，鸡蛋 4 枚，茶叶 3g。

【制法】先将丹参、红花、桃仁煮 30 分钟，离火冷却后再上火，入鸡蛋、茶叶同煮，蛋熟后打破蛋壳，小火煮至蛋清变成紫红色，即可。

【保健功能】活血化瘀，通络止痛。

【应用】常用于气滞血瘀型冠心病等。

【用法】每日1~2枚，去蛋黄食蛋白。

### 益母草鸡

【组成】益母草50g，鸡1只。

【制法】鸡宰杀洗净，将洗净的益母草放入鸡腹内，用清汤煮，煮至鸡肉熟烂，即可。

【保健功能】健脾益气，活血化瘀。

【应用】常用于气虚血瘀型月经不调、痛经、不孕症等。

【用法】喝汤食鸡肉，或用酒送服亦可。

## 十二、止咳化痰平喘类

### 川贝杏仁鸭

【组成】川贝母10g，甜杏仁30g，鸭1只，姜10g，葱10g，精盐3g，料酒20g，味精2g，清汤适量。

【制法】将鸭宰杀后去毛、内脏、爪，洗净焯水；川贝母、杏仁（去皮）洗净；姜洗净拍破；葱洗净打结。将川贝母、杏仁放入鸭腹内，鸭置蒸碗内，加入清汤、姜、葱、料酒、精盐，入笼蒸至鸭肉熟烂，去姜、葱，调味，即可。

【保健功能】润肺止咳。

【应用】常用于肺阴亏虚型咳嗽、哮喘等。

【用法】佐餐食用。

### 甜杏烧肉

【组成】甜杏仁30g，带皮猪肉500g，冰糖30g，姜5g，葱10g，精盐3g，酱油10g，料酒10g，味精1g，水豆粉20g，香油5g，清汤、植物油适量。

【制法】将猪肉洗净，焯水，切2cm²小块；杏仁（去皮）洗净后用干净纱布包好；姜、葱洗净切片、节。锅内入油，加冰糖炒至深红色时，加入猪肉煸炒，再加入姜片、葱节、料酒、精盐、酱油、清汤、杏仁包，煮沸后改用小火煨至猪肉熟烂。取出药包，将杏仁倒入盘底铺好，将猪肉放杏仁上，原汤去姜片、葱节，调味，勾芡，淋香油于猪肉上，即可。

【保健功能】健脾补肺，化痰止咳。

【应用】常用于肺阴亏虚型咳嗽、哮喘、肺气肿等。

【用法】佐餐食用。

### 昆布海藻煮黄豆

【组成】昆布30g，海藻30g，黄豆100g，食用油、精盐、味精适量。

【制法】将黄豆洗净，放入瓦煲内，加水适量，小火煮至半熟，再将洗净切碎的昆布、海藻与黄豆同煮至黄豆熟烂，调入食用油、精盐、味精，即成。

【保健功能】清热化痰，软坚散结。

【应用】常用于痰气凝结型早期肝硬化、甲状腺功能亢进等。

【用法】佐餐食用。

### 凉拌桔梗

【组成】鲜桔梗100g，香油、精盐、味精适量。

【制法】将桔梗刮尽粗皮，洗净，放碗内，入笼隔水蒸约30分钟，取出入盐水浸泡30分钟，凉后加香油、味精拌匀，即可。

【保健功能】化痰止咳，利咽排脓。

【应用】常用于各种咳嗽、咽炎、肺脓肿等。

【用法】佐餐食用。

### 桑白皮烧兔肉

【组成】桑白皮100g，兔1只，姜10g，葱15g，精盐3g，酱油10g，料酒10g，鸡精2g，清汤、植物油适量。

【制法】将兔宰杀后去皮、内脏、爪，洗净，砍成3cm²小块，焯水；桑白皮洗净切细，用干净纱布包好；姜、葱洗净切片、节。锅内油至六成热时倒入兔肉，加入姜片、葱节、料酒、精盐、酱油煸炒后，加清汤、桑白皮，烧至兔肉熟烂，去姜、葱、桑白皮，调味，即可。

【保健功能】补中益气，清肺止咳。

【应用】常用于痰热蕴肺型支气管炎、哮喘等。

【用法】佐餐食用。

### 菊蚌怀珠

【组成】鲜菊花10g，净蚌肉10个，浙贝母粉3g，鲜竹叶数片，猪肉馅100g，鸡蛋清1个，黄酒15g，清汤、葱白、生姜、精盐、味精适量。

【制法】先将蚌肉捶松，放入锅中，用小火煮至肉烂，捞出置凉，把猪肉馅与浙贝母粉、葱白、生姜、精盐、蛋清搅拌均匀，制成20个小丸子，入沸水内氽沸。然后将每个蚌肉一分为二，夹肉丸2个，意即"蚌肉怀珠"。大汤碗中铺垫竹叶数片，将"蚌肉怀珠"放在竹叶上，兑上少许黄酒，上蒸笼蒸10分钟取出。另取一锅，倒入清汤，烧沸，加适量精盐、味精、鲜菊花，再烧沸，将此汤浇在蚌肉上，即可。

【保健功能】清肝泄热，软坚化痰。

【应用】常用于痰气凝结型甲状腺功能亢进等。

【用法】每日1次，佐餐食用。

## 十三、安神类

### 二髓海参

【组成】水发海参 250g，牛骨髓 200g，羊骨髓 200g，远志 5g，龟胶 3g，鹿胶 2g，芡实 10g，熟地黄 5g，菟丝子 5g，金樱子 5g，五味子 5g，韭菜子 5g，生姜 10g，葱 10g，精盐 3g，酱油 10g，料酒 30g，胡椒粉 3g，鸡精 2g，香油 10g，水豆粉 2g，水发鱼肚 150g，水发淡菜 100g，奶汤、猪油适量。

【制法】上述各药除龟胶、鹿胶外，洗净后加水浓煎 2 次，取药液约 200mL，将龟胶、鹿胶放药液内，蒸化，备用；海参、淡菜洗净，切片，加奶汤煮 10 分钟左右；鱼肚洗净切片；牛骨髓、羊骨髓放漏勺内，入沸水略焯后，切长约 10cm 的段；生姜、葱洗净切片、节。锅内猪油至六成热时，下姜片、葱节煸炒出香味，加入奶汤、药液、海参、淡菜、鱼肚、牛骨髓、羊骨髓、精盐、料酒等，大火烧沸后用小火煨 30 分钟。捞出鱼肚放盘底，淡菜、牛骨髓、羊骨髓放鱼肚上，海参放最上面，锅内原汤去姜、葱，调味，勾芡，浇盘内，淋香油，即可。

【保健功能】补肾填精，养血安神。

【应用】常用于肾虚型阳痿、遗精、尿频、带下、神经衰弱等。

【用法】佐餐食用。

### 枣仁肉丝

【组成】酸枣仁 10g，猪瘦肉 300g，黄花 30g，姜丝 3g，葱节 5g，精盐 3g，料酒 10g，酱油 5g，味精 1g，豆粉 10g，香油 3g，鲜汤、食用油适量。

【制法】将酸枣仁洗净，放入砂锅内，加水浓煎 2 次，去渣取汁，得药液约 50mL；猪瘦肉洗净，切丝，加酸枣仁液 25mL、精盐、料酒、豆粉上浆码味，备用；黄花洗净；剩余药液加酱油、味精、鲜汤、豆粉兑汁。锅内入油至六成热时，下猪肉划散，加入姜丝、葱节煸炒至香，入黄花颠炒后烹入滋汁，淋香油，即可。

【保健功能】健脾益胃，养心安神。

【应用】常用于心肝血虚型神经衰弱、失眠等。

【用法】佐餐食用。

## 十四、平肝息风类

### 天麻鲤鱼

【组成】天麻 25g，川芎 10g，茯苓 10g，鲤鱼 1 条，酱油、绍酒、精盐、清汤、白糖、味精、胡椒粉、麻油、葱白、生姜、湿淀粉等适量。

【制法】将鲤鱼按常规宰杀洗净，再从背部剖开，剁成 8 块，每块上划 3～5 刀，分装于 8 个蒸碗内；将天麻、川芎、茯苓用米泔水浸泡 4～6 小时，捞出天麻并洗净，上蒸笼蒸透，取出，乘热切薄片；将天麻片分别放在鱼碗内，加葱白、生姜、绍酒，兑清汤适量，上蒸笼蒸制 30 分钟；起锅，拣去葱白、生姜，将鱼及天麻扣入碗中；倾倒原汤至铁勺中，加热至沸，去浮沫，加入调料，调味至鲜，用湿淀粉勾芡，浇于鱼身，即可。

【保健功能】平肝息风，定惊止痛，祛风除湿，舒筋活络，化瘀消水。

【应用】常用于肝阳上亢型高血压、偏头痛，风湿痹阻型风湿性关节炎、类风湿关节炎等。

【用法】佐餐食用。

### 🌿 决明子鸡肝

【组成】决明子 10g，鲜鸡肝 200g，黄瓜 10g，胡萝卜 10g，精盐 3g，白酒 2g，绍酒 5g，香油 3g，淀粉 5g，味精 3g，鲜汤 20mL，食用油 500g，葱、姜、白糖、大蒜适量。

【制法】将决明子洗净，焙干，研成细末，鸡肝洗净切片，放入碗内，加精盐 1g，香油 1g，腌渍 3 分钟，然后加一半淀粉拌和均匀，黄瓜、胡萝卜洗净切片。炒锅内注油 500g，烧至六七成热时，把鸡肝片放入油内冲炸片刻，捞出用漏勺沥干油，锅内留少许油，放入胡萝卜、黄瓜、葱、姜、绍酒、白糖、精盐、味精、决明子末，用鲜汤、淀粉调芡入锅，再将鸡肝倒入锅内，翻炒均匀，加蒜末、香油，出锅装盘，即成。

【保健功能】清肝明目，补肾健脾。

【应用】常用于肝阳上亢型高血压等。

【用法】佐餐食用。

### 🌿 紫菜蛋卷

【组成】紫菜 20g，鸡蛋 3 枚，牡蛎粉 3g，浙贝母粉 3g，鲜橘皮 5g，猪肉馅 100g，生姜、葱白、精盐、味精适量。

【制法】将鸡蛋摊成蛋皮，猪肉馅、牡蛎粉、浙贝母粉拌匀成黏稠状，加入橘皮末、生姜末、葱末、精盐、味精和成馅。摊好蛋皮，铺上一层发好的紫菜，放上馅，卷成卷，装盘，上蒸笼蒸 20 分钟，即可。

【保健功能】疏肝理气，化痰散结。

【应用】常用于痰气凝结型甲状腺功能亢进等。

【用法】每日 1 次，佐餐食用。

### 🌿 罗布麻炒芹菜

【组成】罗布麻粉 6g，芹菜 250g，精盐 2g，味精 2g，酱油 6mL，料酒 6mL，葱 6g，生姜 6g，食用油适量。

【制法】将芹菜洗净切成段，葱、生姜洗净切成末。素油烧热，加入姜末、葱花爆炒至香，放入芹菜、料酒、酱油煸炒至七成熟，再加入罗布麻粉，翻炒均匀，加精盐、味精调味，即可。

【保健功能】平抑肝阳，降压降脂。

【应用】常用于肝阳上亢型高血压、高脂血症等。

【用法】佐餐食用。

### ☙ 珍珠拌平菇

【组成】珍珠粉 4g，红花 2g，平菇 200g，豆腐 200g，芝麻、白糖、酱油、精盐、绍酒适量。

【制法】将红花置细漏勺内，洗净，沥尽水分；平菇去柄，洗净，撕成条丝，放入容器内加酱油、白糖、绍酒浸拌入味；豆腐用洁净纱布包裹，重压挤水。将挤水后的豆腐放入容器内拌碎，加入芝麻粉、白糖、酱油拌和，然后加入平菇丝，充分拌匀，装于盘内，撒上珍珠粉和红花，进食时再调拌均匀，即成。

【保健功能】养血活血，清肝泄热，润肤祛斑。

【应用】常用于肝郁血瘀型皮肤色素沉着、黑斑、痤疮等。

【用法】佐餐食用，适量。

## 十五、补虚类

### （一）补气类

### ☙ 神仙鸭

【组成】大枣 50 枚，人参 3g，桂圆肉 20g，莲子 50g，肥鸭 1 只，精盐 5g，酱油 50mL，料酒 30mL。

【制法】将鸭宰杀，去毛杂、内脏、头、颈、脚，洗净沥干，人参切片，莲子用温水浸泡后去表皮及莲心，大枣去核，桂圆肉洗净。将精盐、酱油、料酒混匀后搽在鸭皮表面和鸭腹内壁，将人参、桂圆肉、莲子、大枣放入鸭腹内，然后把鸭子置于砂锅内，加水适量，上笼用大火蒸至鸭肉熟烂，即可。

【保健功能】健脾益气，养血安神。

【应用】常用于脾胃气虚型消化不良，心脾两虚型失眠等。

【用法】每周 1 剂，分数次食完，佐餐食用。

### ☙ 山药软炸兔

【组成】山药 40g，兔肉 250g，生姜、葱白、料酒各 15g，精盐 2g，酱油 10g，白糖 3g，味精 1g，鸡蛋 2 枚，湿淀粉 50g，猪油 600g。

【制法】将山药洗净，切片，烘干，研成细末，生姜洗净切片，葱洗净切成小段。兔肉洗净去筋膜，切成约 2cm² 的小块，放入碗内，加入料酒、精盐、酱油、白糖、生姜、葱白、味精拌匀，腌 20 分钟。鸡蛋去黄留蛋清，加入山药粉和湿淀粉搅匀，调成蛋清糊，倒入兔肉内和匀，使糊均匀地黏附在兔肉上。将锅置火上，加入猪油，待烧至八成热，将兔肉逐块放入，略炸即捞出，然后将炸过的兔肉同时回倾入锅，反复翻炒，炸至金黄色时捞出装盘，即可。

【保健功能】健脾补气，滋养肺肾。

【应用】常用于脾胃气虚型慢性胃炎、消化不良、泄泻等。

【用法】佐餐食用，适量。

### 🔍 香酥山药

【组成】鲜山药 500g，白糖 125g，豆粉 100g，菜子油 750g，醋 30g，味精 3g，糖、淀粉适量。

【制法】将鲜山药洗净，上笼蒸熟后取出，去皮，切成 3cm 左右的段，再一剖两片，用刀拍扁。将菜子油倒入热锅中，待油烧至七成热时，投入山药，见山药炸至发黄时捞出，待用。另烧热锅，加入炸好的山药，再加入糖和 2 勺水，用小火烧 5 分钟左右即转大火上，加醋、味精，用淀粉着芡，淋上熟油后起锅装盘，即可。

【保健功能】健脾胃，补肺肾。

【应用】常用于脾胃气虚型厌食、消化不良等。

【用法】佐餐食用。

### 🔍 太子参青葙猪肝

【组成】太子参 10g，青葙子 10g，猪肝 200g，生姜、葱、料酒、精盐等适量。

【制法】先将猪肝洗净切片，与洗净的太子参、青葙子、生姜、葱末及料酒、精盐一起放入砂锅内煮沸，再改用小火煮 20 分钟，加葱花等调味，即可。

【保健功能】益气养血，清肝明目。

【应用】常用于气血亏虚型视力减退，缓解视疲劳等。

【用法】佐餐食用。

### 🔍 扁豆鸡

【组成】白扁豆 100g，鸡肉 750g，豌豆尖（或白菜心）100g，姜 10g，葱 10g，精盐 3g，料酒 10g，胡椒粉 2g，味精 1g，香油 5g，水豆粉 30g，清汤、植物油、猪油适量。

【制法】将白扁豆用热水浸泡后去皮，蒸约 30 分钟；鸡肉去骨，焯水，切长约 6cm 的条；豌豆尖（或白菜心）洗净；姜、葱洗净切片、节。锅内油至七成热时，下扁豆略炸捞出，锅内留余油，下姜片、葱节煸炒至香，注入清汤，下鸡肉、精盐、料酒，大火煮沸后改用小火烧至五成熟，下扁豆同鸡共烧熟。另用炒锅下猪油，至热时，将豌豆尖（或白菜心）速炒，装盘的一端，将鸡肉、白扁豆装盘的另一端，原汤调味，勾芡，收汁，淋香油于鸡肉上，即得。

【保健功能】健脾化湿，温中补气。

【应用】常用于脾虚湿阻型消化不良、带下等。

【用法】佐餐食用。

### 🔍 百仁全鸭

【组成】莲子 50g，薏苡仁 30g，芡实 30g，白扁豆 30g，糯米 100g，肥鸭 1 只，虾仁

15g，熟火腿 50g，蘑菇 30g，菜子油 1000g，绍酒 12g，胡椒粉、精盐适量。

【制法】将莲子去皮、心，白扁豆煮熟去皮，糯米淘净后水漂 5 分钟，薏苡仁、芡实去杂质，用温水泡 15 分钟，虾仁用温水发透，蘑菇用温水泡 10 分钟，洗净，切成 1cm² 的丁，选用去皮火腿，切成 1cm² 的丁。将以上原料沥干水分，一起放入碗内，加绍酒、精盐、胡椒粉拌匀，上笼蒸 30 分钟，出笼成八宝馅。将鸭子宰杀后去毛、内脏和脚，在鸭颈上顺开一刀，长约 7cm，切断颈椎骨，使鸭头和鸭颈皮相连，剔出颈骨，然后将鸭尾向下立放案板上，将鸭皮连肉翻着往下退，同时用刀剔去骨头（除两翅外），成一只无骨全鸭。将八宝馅全部装入鸭腹内，在刀口处将鸭颈皮打个结，以免漏馅，然后放入汤锅中烫 3 分钟捞出，再入清水中镊尽茸毛。将绍酒、精盐、胡椒粉等和匀，遍抹鸭身，将鸭腹朝下、鸭背向上放于大蒸碗中，鸭头放于两翅中间，上笼蒸 2 小时后出笼，晾干水汽。烧热油锅，注入油，待油至八成热时，将鸭子放入油中炸 3 分钟，炸至皮酥、表面呈金黄色时捞出，将鸭照原形摆入盘中，即成。

【保健功能】健脾利湿，益肾固精。

【应用】常用于脾虚湿阻型慢性胃炎、消化不良、遗精、滑精、带下等。

【用法】佐餐食用。

### 扁豆煎

【组成】炒扁豆、党参、玉竹、山楂、乌梅各 15g，白糖适量。

【制法】将上述各味洗净，加水适量，煎至扁豆熟透时加适量白糖，即可。

【保健功能】补脾益胃，益气养阴，消食导滞。

【应用】常用于气阴两虚型慢性胃炎等。

【用法】佐餐食用，分 2 次服食。

### 白术鲤鱼

【组成】白术 15g，鲤鱼 1000g，大豆 50g，泡辣椒 30g，姜 20g，葱 20g，精盐 3g，酱油 10g，醋 3g，料酒 10g，胡椒粉 2g，味精 2g，豆粉 20g，清汤、植物油适量。

【制法】将白术洗净，切片加酒略炒；鲤鱼去鳞、内脏、头、尾，切长方形条块，加精盐、酱油、料酒腌渍 20 分钟；泡辣椒去子，切长约 3cm 的节；大豆洗净，浸泡，蒸至八成熟；姜、葱洗净切末、节。锅内油至七成热时，下鱼块炸至微黄色时捞出，锅内留余油，下姜、葱、泡辣椒煸炒至香后，加入清汤、白术、大豆、酱油、醋、料酒，沸后去浮沫，烧约 5 分钟后加入鱼块，烧约 10 分钟，捞出鱼块装盘中，锅内原汤调味，勾芡淋鱼上，即得。

【保健功能】健脾益气，利水消肿。

【应用】常用于脾虚湿阻型消化不良、妊娠水肿等。

【用法】佐餐食用。

### 洋参杞子炖水鱼

【组成】西洋参 10g，枸杞子 15g，红枣 3 枚（去核），水鱼 60g，生姜 1 片，精盐适量。

【制法】将水鱼洗净，剖开去杂，与洗净的西洋参、枸杞子、红枣、生姜片同放入炖锅内，加水适量，大火煮沸后改用小火炖 2 小时，加精盐调味，即得。

【保健功能】补气，养阴，生津。

【应用】常用于气阴两虚型糖尿病、高脂血症等。

【用法】佐餐食用。

### 沙棘山药

【组成】沙棘汁 75g，山药 400g。

【制法】将山药洗净切成块状，煮熟后装盘，淋上沙棘汁，即得。

【保健功能】补气健脾，降脂降糖。

【应用】常用于脾胃气虚型消化不良，以及糖尿病等。

【用法】佐餐食用。

### 凉拌绞股蓝

【组成】鲜绞股蓝 150g，粉丝 50g，熟芝麻 25g，蒜茸、精盐、味精、醋、香油适量。

【制法】将绞股蓝（嫩茎叶）洗净，用滚盐水焯至断生，凉水浸洗，沥干水分，切段；粉丝以沸水泡发，过凉水，沥干水分，切段；将绞股蓝、粉丝与熟芝麻、蒜茸、精盐、醋、味精、香油拌匀，即可。

【保健功能】清热解毒，止咳祛痰。

【应用】常用于各型高脂血症、高血压、糖尿病等。

【用法】佐餐食用。

### 党参虾仁

【组成】党参 30g，虾仁 200g，鲜汤、精盐、淀粉、味精适量。

【制法】将党参洗净，煎煮片刻，去渣取汁，备用。虾仁用黄酒浸，拌以淀粉、精盐、味精，入锅炒，将熟时浇入党参汤及鲜汤少许，再拌炒起锅，即可。

【保健功能】益气养血。

【应用】常用于气血亏虚型肿瘤患者等。

【用法】每 1~2 天服食 1 次。

### 参芪鸡

【组成】党参 15g，黄芪 30g，童子鸡 1 只，冰糖适量。

【制法】将鸡宰杀洗净，把洗净的党参、黄芪放入鸡腹内，加适量冰糖、水少许，隔水清蒸至鸡熟烂，即可。

【保健功能】补中益气。

【应用】常用于中气下陷型胃下垂者、子宫下垂者，气虚型自汗、免疫能力低下及体弱者等。

【用法】每周 2 次，连吃 4~6 次，佐餐食用。

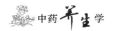

### 🍃 蜂蜜蒸南瓜

【组成】南瓜 500g，蜂蜜 20g，葡萄干 15g，樱桃、白糖适量。

【制法】将南瓜去皮、洗净，切成小片；樱桃、葡萄干洗净。将南瓜片、葡萄干、樱桃放入盘中，淋上蜂蜜，撒上白糖，上笼蒸至南瓜酥烂，即得。

【保健功能】养颜美容，祛湿利尿。

【应用】常用于肠燥型便秘，以及祛斑、除皱等。

【用法】佐餐食用。

## （二）补血类

### 🍃 芍地麻圆肉

【组成】白芍 10g，熟地黄 25g，肥膘猪肉 350g，干淀粉 50g，熟芝麻 60g，鸡蛋 2 枚，白糖 200g，面粉 20g，植物油 600g。

【制法】将白芍、熟地黄洗净，烘干研成末；猪肉洗净，放入汤锅内煮熟，切成约 1.5cm$^2$ 的丁，入沸水片刻，沥干水分，撒上药末拌匀；鸡蛋打碎搅拌，加入干淀粉调匀成浆，再将肉丁放入浆中，滚裹成丸。将植物油放入炒锅，烧至七成热时，放入肉丸，炸至浅黄色时捞起，滗去炸油，放入白糖，加少量清水，炒至糖汁起泡时，再放入芝麻、炸好的肉丸，边炒边颠，待肉丸裹满芝麻糖浆后起锅，待凉，即可。

【保健功能】补益肝肾，养血生精。

【应用】常用于肝肾亏虚型贫血、围绝经期综合征、脱发等。

【用法】佐餐食用或空腹时当点心食用，适量。

### 🍃 龙眼纸包鸡

【组成】桂圆肉 30g，鸡肉 500g，核桃仁 100g，火腿 20g，鸡蛋 3 枚，香菜 50g，姜 5g，葱 10g，胡椒粉 2g，白糖 10g，味精 2g，豆粉 25g，植物油、精盐适量。

【制法】将桂圆肉洗净切粒；鸡肉去皮，洗净切薄片；核桃仁去皮，入热油内炸至微黄，切粒；火腿洗净切片；香菜洗净切节；鸡蛋取蛋清与豆粉拌匀成糊状；姜、葱洗净切粒；将白糖、精盐、味精、姜、葱、胡椒粉、桂圆肉、核桃仁与豆粉调匀。锅内油至五成热时，将鸡肉放蛋糊内裹满蛋糊，放玻璃纸上，加入桂圆肉等料，放上火腿片、香菜，将纸折成方形，放油内炸至肉熟，控油装盘，即得。

【保健功能】益气温中，补肾固精。

【应用】常用于心脾两虚型失眠、神经衰弱，肾阳虚型阳痿、遗精、尿频等。

【用法】佐餐食用。

### 🍃 龙眼炖鸡蛋

【组成】桂圆肉 30g，鸡蛋 1~2 枚。

【制法】将桂圆肉洗净，加水煮沸后，打入鸡蛋煮至熟，或另煮熟鸡蛋后剥壳放入，同煮片刻，即可。

【保健功能】补血调经。

【应用】常用于气血亏虚型月经不调等。

【用法】每日1次，吃蛋。

### 当归鸭块盅

【组成】当归16g，肥鸭1只，味精、精盐适量。

【制法】将鸭宰杀，去毛杂、内脏、头、颈、脚，洗净，切成小块；当归洗净、切片。将鸭肉与当归装入钵内，酌加清水、精盐，入笼屉中大火蒸1小时，待鸭肉熟烂后，加入味精，即可。

【保健功能】补血调经。

【应用】常用于血虚瘀滞型月经不调、痛经等。

【用法】佐餐食用，适量。

### 归芪蒸鸡

【组成】当归30g，黄芪30g，鸡1只，葱白、精盐、味精适量。

【制法】将鸡宰杀后去毛及内脏，后将洗净的当归、黄芪塞入鸡腹内，加适量葱白、精盐、味精，隔水蒸至鸡肉熟烂，即可。

【保健功能】益气补血，活血调经。

【应用】常用于气虚血瘀型高血压、高脂血症等。

【用法】佐餐食用。

## （三）补阳类

### 虫草羊肉

【组成】冬虫夏草30g，精羊肉1500g，佐料适量。

【制法】将精羊肉洗净、切片，与冬虫夏草共入锅中，加水适量，用小火炖烂，加适量佐料调味，即可。

【保健功能】温补肝肾，益精壮阳。

【应用】常用于肝肾阳虚型遗精、阳痿、尿频、不孕症等。

【用法】佐餐食用。

### 补骨脂猪腰

【组成】补骨脂10g，猪肾1对，姜10g，葱10g，精盐2g，料酒20g，清汤适量。

【制法】将补骨脂洗净，用盐炒黄后去盐，研末；猪肾洗净去筋膜，切开一口子，去内面筋膜，将补骨脂粉装入其内，用针线缝上口子；姜、葱分别洗净后拍破、打结。将各料放锅内，加入清汤煮约1小时，取出猪肾拆线，抖出补骨脂末，将猪肾切片，原汤去姜、葱，放入猪肾片、补骨脂末，调味，即得。

【保健功能】补肾助阳。

【应用】常用于肾阳虚型遗精、阳痿、遗尿、尿频等。

【用法】佐餐食用。

### 杜仲腰花

【组成】杜仲12g，猪肾250g，淀粉、黄酒、酱油、精盐、白糖、食醋、葱白、大蒜、生姜、花椒适量。

【制法】先将杜仲加水适量煎成浓汁，加入淀粉、黄酒、酱油、精盐、白糖，搅匀待用。猪肾洗净切成腰花，用大火爆炒，加葱白、大蒜、生姜、花椒，起锅前倾入杜仲汁和少量食醋，翻炒均匀，即可。

【保健功能】补肝肾，强筋骨，安胎。

【应用】常用于肝肾亏虚型腰痛、先兆流产、阳痿、尿频等。

【用法】佐餐食用，可常食。

### 菟丝里脊

【组成】菟丝子15g，猪里脊肉300g，鸡蛋清1个，面粉20g，淀粉20g，精盐2g，料酒10g，味精2g，香油3g，鸡汤适量。

【制法】将菟丝子洗净烘干，研末；猪里脊肉洗净切成厚约1cm的大片，切花刀，再切成1.5cm宽条，加精盐、料酒、味精腌渍备用；鸡汤、鸡蛋清、菟丝子粉、面粉、淀粉调成糊状。锅内油至六成热时，将里脊肉裹上蛋糊入油内炸至熟透，捞出装盘，淋香油，即得。

【保健功能】补肾养肝。

【应用】常用于肝肾亏虚型阳痿、遗精、先兆流产、带下等。

【用法】佐餐食用。

### 羊藿炒羊肝

【组成】淫羊藿10g，羊肝250g，酱油4mL，料酒4mL，精盐2g，味精2g，姜6g，葱6g，水淀粉、植物油适量。

【制法】将淫羊藿洗净放入砂锅内，加水适量，浓煎取汤备用；羊肝洗净切成片，加入水淀粉、酱油、料酒搅匀；姜、葱洗净切末。锅内油至六成热时，放入葱、姜、羊肝片及药液，反复翻炒至肉熟，加入精盐、味精调味，即可。

【保健功能】补肾壮阳，祛风除湿。

【应用】常用于肾阳虚型阳痿、尿频、风湿性关节炎、类风湿关节炎等。

【用法】佐餐食用。

## （四）补阴类

### 女贞枸杞猪肝

【组成】女贞子30g，枸杞子30g，猪肝250g，姜、葱、蒜茸、醋、酱油、香油适量。

【制法】将猪肝洗净，用竹签在猪肝上随意刺入十余次、刺透；姜、葱洗净切片、节；蒜茸、醋、酱油、香油调成滋汁。将洗净的女贞子、枸杞子放入锅内，加水适量，大火煮沸后改用小火煎煮 30 分钟，放入猪肝、姜片、葱节，继续煮 30 分钟，取出晾凉，切片后放入盘中，浇上滋汁，即可。

【保健功能】滋补肝肾。

【应用】常用于肝肾阴虚型视力减退、神经衰弱、贫血等。

【用法】佐餐食用。

### 玉竹卤猪心

【组成】玉竹 50g，猪心 1 个，葱白、生姜、精盐、花椒、白糖、味精、麻油、卤汁适量。

【制法】玉竹洗净，浓煎 2 次，合并药汁；剖开猪心，洗净血水，与葱白、生姜、花椒、药汁同入锅内；猪心煮至六成熟时捞出，稍晾干，再放适量卤汁于锅内，小火煮熟；取适量卤汁，加精盐、白糖、味精、麻油，加热浓缩，然后将其涂于猪心内外，即可。

【保健功能】滋补阴血，养心安神。

【应用】常用于心阴亏虚型神经衰弱、失眠等。

【用法】佐餐食用，适量。

### 百合蒸鳗鱼

【组成】鲜百合 100g，鳗鱼肉 250g，精盐、黄酒、葱白、生姜、味精适量。

【制法】将百合撕去内膜后用精盐擦透、洗净，放碗内；鳗鱼肉放入少许盐，加入黄酒浸渍 10 分钟后，放于百合上面，撒上葱白、姜末、味精，上蒸笼蒸熟，即可。

【保健功能】润肺止咳，清心安神。

【应用】常用于气血亏虚型小儿疳积等。

【用法】佐餐食用。

### 参麦甲鱼

【组成】人参 5g，麦冬 5g，浮小麦 20g，茯苓 10g，甲鱼 1 只，火腿 100g，猪板油 25g，姜 10g，葱 10g，精盐 3g，料酒 15g，味精 2g，清汤适量。

【制法】将甲鱼杀后沥尽血水，以沸水烫后去黑膜、头、尾、爪，打开甲壳，去内脏，洗净，加水煮约 30 分钟，捞出放温水内，撕去黄油，去背、腹甲及四肢粗骨，切 3cm² 小块；人参洗净切片；浮小麦、麦冬、茯苓洗净，以干净纱布包好；火腿洗净切片；猪板油洗净切丁；姜、葱洗净切片、节。将各料放蒸碗内，加入清汤，用湿绵纸封严碗口，入笼蒸约 2 小时，至甲鱼肉熟烂。去绵纸、药包、姜片、葱节，滗出原汤，将甲鱼肉倒入碗内，原汤倒手勺内，调味，并入碗内，即得。

【保健功能】滋阴退热，补虚益气。

【应用】常用于气阴两虚型慢性胃炎、盗汗等。

【用法】佐餐食用。

### 太白鸭

【组成】枸杞子 15g，三七 9g，肥鸭 1 只，猪瘦肉 100g，小白菜 250g，面粉 150g，鲜汤、葱、生姜、胡椒粉、精盐、味精、料酒适量。

【制法】将鸭宰杀，去毛及内脏，洗净，入锅，加水适量，煮透后捞出；枸杞子洗净；三七 6g 砸碎，其余研成细末；猪瘦肉剁成泥状；面粉加水和成面团；将小白菜、葱、生姜洗净，小白菜烫后剁碎，葱切成小段、少许切成末，生姜切片并捣出少许姜汁。将枸杞子、碎三七、葱段、姜片放入鸭腹内，鸭背朝下、腹朝上置于盛器内，注入鲜汤，放料酒、胡椒粉，再把三七粉撒在鸭脯上，用浸湿的大绵纸将盛器口封严，上笼大火蒸烂。猪肉泥加小白菜及精盐、胡椒粉、味精、料酒、姜汁搅匀成馅，用面皮包成 20 个饺子，入开水锅中煮熟，捞出，放入盛鸭的容器内，即可。

【保健功能】养血滋阴，健脾益胃。

【应用】常用于脾胃阴虚型口眼干燥综合征、慢性胃炎、慢性肝炎、围绝经期综合征等。

【用法】佐餐食用，适量。

### 桑椹猪腰

【组成】桑椹 20g，猪肾 250g，鸡蛋 2 枚，水发玉兰片 10g，姜 3g，葱 5g，大蒜 2g，精盐 2g，花椒 3g，豆油 20g，醋 2g，料酒 10g，豆粉 10g，面粉 10g，鸡汤、植物油、香油适量。

【制法】将桑椹洗净；猪肾洗净，切成两瓣，去臊、筋膜，切菱形片，加精盐、料酒、花椒、豆油腌渍备用；玉兰片洗净切丝；姜、葱洗净切丝；大蒜洗净切片。将鸡蛋打入碗内，加入面糊调糊状；将猪肾片裹上蛋糊，入热油内炸至金黄色捞出；锅内留余油，下姜丝、葱丝，煸炒后加入鸡汤、精盐、料酒、醋，沸后加入猪肾片、桑椹、玉兰片丝，烧约 10 分钟，调味，勾芡，淋香油，即得。

【保健功能】滋阴润燥，补肝益肾。

【应用】常用于肝肾阴虚型高血压、糖尿病、失眠、便秘等。

【用法】佐餐食用。

### 石斛花生米

【组成】铁皮石斛 30g，花生米 300g，山柰 2g，八角 2g，精盐 3g。

【制法】将花生米洗净，铁皮石斛洗净切节。锅内加清水、山柰、八角、精盐，沸后加入铁皮石斛、花生米，煮约 1 小时至花生米熟透，捞出装盘，即得。

【保健功能】养阴润肺，益胃生津。

【应用】常用于肺阴亏虚型咳嗽，胃阴亏虚型消化性溃疡、慢性胃炎等。

【用法】佐餐食用。

### 芝麻拌猪肝

【组成】黑芝麻 60g，猪肝 1 个。

【制法】将黑芝麻炒熟备用，将猪肝洗净，加适量精盐煮熟，即可。

【保健功能】滋补肝肾。

【应用】常用于肝肾亏虚型白癜风、视力减退等。

【用法】每日 1 次，猪肝切片拌黑芝麻服食。

## 十六、收涩类

### 乌梅炒肉丝

【组成】乌梅 10g（去核），猪里脊 200g，酱油 5mL，料酒 5mL，精盐 2g，味精 2g，葱 5g，生姜 5g。

【制法】将猪肉洗净，切成肉丝；乌梅洗净；葱、生姜洗净切末。素油烧热，放入肉丝、葱末、姜末、精盐、料酒、酱油煸炒至七成熟，再加入乌梅，反复翻炒至肉熟，加适量精盐、味精调味，即可。

【保健功能】涩肠止泻，敛肺止咳。

【应用】常用于脾气亏虚型泄泻、便血、崩漏，肺阴亏虚型咳嗽等。

【用法】佐餐食用。

### 五味子鸽蛋

【组成】五味子 20g，鸽蛋 20 枚。

【制法】将五味子、鸽蛋洗净后同煮，熟后将蛋壳敲碎，继用小火煮 2 小时，使药汁充分渗入蛋内，即可。

【保健功能】补肾益气，收敛固涩。

【应用】常用于肾虚不固型遗精、滑精，心肾不交型神经衰弱、失眠等。

【用法】每日服蛋 2 枚，服完为止。

### 豆蔻鸡

【组成】肉豆蔻 30g，乌骨鸡 1 只，草果 5 枚，精盐或冰糖适量。

【制法】将鸡按常规宰杀洗净，将肉豆蔻和草果烧存性，纱布包扎，放入鸡腹内，砂锅盛鸡，加水适量，小火煨煮至熟透，根据个人口味加适量精盐或冰糖调味，即可。

【保健功能】健脾益气，温中燥湿。

【应用】常用于脾肾阳虚型慢性胃炎、慢性肠炎、慢性痢疾、消化不良等。

【用法】每日 1 剂，分次服食。

### 荷叶莲藕炒豆芽

【组成】鲜荷叶 200g，水发莲子 50g，鲜藕 100g，绿豆芽 150g，食用油、精盐适量。

【制法】将藕洗净切成丝，水发莲子与荷叶加水煎汤备用，素油烧热，放入藕丝煸炒至七成熟，再加入莲子、绿豆芽，烹入荷叶、莲子汤适量，加适量精盐调味，即可。

【保健功能】补肾健脾，利水渗湿。

【应用】常用于脾虚湿阻型肥胖症等。

【用法】当菜佐食。

### 荷叶粉蒸排骨

【组成】鲜荷叶 8～10 张，猪小排 1000g，粳米 300～400g，八角茴香 2 粒，酱油等调料适量。

【制法】荷叶洗净，1 张切成 4 块备用；粳米去杂后，加八角茴香 2 粒，用小火同炒，炒至粳米成金黄色时，离火冷却，磨成粗粉备用；排骨洗净，切成大块，放入大瓷盆内，加酱油半碗、黄酒 4 匙、精盐半匙，以及味精、葱白少许，拌匀，腌渍 2 小时以上，并经常翻拌使之入味；然后将每块排骨蘸上一层炒米粉，用事先切好的荷叶将排骨包好，每包 1～2 块，视排骨大小而定，包紧扎牢。蒸笼底层垫上一张新鲜荷叶，再将包好的排骨放入蒸笼，盖上笼盖蒸熟，打开荷叶包，热食，即可。

【保健功能】健脾升清，祛瘀降浊。

【应用】常用于肥胖症、高脂血症、高血压、脂肪肝等。

【用法】佐餐食用。

### 莲子猪肚

【组成】莲子肉 90g（去心），猪肚 1 个，佐料适量。

【制法】将猪肚剖开、洗净，装入洗净的莲子肉，用线缝合，放盆内，隔水炖熟，取出，切细丝，与莲子肉同放盘内，加麻油、生姜、葱白、大蒜、精盐等拌匀，即可。

【保健功能】健脾益气，补虚养胃，利水消肿，固肾涩精。

【应用】常用于脾气亏虚型消化不良、慢性胃炎、泄泻，肾虚不固型遗精、带下等。

【用法】佐餐服食，适量。

（杨勤）

# 第七章 常用养生汤

养生汤以养生中药和食物为原料，加水熬制而成，可起到防病治病、保健强身、延年益寿的作用。养生汤中的常用中药为药食两用中药，如党参、当归、大枣、黄芪、天麻、三七、枸杞子等，常用食品原料为肉、蛋、蔬菜等。养生汤作为中国药膳中的一朵奇葩，具有更鲜明的民族特色，成为华夏文化宝库的丰厚财富。

## 第一节 养生汤的起源和发展

中国的饮食之道博大精深，饮食文化源远流长。俗话说，"民以食为天，食以汤为先"。我国养生汤文化有着几千年的悠久历史，是中华民族历经数千年不断探索、逐渐积累而形成的。

据《史记》记载，早在黄帝时代，我们的祖先就会制作各种味道鲜美的汤用于食疗。火及铜、铁、陶等炊具的普遍使用，让人类懂得了熟食，人类从最初的"火烤法"发展到"水煮法""气蒸法"，于是"汤"的烹饪之道也应运而生。

食疗"汤羹"与药疗"汤液"不完全相同，但二者的起源却是相同的，皆来源于商代伊尹所著《伊尹汤液经》，通过改革烹饪器具，发明了汤液和羹等，开创了煮食和去渣喝汤的饮食疗法。书中所载汤菜既能做菜肴又能起到防病治病的作用，是最早食汤用于防治疾病的文献记载，这说明商代已有养生汤的雏形。

周代，汤的品种渐增，同时还出现了专门掌管饮食营养保健的"食医"，其居于"疾医""疡医""兽医"之首。可见当时人民对饮食疗法已经相当讲究。

东汉著名医家张仲景所著《伤寒杂病论》中载有汤液治疗疾病的相关内容，如当归生姜羊肉汤可治产后腹痛，甘麦大枣汤可治脏躁，猪肤汤可治少阴咽痛等，所载食疗汤方至今仍为临床常用。

魏晋以后，养生汤在一些医药著作中被详细记载。如东晋著名医家葛洪所著《肘后备急方》载青雄鸭煮汁可治水肿、小豆汁可治腹水等。

唐代著名医家孙思邈所著《千金要方》提出"食疗不愈，然后命药"的学术观点，将食疗作为治病疗疾的首选对策。书中载黄芪羊肉汤治疗虚弱之证，枣葱汤治疗虚劳烦闷不得眠等。孟诜所著《食疗本草》为世界上现存最早的食疗专著，是我国第一部集食物、中药为一体的食疗学专著。书中所载葱豉汤为临床常用的发汗散寒方，说明当时已广泛应用食疗方法治病，调理身体。

宋代赵佶诏集海内名医撰成《圣济总录》，书中所载冬瓜瓤汤具有利水消肿之功效，用于治疗水肿、小便不利等。

元代太医忽思慧所著《饮膳正要》，为我国最早的一部营养学专著，书中所载山药汤、白梅汤、羊骨汤、鲤鱼汤、大麦汤等养生汤，在当时颇为盛行。

明代著名医药学家李时珍所著《本草纲目》，给中医药食疗方法提供了丰富的资料，书中记载了多首治疗疾病的食疗汤方。如黄酒核桃泥汤具有滋阴养颜安神之功效，用于治疗神经衰弱等；北芪炖乌鸡汤具有滋补气血之功效，用于治疗气血两虚等证。

清代曹雪芹所著《红楼梦》中，载桂圆养生汤用于治疗病后体弱或脑力衰退，建莲红枣汤用于辅助减肥等。

随着历代医药学家对食疗汤既可疗疾又可保健强身认识的不断深入，逐渐形成了以养生汤疗法养生保健的应用体系。

如今，在中国人的饮食中，汤占有很重要的一部分，尤其是养生汤作为餐桌上的第一佳肴，以鲜美可口、营养丰富、易消化吸收、养生保健等优点被越来越多的家庭所接受与喜爱。同时，随着人们对养生汤认识的深入，养生汤得到了更广泛的应用和普及，在预防、养生、保健、治疗、美容等诸多方面均取得了显著效果。

# 第二节　养生汤的特点

养生汤是中国饮食保健的一大特色，以养生汤疗疾强身，从营养学角度来讲比普通食品更优。其具有以下鲜明特点：

## 一、以中医药理论为基础

养生汤以中医药学理论为基础，在整体观念和辨证论治思想的指导下，按照治病求本，扶正祛邪，调整阴阳，因人、因时、因地制宜的治疗原则辨证选料。中药和食物的配伍组方应遵循中医药的组方原则，针对临床病证进行辨证选择。如气虚可选用人参菠菜汤，血虚可选用阿黄猪肝汤，风寒表证可选用葱豉汤，风热表证可选用菊花汤等。

## 二、药食结合，相辅相成

养生汤一般以药食两用中药与肉类、蔬菜等食品原料加水熬制而成。研究表明，猪肉、羊肉、鸡肉、蔬菜等食品原料经熬制后，汤中含有丰富的蛋白质、脂肪、氨基酸、维生素及矿物质等有效成分，从而发挥广泛的治疗作用。养生汤是人们所吃的食物中最富营养、最易消化的品种之一。汤中再加入部分药食两用中药，其防病治病、养生保健作用更强，效果更为明显。养生汤去药物之性，用食物之味，食借药力，药助食威，相辅相成，相得益彰，充分发挥了饮食的营养功能和药物的疗疾强身作用。

### 三、以辅助治病和保健强身为目的

养生汤运用中医药理论，根据人体微量元素及营养的需求特点，注重养生调理，而且注重色、香、味。辨证选用养生汤可以辅助药物发挥临床疗效，起到增强体质、防病强身、延缓衰老、养颜美容等作用。

### 四、服用方便，安全有效

中医药历来主张药补不如食补，食补取材容易，方法简便，作用平和，副作用小，便于长期服食，运用得当，往往能起到药物起不到的作用。养生汤一般选取药食两用中药，具有安全性高、副作用小等特点，与食物同煮为汤，既有食物之鲜美可口又无药物之苦，因此受到我国广大人民群众，甚至世界各地人民的欢迎。

# 第三节　养生汤的作用

自古以来，养生汤除具有饮食养生的作用外，还具有防病治病的功效。药疗不如食补，养生汤有助于很多疾病的调理和康复。近年来随着人民生活水平的提高，人们的健康意识不断增强，越来越多的人开始重视养生，在家煲一锅暖暖的汤，暖胃又暖身，养生又疗病。养生汤作为饮食疗法的一个重要组成部分，对疾病的预防、治疗和康复具有重要意义。

2007 年世界卫生组织（WHO）研究报告表明，香港地区人的平均健康寿命跃居世界第二位。香港地区人的健康、长寿指数位居世界前列，有诸多因素的影响，而喜欢用中药煲汤（养生汤）是主要因素之一。

### 一、增强体质，预防疾病

饮用养生汤，具有滋补、清凉、祛暑、美容等功效，并具有丰富的营养价值。"寓医于食"的养生汤，既有营养价值，又能在辨证施食原则的指导下，利用不同养生保健功能的中药、食品原料来祛除病邪，消除病因，补益正气，调节机体阴阳盛衰，恢复脏腑功能，促进疾病康复，增强机体的抗病能力和适应能力，从而起到强身健体、预防疾病的作用。

### 二、养生保健，延年益寿

养生汤是饮食中的一个重要组成部分，其之所以备受青睐，是因为它不但营养丰富、美味可口，而且具有重要的养生保健作用。选食养生汤，可延缓脏腑衰老，达到摄生自养、延年益寿的目的。

### 三、辅助治疗，病后调理

《素问·五常政大论》提出"药以祛之，食以随之"的观点。服食养生汤配合药物治疗，有利于调整机体脏腑功能，纠正机体气血阴阳的盛衰，起到对急性病的治疗作用和对慢性病的病后调理作用。如天门冬萝卜汤可治疗咳嗽，枣仁猪心汤可治疗失眠，病后水肿患者可食赤小豆鲤鱼汤，病后阴虚者可用银耳汤等。

### 四、养颜美容

养生汤营养丰富，通过滋阴壮阳、温补气血、润泽脏腑达到美容养颜、瘦身排毒等功效。如女性常喝苡仁冬瓜汤可排毒瘦身，常喝猪蹄汤可抗衰老、防皱纹等。

# 第四节　养生汤的选用

世界各地的美食家都有这样一个信条："宁可食无肉，不可食无汤。"养生汤由于所用养生中药和食品原料的功效各不相同，配伍组合后更是具有多方面的作用，在选用时应遵循一定的原则，只有这样，才会更好地发挥其养生保健作用。

### 一、辨证选汤，合理应用

辨证论治是中医药治病的特点之一，应用养生汤也应在辨证的基础上有针对性地配伍选料，才能充分发挥其作用。选药组方或选食配膳时应根据病情的寒、热、虚、实性质不同来辨证，才能调整机体的阴阳平衡，使之恢复健康。如热证患者宜食寒凉性养生汤，寒证患者宜食温热性养生汤。只有因证用料，才能更好地发挥养生汤的保健功能。

### 二、因人、因时、因地选汤

人有男女之别、老幼之分、体质差异，因此，选用养生汤时，要根据性别、年龄、体质等差异进行辨证施食。如男性应多服食滋补肝肾的养生汤，女性宜多服食滋补气血的养生汤等。

此外，应根据季节气候的不同特点，灵活选用养生汤。如春季宜服食疏泄清散的养生汤，冬季宜服食祛寒温阳滋补的养生汤等。

我国地域辽阔，各地生活习惯、自然环境具有一定差异，影响着人们的生理病理，因而必须因地制宜选择养生汤。如北方宜选用温热性养生汤，南方宜选用清凉甘淡、健脾化湿的养生汤等。

### 三、用料宜精

养生汤的原料分主料、配料和调料，主料加配料一般两三种就足够了。第一，选料过多会影响汤的滋补作用，如洋参甲鱼汤中加入大量八角、胡椒、辣椒、花椒等佐料，这些佐料会改变养生汤的食性，吃后还可能导致上火。第二，用料太杂，各种药物、食物掺杂在一起，熬出来的汤不知是哪种药物（食物）的味道，甚至会怪味丛生，完全失去了主料纯正鲜美的味道。第三，养生中药过多会产生药性相斥或抵消的作用，汤虽然可口，但已没有多少滋养保健作用。因此，养生汤的用料要精选，并非越多越好。

# 第五节　养生汤的家庭制作方法与注意事项

养生汤一般是指以水为传热介质，以药食两用中药和各种新鲜食材入汤，对各种烹饪原料经过煮、熬、炖、汆、蒸等加工工艺烹调而成的饮品，其中融合了各种精华，是中国饮食文化中的代表性美食之一。

## 一、制作方法

汤的烹煮方式各有不同的巧妙和美味之处，有些食材稍加料理就能大放异彩，有些食材则费时，并要水蒸气催化，在容器内不停翻滚才能交融出内敛而惊人的美味。养生汤的制作历来是很有讲究的，养生汤的熬制应根据不同药物和食物的性能、特点，采用不同的配制烹煮方法。

**1. 原料的选择**　选用的药材应是国家规定的药食两用中药，如枸杞子、山药、百合、莲子等。

选用的食品原料应为新鲜材料，如鱼、鸡、猪等宰杀后 3～5 小时内烹调，此时食品原料中的各种酶使蛋白质、脂肪等分解为氨基酸、脂肪酸等人体易吸收的物质，不但营养丰富，味道也最好。同时，应及时清除蔬菜上残留的农药，确保原料新鲜再进行加工。

选料得当是制好鲜汤的关键之一。煮汤用的原料，以新鲜为好，否则会破坏汤的鲜美程度，影响服用效果。

**2. 水的选择**　水既是鲜香食品的溶剂，又是食品的传媒，还是汤的精华。煮汤应选用冷水与原料同煮，不可用沸水。用水量一般控制在主要食材重量的 2～3 倍，水应一次加足，中途不宜添加冷水。

**3. 火候的掌握**　火候大小决定汤的质量，应根据所选材料而定。煲汤火候的要诀一般是大火烧沸，小火慢煨，因为食材中蛋白质等营养成分是随着水温的不断上升自内向外渐渐分解出来的，这样汤既清澈又浓醇，可达到鲜醇味美的目的。

**4. 容器的选择**　煲汤以质地细腻的砂锅为宜，其在受热过程中，不仅作用于食物表面，而且能深入里层，深层透热，使原料的质地酥烂。瓦罐、紫砂锅等也可以。忌用铁锅、铜锅等金属器具，否则，不仅破坏食物中的维生素，改变蛋白质的结构，影响食材的口味，而且易与养生汤中的中药材发生化学反应，甚至产生有害物质，不利于养生保健作用的发挥。

**5. 汤的烹制**　养生汤的口感如何，与煲汤的方法有着非常密切的关系。一般使用水烹法，包括炖、煮、熬、汆、蒸等多种工艺。

炖，即将原料与调味料加入汤水中，大火滚煮后再以中小火长时间将食材烧煮至熟的技法。操作中主料一般先经炸或出水处理后再炖制；加汤加料要一次完成，保证其原汁原味；

带色的养生汤多是先调味，清炖的（白色）养生汤多是后调味。炖制养生汤具有口味浓厚、质地软烂的特点。

煮，即将食材放入烧开的滚水或高汤中煮沸后，再以小火让食物继续煮熟的方式，此法多用来制作清汤，它是一般家庭中常用的烹调汤品的方法。操作中主料煮好时，根据需要可以酌情增减汤汁；始终保持中小火为好。煮制养生汤具有味鲜美、清爽利口的特点。

熬，与炖相似的烹调方法，即用葱姜炝锅后，先下入主料（养生和食物材料）煸炒，再冲入汤和水。操作中因主料经调味、加热要外溢一部分水，故加汤或加水要适量，以免汤汁过多。熬制养生汤具有原汤原菜、连汤带菜、味咸香、质软烂的特点。

汆，即对烹饪原料进行出水热处理的方法，是在短时间内完成菜品制作的烹调技法。操作中根据原料的耐热性能等，选择合适的水温。汆制养生汤具有汤宽量多、味道鲜美、质地细嫩爽滑等特点。

蒸，即先将所有食材与水放入大碗中，置于蒸锅内，再利用水蒸气的热度将汤水及食材蒸至熟软。操作中必须保证食材的新鲜度，保证其味道纯正。蒸制养生汤具有原汤原菜、味道鲜美的特点。

## 二、注意事项

**1. 合理选用原料**  中国人养生进补一向注重食补，食物原料及药食同源中药的合理搭配不仅有利于烹制出美味佳肴，还可取得良好的食疗效果。如百合、银耳、鸽蛋搭配做汤可起到滋补强身、补脑强心等功效。

**2. 合理选择时间**  应根据药食的特性确定具体煲汤时间，一般以肉熟时汤基本煲成为宜。养生汤以加热 1 ~ 1.5 小时为宜，动物性食品中的鲜味物质（肌酐、肌酸、嘌呤碱及氨基酸等低分子含氮化合物）在较低温度下，即蛋白质尚未变性时就能溶于汤中，使汤的味道鲜美，此时养生汤的营养价值达到最高，此后逐渐降低。

**3. 注意调味品投放顺序**  熬汤不宜过早放盐，盐会使肉里含的水分很快丧失，也会加快蛋白质的凝固，影响汤的鲜味。酱油也不宜早加，葱、姜和料酒等佐料不要放得太多，否则会影响汤汁本身的鲜味。

**4. 汤、渣要一起吃**  养生汤中的固形物占 2% ~ 5%，是所用煲汤材料的极少部分，养生汤原料中的蛋白质遇热即凝固变性，变性后的蛋白质不溶于水而保留于煮熟的汤渣中。因此，喝汤不吃肉（汤渣）是得不到蛋白质的，是错误的饮食习惯。

**5. 汤饭不能混合吃**  众所周知，嚼烂的食物容易被胃肠道消化吸收，有利于身体健康。汤与饭混合在一起吃，食物在口腔中尚未被完全嚼烂，就与汤一同进入了胃中，由于唾液分泌得少，与食物混合搅拌不均匀，淀粉酶及胃和胰腺分泌液也会被汤水稀释，这无形中给胃增添了许多负担。

**6. 不可将浮油撇去**  养生汤经过一段时间的熬制后，汤的表面会漂浮一层淡黄色的油，这是从汤料中分解出来的脂肪、蛋白质和其他营养成分。浮油能减少营养成分随水蒸气挥发，对养分的散失起到一定的抑制作用，另外，浮油本身也含有较多的香味物质，故煮汤不可撇去浮油。

（王光志）

# 第六节　养生汤 176 种

## 一、解表类

### 🌿 白芷鲤鱼汤

【组成】白芷 20g，鲤鱼 1 条，佐料适量。

【制法】将鲤鱼去鳞、腮、内脏，洗净；白芷洗净，纱布包扎，备用。将白芷与鲤鱼同放入锅内，加水适量，共煮至鱼肉熟，加入适量佐料调味，即可。

【保健功能】调养气血，通经止痛。

【应用】常用于风寒型感冒，气血亏虚型痛经等。

【用法】隔日 1 次，喝汤食肉。

### 🌿 扁豆香薷汤

【组成】白扁豆 20～40g，香薷 15g。

【制法】将白扁豆、香薷洗净后同放入锅内，加水适量，煎煮 25 分钟，去渣留汤，即可。

【保健功能】清暑解表，化湿和中。

【应用】常用于暑湿型感冒、中暑等。

【用法】每日 1 剂，喝汤。

### 🌿 桑叶猪肝汤

【组成】桑叶 10g，猪肝 100g，油、精盐、味精、葱、生姜适量。

【制法】将桑叶洗净，猪肝洗净并切成薄片。锅内加油，放入葱、姜末，爆锅后加入适量水，放入猪肝片，用大火烧开后放入桑叶，煮 10 分钟后调入精盐、味精，即成。

【保健功能】清肝明目。

【应用】常用于肝火上炎型高血压、结膜炎、夜盲症等。

【用法】每日 1 剂，佐餐食用，喝汤吃猪肝。

### 🌿 葛根鱼头汤

【组成】葛根 100g，草鱼头 250g，生姜 5g，精盐 3g。

【制法】将生姜刮皮，洗净，捣烂；鱼头去腮，洗净。起油锅，放入生姜、鱼头，稍煎片刻铲起，放入瓦煲内，加入洗净的葛根，加水适量，大火煮沸后，小火煮 3 小时，加精盐调味，即可。

【保健功能】清胃养阴，生津止渴。

【应用】常用于气阴两虚型糖尿病等。

【用法】喝汤，可常服。

### 葱豉炖豆腐

【组成】葱白 3 茎，淡豆豉 20g，鲜豆腐 250g。

【制法】将葱白洗净，切段，备用，取鲜豆腐置锅内，加水适量，大火至沸，小火保持微沸 30 分钟，分别加入葱白和淡豆豉，保持微沸 5 分钟，即可。

【保健功能】祛风解表，益气和中。

【应用】常用于风寒型感冒等。

【用法】乘热服食，服后覆被取微汗。

### 薄荷绿豆汤

【组成】薄荷 5g，绿豆 300g，白糖适量。

【制法】将绿豆洗净后放入锅内，加水 500mL，煎汤至豆熟烂，备用。薄荷洗净后放入锅内，加水适量，浸泡 30 分钟，用大火煮沸，冷却，去渣取汁，再与冷却的绿豆汤混合搅匀，食用前根据个人口味酌加适量白糖，即可。

【保健功能】清凉祛火，利湿解毒，健脾醒神。

【应用】常用于暑湿型感冒、中暑等。

【用法】喝汤，可常服。

### 姜葱苏叶橄榄汤

【组成】鲜青果 60g，葱头 15g，生姜 10g，紫苏叶 10g，精盐少许。

【制法】将前四味洗净，同放入锅内，加水 2.5 碗，煎汤至 1 碗，去渣取汁，稍加精盐调味，即可。

【保健功能】解表散热，健胃和中。

【应用】常用于风寒型感冒等。

【用法】喝汤，温热服。

## 二、清热类

### 绿豆马齿苋瘦肉汤

【组成】绿豆 150g，马齿苋 200g，猪瘦肉 150g，蒜仁 4 粒，油、精盐适量。

【制法】将绿豆洗净，马齿苋洗净、切段，猪瘦肉洗净、切小块。加水适量在煲内，先把绿豆煮 15 分钟左右，再放入其他材料，煮 1 小时左右，至猪瘦肉软熟，调味，即可。

【保健功能】清热解毒，利湿止痢。

【应用】常用于湿热型痢疾、肠炎、尿路感染等。

【用法】佐餐食用，喝汤食肉。

### 龟苓汤

【组成】乌龟 1 只，土茯苓 250g，精盐适量。

【制法】将乌龟宰杀后去除头、内脏、爪，与龟甲同用。土茯苓熬汤去渣，放入龟再煎 3 小时以上，肉熟烂后加适量精盐调味，即可。

【保健功能】清热利湿，滋阴补血，益肾健骨。

【应用】常用于血燥型银屑病等。

【用法】每日 1 次，连服 2～4 次，喝汤食龟肉。

### 土茯苓猪骨汤

【组成】土茯苓 50～100g，猪脊骨 500g，佐料适量。

【制法】将猪脊骨洗净后加适量水熬成 3 碗汤，去骨及浮油，加入洗净的土茯苓，再煎至 2 碗汤，加适量佐料调味，即可。

【保健功能】健脾利湿，补阴益髓。

【应用】常用于脾虚湿阻型糖尿病等。

【用法】每日 1 剂，分 2 次服完，喝汤。

### 生地银花瘦肉汤

【组成】生地黄 30g，金银花 30g，陈皮 15g，淡竹叶 10g，猪瘦肉 180g，精盐适量。

【制法】将猪瘦肉洗净、切片，生地黄、金银花、陈皮、淡竹叶洗净，备用。砂锅内加水适量，先用大火煮沸，然后放入以上全部原料，改用中火炖 1 小时左右，加入精盐调味，即可。

【保健功能】祛风，凉血，清热。

【应用】常用于血燥型湿疹等。

【用法】每日 1～2 次，佐餐食用，喝汤。

### 生地木耳汤

【组成】生地黄 15g，木耳 20g，糖适量。

【制法】将生地黄洗净后加适量水煎 30 分钟，取汁，木耳用冷水浸泡后，放入生地黄汁中煮至烂熟，加适量糖调味，即可。

【保健功能】养阴清热，凉血止血。

【应用】常用于阴虚血热型产后出血等。

【用法】分 2 次服用，5 日为 1 个疗程。

### 二地甲鱼汤

【组成】地骨皮 6g，生地黄 6g，知母 6g，甲鱼 1 只（约 750g），生姜 5g，葱 5g，精盐 3g，料酒 20g，胡椒粉 2g，味精 1g，清汤适量。

【制法】将甲鱼宰杀后，去爪、内脏，洗净，切大块；各药洗净，用干净纱布包好；生姜、葱洗净后切丝。将各料放入蒸碗内，加入清汤，炖 2 小时左右，去药包，调味，即可。

【保健功能】滋阴润燥，凉血退热。

【应用】常用于阴虚火旺型盗汗，肺肾阴虚型咯血、便血等。

【用法】佐餐食用。

### 芦根鸭肉汤

【组成】芦根 10g，白茅根 10g，沙参 10g，鸭肉 300g，冬笋 30g，清汤、姜、葱、料酒、精盐、植物油适量。

【制法】将芦根、白茅根洗净，以干净纱布包好；沙参洗净；冬笋洗净切片；鸭肉洗净切块汆水；姜、葱洗净后切丝。锅内油热后放入姜丝、葱丝煸炒，去姜、葱，加清汤适量，放鸭肉、药包、沙参、冬笋、料酒，大火煮沸后改用小火炖至鸭肉熟烂，去药包，调味，即可。

【保健功能】滋阴清热，益胃生津。

【应用】常用于阴虚内热型尿路感染等。

【用法】喝汤，食肉和沙参。

### 牡丹皮乌鸡汤

【组成】牡丹皮 10g，乌鸡肉 250g，葱 6g，姜 6g，精盐 2g，味精 2g，酱油 5mL，料酒 5mL，花椒 2g，八角 2g，桂皮 2g，清汤适量。

【制法】将牡丹皮洗净后捣碎，鸡肉洗净切块，姜、葱洗净切片、段。将牡丹皮、鸡肉同放入砂锅内，加适量清汤，放入精盐、料酒、葱段、姜片、花椒、八角、桂皮等，先用大火煮沸，改用小火炖煮至肉熟烂，加入味精、酱油调味，即可。

【保健功能】清热凉血，活血调经。

【应用】常用于血热血瘀型痛经等。

【用法】佐餐食用，喝汤食肉。

### 荸荠银花汤

【组成】鲜荸荠 500g，金银花 30g，冰糖少许。

【制法】将鲜荸荠去皮、洗净，与洗净的金银花同放入锅内，加水适量，去渣取汁，加适量冰糖调味，即可。

【保健功能】清热解毒。

【应用】常用于热毒壅盛型痤疮等。

【用法】每日 1 剂，每日数次。

### 金荞麦排骨汤

【组成】鲜金荞麦 500g，猪排骨 100g，姜、大蒜、精盐、食用油适量。

【制法】将金荞麦洗净、切细，猪排骨洗净切成块，姜、大蒜洗净切片。锅内油烧至六成热时，放入金荞麦和排骨翻炒片刻，加适量清水及精盐、姜、蒜，煮至排骨熟烂，即可。

【保健功能】清热解毒，排脓祛瘀。

【应用】常用于痰热蕴肺型肺脓肿、支气管炎等。

【用法】佐餐食用，喝汤食排骨。

### 🍃 鱼腥草猪肺汤

【组成】鲜鱼腥草 50g，猪肺 1 个，精盐适量。

【制法】先将猪肺洗净，切成小块，漂去泡沫，放入锅中，加水适量煲汤，加适量精盐，猪肺熟烂后放入洗净的鱼腥草，再煮 3 分钟，即可。

【保健功能】清热解毒，豁痰止咳。

【应用】常用于痰热蕴肺型咳嗽等。

【用法】佐餐食用，喝汤食肉。

### 🍃 夏枯草煲猪肉

【组成】夏枯草 20g，猪瘦肉 50g，精盐、味精适量。

【制法】将猪肉洗净、切薄片，夏枯草洗净后装入纱布袋中、扎口，同放入砂锅内，加水适量，小火炖至肉熟烂，弃药袋，加适量精盐、味精调味，即成。

【保健功能】平肝清热，疏肝解郁。

【应用】常用于肝火上炎型高血压等。

【用法】佐餐食用，喝汤食肉。

### 🍃 消暑降压减肥汤

【组成】夏枯草 15～30g，荷叶干品 15g 或新鲜品 30g，绿豆 30g，精盐或白糖适量。

【制法】先将绿豆浸 1 小时至豆身膨胀，放水 7 碗，煮沸后把绿豆以小火煲 20 分钟，将已洗净之荷叶、夏枯草加入，再煲 30 分钟左右，加入适量调味品（盐或糖），即可。

【保健功能】清肝热，降血脂。

【应用】常用于肝火上炎型高脂血症、高血压、肥胖症等。

【用法】每日 1 剂，喝汤。

### 🍃 蒲公英猪肉汤

【组成】蒲公英 100g，猪瘦肉 300g，精盐 3g。

【制法】将蒲公英去杂质、黄叶，洗净，以干净纱布包好，猪肉洗净，切块。先将猪肉加清水煮约 30 分钟，加入蒲公英再煮至猪肉熟烂，去药包，加精盐调味，即可。

【保健功能】清热解毒，消痈散结。

【应用】常用于热毒壅盛型肺脓肿、肺炎等。

【用法】佐餐食用，喝汤食肉。

### 三、泻下类

#### 大黄消脂绿豆汤

【组成】大黄 3g，山楂 20g，车前子 10g，黄芪 10g，绿豆 150g，红糖适量。

【制法】将大黄、山楂、车前子、黄芪洗净后放入砂锅内，加水适量，大火煮沸后改用小火熬 20 分钟，去渣留汤，备用。绿豆放入煲锅内，加入药汁，煮至绿豆开花，加入适量红糖调味，即可。

【保健功能】益气降脂，利湿通便。

【应用】常用于气虚湿热型便秘、肥胖症等。

【用法】每日 1 剂，分 3 次服用。

#### 芦荟排骨汤

【组成】鲜芦荟 15g，猪排骨 250g，精盐 2g，味精 2g，酱油 5mL，料酒 5mL，葱 6g，姜 6g。

【制法】芦荟洗净，去除刺和皮后放入开水中烫一会，捞出，切成块状；排骨洗净，剁成大块，备用；葱、姜洗净切成节、片。将芦荟、排骨同放入锅内，加精盐、料酒、葱节、姜片，大火煮沸后改用小火炖至排骨肉熟烂，加入酱油、味精调味，即可。

【保健功能】清热凉肝，健脾润肠。

【应用】常用于实热型便秘等。

【用法】佐餐食用。

#### 番泻叶鸡蛋汤

【组成】番泻叶 6g，鸡蛋 1 枚，菠菜少许，葱、生姜、花椒、精盐、味精等佐料适量。

【制法】将番泻叶洗净后放入砂锅内，加水适量，去渣取汁，鸡蛋打入碗中调匀。将药汁和蛋清倒入锅内，加入菠菜及适量味精、精盐调味，煮沸，即可。

【保健功能】泻下导滞。

【应用】常用于实热型便秘等。

【用法】喝汤食菜。

### 四、祛风湿类

#### 木瓜汤

【组成】木瓜 500g，羊肉 500g，草果 3g，粳米 250g，豌豆 150g，胡椒粉 3g，精盐 5g，味精 2g。

【制法】将木瓜、草果洗净，加水适量，浓煎 2 次，取药汁 300mL，豌豆洗净，加温水浸泡 30 分钟，粳米洗净。将羊肉洗净，氽水后切 2cm² 小块，放砂锅内，加入药汁、豌豆、粳米、清水适量，大火煮沸后，去浮沫，小火炖至羊肉熟烂，加精盐、胡椒粉、味精调味，即可。

【保健功能】健脾除湿。

【应用】常用于脾虚湿阻型类风湿关节炎、风湿性关节炎等。

【用法】佐餐食用，喝汤食肉。

### 五加皮猪肉汤

【组成】五加皮 10g，桑白皮 10g，茯苓皮 10g，冬瓜皮 10g，陈皮 5g，猪瘦肉 500g，葱 10g，生姜 5g，精盐 3g，料酒 10g。

【制法】将猪瘦肉洗净，切块；前五味药洗净，装入纱布袋内，扎口；葱、生姜洗净切段、片。将猪肉放锅内，加水适量，加入药包、姜片、葱段、料酒，炖至猪肉酥烂，去药包、姜片、葱段，加精盐调味，即可。

【保健功能】健脾利水，祛风除湿。

【应用】常用于脾虚湿阻型肾小球肾炎等。

【用法】佐餐食用，喝汤食肉。

### 蛇肉汤

【组成】大乌梢蛇 1 条。

【制法】将乌梢蛇去头剖杀后洗净，加水煮汤，即可。

【保健功能】祛风养血，除湿通络。

【应用】常用于气血亏虚型荨麻疹等。

【用法】佐餐食用，喝汤食肉。

## 五、化湿类

### 白豆蔻煲老鸭汤

【组成】白豆蔻 10g，鲜老鸭半只，猪瘦肉 100g，生姜 3 片，精盐适量。

【制法】将白豆蔻洗净后打碎，鸭宰杀洗净，切块，猪瘦肉洗净，切块，与姜片同放入瓦煲内，加水 2.5L，大火煮沸后改用小火煲 2 小时，加精盐调味，即可。

【保健功能】清热解毒，消肿行气，化湿健胃。

【应用】常用于暑湿型中暑等。

【用法】喝汤食肉。

### 猪肝苍术汤

【组成】苍术 15g，猪肝 100g，佐料适量。

【制法】将猪肝洗净、切片，与洗净的苍术同放入砂锅内，加水煮至猪肝熟，加适量佐料调味，即可。

【保健功能】养肝明目。

【应用】常用于肝血亏虚型夜盲症等。

【用法】每日 1 剂，5 日为 1 个疗程，喝汤食肉。

### ✿ 佩兰鸡蛋汤

【组成】佩兰 10g，鸡蛋 1 枚，香菇、榨菜片、番茄、麻油适量，味精、精盐等佐料适量。

【制法】将佩兰洗净后切段，煎煮片刻，煎至 150mL，去渣取汁；鸡蛋打入碗中调匀；香菇用温水浸泡，洗净后与榨菜片共煮汤，煮沸后，加入适量佩兰药汁、番茄、味精、精盐，纳入蛋清调匀煮沸，加麻油，即可。

【保健功能】解暑化湿。

【应用】常用于暑湿型中暑等。

【用法】喝汤，可常食。

### ✿ 猪肚瘦肉厚朴汤

【组成】厚朴 12g，大枣 40g（去核），薏苡仁 15g，猪肚 250g，猪瘦肉 150g，佐料适量。

【制法】猪肚洗净，猪肉洗净，切成小块，用沸水焯去血水，大枣、厚朴、薏苡仁洗净。将上述各味同放入煲锅内，加水适量，用大火煮沸，再转小火煲 4 小时，加适量佐料调味，即可。

【保健功能】消食，开胃，行气。

【应用】常用于气滞湿阻型消化不良、便秘等。

【用法】喝汤食肉，随量。

### ✿ 鸡内金砂仁汤

【组成】鸡内金 1 个，砂仁适量。

【制法】将鸡内金、砂仁洗净后，同放入锅内，加水适量共炖，煎汤，即可。

【保健功能】健脾消食，固精止遗。

【应用】常用于脾虚气滞型消化不良，肾气不固型遗精、遗尿等。

【用法】每日 1 剂，分数次饮用。

### ✿ 七鲜汤

【组成】鲜藿香、鲜佩兰、鲜荷叶、鲜生地黄、鲜铁皮石斛各 6g，鲜何首乌 5g，鲜梨汁 10g，白糖适量。

【制法】将藿香、佩兰、荷叶、生地黄、铁皮石斛洗净，切后备用。先将生地黄、何首乌放入砂锅内，加水适量，大火煮沸，改用小火微沸 15 分钟，再加入藿香、佩兰、荷叶、铁皮石斛等大火烧沸，改用小火微沸 5 分钟，滤出汁，兑入梨汁中，搅匀，加入适量白糖，即可。

【保健功能】解暑化湿，生津止渴。

【应用】常用于暑湿型中暑等。

【用法】每日 2 次，2～3 日为 1 个疗程，饮用。

## 六、利水渗湿类

### 车前草煲猪小肚

【组成】鲜车前草 60～90g（或干品 20～30g），猪小肚 200g，精盐适量。

【制法】将鲜车前草、猪小肚洗净，猪肚切成小块，入锅加适量水共煮，熟后加适量精盐调味，即可。

【保健功能】清热利湿，利尿通淋。

【应用】常用于湿热蕴结型泌尿系感染、带下病等。

【用法】每日 1 次，15 日为 1 个疗程，酌量饮汤食肚。

### 绿豆车前子汤

【组成】车前子 30g，绿豆 60g。

【制法】将绿豆洗净，车前子用细纱布包好，同放入锅内，加水适量，煮沸后改用小火煮至绿豆熟，除去车前子，即可。

【保健功能】清热解毒，渗湿止泻。

【应用】常用于暑湿型泄泻等。

【用法】每日 1 剂，分早、晚 2 次服食。

### 赤小豆鲫鱼汤

【组成】赤小豆 100g，鲫鱼 1 条，紫皮大蒜 1 头，葱白、生姜、料酒适量。

【制法】将鲫鱼去鳞及内脏、洗净，将葱白、生姜、料酒、大蒜及洗净的赤小豆一同放入锅内，加水适量，用小火炖至鲫鱼熟，即可。

【保健功能】健脾利湿，利尿消肿。

【应用】常用于脾虚湿阻型慢性肾炎水肿、肾病综合征水肿、肝硬化腹水、肥胖症、产后缺乳等。

【用法】佐餐，饮汤食鱼。

### 茯苓乌鱼汤

【组成】茯苓 30g，乌鱼 1 条（约 750g），姜 5g，葱 10g，盐 3g，料酒 20g，胡椒粉 2g，鸡精 1g，清汤、植物油适量。

【制法】将乌鱼宰杀后去鳞、鳃、内脏，洗净，加精盐、料酒腌渍 20 分钟，茯苓洗净，捣碎，加水浓煎 2 次，取药液 200mL 备用，姜、葱洗净后切片、节。锅内油至六成热时加入姜片、葱节煸炒，再加入适量清汤、药液、乌鱼、盐、料酒、胡椒粉，煨 20 分钟左右，调味，即可。

【保健功能】补脾养胃，利水消肿。

【应用】常用于脾虚湿阻型肾炎水肿、消化不良、失眠等。

【用法】佐餐食用，喝汤食乌鱼肉。

### 绿豆海带汤

【组成】绿豆 30g，海带 20g，茯苓 15g，白糖适量。

【制法】将上药洗净后放入锅中，加水适量，小火煎汤，即可。

【保健功能】清热利湿，健脾和胃。

【应用】常用于湿热型湿疹等。

【用法】每日 1 剂，7 日为 1 个疗程。

### 枳椇鸡肝汤

【组成】枳椇子 50g，鸡肝 200g，香菇 30g，小白菜 300g，姜、葱、精盐、味精、料酒适量。

【制法】将枳椇子洗净，加清水浓煎 2 次，去渣取汁；鸡肝洗净后切成两瓣，加少许料酒、精盐码味；小白菜洗净；香菇洗净后切成两瓣，姜、葱洗净后切成片、节。锅内油热后，加姜片、葱节煸炒出香味，去姜、葱，加水适量，沸后加枳椇子液、香菇、鸡肝略煮，即加入小白菜，沸后调味，即可。

【保健功能】滋阴和血，健脾养肝。

【应用】常用于脾胃虚弱型小儿疳积、小儿惊风等。

【用法】佐餐食用。

### 苡仁冬瓜汤

【组成】薏苡仁 50g，冬瓜 150g，老姜 10g，熟鸡油 10g，大葱 3 根，料酒、精盐、味精、香葱等适量。

【制法】将冬瓜去粗皮，洗净，切成长 4cm、厚 1cm 的条块；薏苡仁洗净、清水浸泡；大葱、老姜洗净，姜拍破、葱打结。将水烧开，放入冬瓜、薏苡仁、姜、葱结、料酒，冬瓜熟后，捞出姜、葱，下熟鸡油、精盐，撒上味精、葱花，即可。

【保健功能】清热利水，健脾减肥。

【应用】常用于脾虚湿阻型肥胖症、肾炎水肿等。

【用法】佐餐食用，喝汤食瓜，每日 1 剂。

### 积雪草鸡蛋汤

【组成】鲜积雪草 150g，鸡蛋 1 枚，姜、大蒜、精盐、麻油适量。

【制法】积雪草洗净备用，鸡蛋打入碗中调匀。将积雪草煮汤，煮沸后，加入适量姜、大蒜、精盐，纳入蛋清调匀煮沸，加麻油，即可。

【保健功能】清热解毒，凉血利尿。

【应用】常用于湿热型肝炎、胆囊炎、咽炎、扁桃体炎等。

【用法】佐餐食用。

## 七、温里类

### 猪肝丁香汤

【组成】猪肝 100g，丁香 3g，五味子 9g，大枣 7 枚，佐料适量。

【制法】将丁香、五味子、大枣洗净后装入纱布袋内扎口，纱布袋放入锅内，加水适量，用小火煮成汁，去纱布袋，取汁。将猪肝洗净、切片，与药汁同煮，调味，即可。

【保健功能】补虚散寒，止泻止痢，解毒消食。

【应用】常用于寒湿型痢疾等。

【用法】每日内分餐食用，每 2～3 天服用 1 次，1 个月为 1 个疗程。

### 干姜羊肉汤

【组成】干姜 50g，羊肉 150g，佐料适量。

【制法】将羊肉洗净、切块，与洗净的干姜同放入锅内，加水适量，炖至羊肉熟烂，调味，即可。

【保健功能】温中散寒，补肾助阳。

【应用】常用于肾阳虚型围绝经期综合征等。

【用法】喝汤食羊肉。

### 小茴香猪肚汤

【组成】小茴香 6g，猪肚 1 具，生姜、葱、精盐等佐料适量。

【制法】将猪肚内外洗净，生姜、葱洗净切片、段，小茴香洗净后装入纱布袋中，放入猪肚内，将猪肚放入炖锅内，加水适量，放入姜片、葱段，大火煮沸后改用小火炖煮 1 小时，炖至猪肚熟烂，加入适量精盐调味，即可。

【保健功能】散寒行气，和胃止痛。

【应用】常用于寒凝气滞型慢性胃炎等。

【用法】每日 1 次，喝汤食肉。

### 羊肉姜桂汤

【组成】生姜 10g，肉桂 3g，小茴香 10g，羊肉 500g。

【制法】将生姜、肉桂、小茴香用纱布袋盛装，与洗净切成滚刀块之羊肉一起放入砂锅内，熬煮至羊肉熟烂，捞出药袋弃之，即可。

【保健功能】温补脾胃，散寒止呕。

【应用】常用于脾胃虚寒型慢性胃炎、消化性溃疡等。

【用法】喝汤食肉，随量服食。

### 当归姜椒羊肉汤

【组成】当归 15g，生姜 5g，花椒 3g，羊肉 250g。

【制法】先将当归水煎取汁，加入洗净的羊肉（切块）、生姜再煮，半熟时加花椒再煮，至羊肉熟烂，即可。

【保健功能】温经散寒，养血补虚，通经止痛。

【应用】常用于寒凝血瘀型痛经等。

【用法】佐餐服食。

### 羊胃胡椒汤

【组成】羊胃 1 只，胡椒粉适量，佐料适量。

【制法】先将羊胃洗净炖汤，熟后加胡椒粉及香油、精盐等调味，即可。

【保健功能】健胃温中，助火散寒。

【应用】常用于肾阳虚型夜尿频多等。

【用法】温热服食。

### 乌鸡汤

【组成】雄乌骨鸡 500g，陈皮 3g，高良姜 3g，胡椒 6g，草果 2 枚，香油、精盐等佐料适量。

【制法】先将鸡肉洗净、切块，与洗净的上述各药同煮炖汤，煮沸后改用小火炖至鸡肉熟烂，熟后加香油、精盐等调味，即可。

【保健功能】温中健胃，补益气血。

【应用】常用于气血亏虚型痛经等。

【用法】每日 2 次，喝汤食肉。

### 良姜炖鸡块

【组成】高良姜 6 个，草果 6g，陈皮 3g，胡椒 3g，公鸡 1 只，葱、精盐等佐料适量。

【制法】诸药洗净装入纱布袋内，扎口。将鸡宰杀，去毛及内脏，洗净切块，剁去头爪，与药袋一起放入砂锅内，加水适量，大火煮沸，撇去污沫，加入精盐、葱等佐料，小火炖 2 小时，最后将药袋拣出，装盆，即成。

【保健功能】温中散寒，益气补虚。

【应用】常用于寒邪犯胃型消化不良，寒凝胞宫型不孕症、痛经等。

【用法】每周 2 ~ 3 次，佐餐食用，喝汤食肉。

## 八、理气类

### 刀豆猪腰汤

【组成】刀豆 20g，猪肾 500g，生姜 5g，葱 10g，精盐 3g，料酒 5g，水豆粉 10g，清汤适量。

【制法】将猪肾洗净，去筋膜、臊腺，切片，加精盐、料酒、水豆粉腌渍，备用；生姜、葱洗净切片、节，备用。将刀豆洗净加清汤、姜片、葱节、精盐煮熟后，加入猪肾片煮 20 分钟左右，即可。

【保健功能】温中补肾。

【应用】常用于肾阳虚型慢性腰肌劳损、遗精、耳聋等。

【用法】佐餐食用，喝汤食肉。

### 🍃 木香炖猪肚

【组成】木香 10g，猪肚 250g，精盐 2g，味精 2g，酱油 5mL，料酒 5mL，葱段 6g，生姜片 6g。

【制法】将猪肚洗净，切块，加精盐、料酒、酱油腌渍，备用，将猪肚与洗净的木香同放入炖盅内，加水适量，加入葱段、姜片、精盐等佐料炖煮，炖至猪肚熟烂，加味精调味，即可。

【保健功能】行气止痛。

【应用】常用于脾胃气滞型消化不良、慢性胃炎等。

【用法】佐餐食用。

### 🍃 大枣陈皮竹叶汤

【组成】大枣 5 枚，陈皮 5g，淡竹叶 5g。

【制法】将上三味洗净，同放入锅内，加水适量，煎汤，即可。

【保健功能】健脾，益气，止涎。

【应用】常用于脾虚型小儿流涎等。

【用法】每日 1 剂，喝汤。

### 🍃 玫瑰杭菊瘦肉汤

【组成】玫瑰花 4 朵，白杭菊 15g，猪瘦肉 300g，白菜 250g，丝瓜 400g，红枣 8 枚，精盐适量。

【制法】先将猪瘦肉放入开水中煮沸 5 分钟，取出洗净切块；玫瑰花、菊花以清水泡洗干净，用纱布袋装好；白菜择洗干净，切段；丝瓜削去边皮，切块；红枣去核，洗净。将上述各味同放入炖锅内，加水适量，先用大火煮沸，再改用小火煲 1.5 小时，至肉熟烂，加适量精盐调味，即可。

【保健功能】清热凉血，疏肝理气，养颜祛斑。

【应用】常用于肝郁气滞型月经不调、经前乳房胀痛、面部斑点等。

【用法】喝汤食肉，随量。

## 九、消食类

### 🍃 山楂青梅汤

【组成】山楂 15g，青梅 10 枚。

【制法】将洗净的山楂、青梅同放入煲内，煎汤取汁，即可。

【保健功能】健脾，消食，开胃。

【应用】常用于饮食积滞型消化不良等。

【用法】每日1次，5日为1个疗程，喝汤。

### 八珍醒酒汤

【组成】山楂糕50g，橘子瓣50g，莲子10g，青梅10g，红枣20g，白果5g，百合5g，核桃仁10g，白糖50g，冰糖50g，白醋5g，桂花汁、精盐适量。

【制法】莲子用温水浸泡后去皮、心，掰成两瓣；白果洗净，切丁；百合洗净，掰成瓣；核桃仁用温水泡后去衣，切丁；红枣洗净，去核；青梅、山楂糕切丁。把莲子、白果、百合、红枣分别置于小碗内，上屉蒸熟。锅内放清水，烧开，加白糖、冰糖，待溶化后，加入上述诸料，待沸，再加白醋、桂花汁、精盐，勾薄芡，即可。

【保健功能】解酒除烦，消食和胃。

【应用】常用于酒毒内蕴型饮酒过度、酒精性肝病等。

【用法】酒后随量饮用。

### 内金乌鸡萝卜汤

【组成】鸡内金30g，乌鸡1只，白萝卜250g。

【制法】将乌鸡宰杀洗净，与洗净的鸡内金、白萝卜同放入锅内，加水共煮至鸡肉熟烂，即可。

【保健功能】疏肝利胆，行气止痛。

【应用】常用于肝气郁结型慢性胆囊炎等。

【用法】喝汤食肉，少量多餐服食。

### 麦芽鸡汤

【组成】炒麦芽60g，嫩母鸡1只，熟猪油15g，鲜汤2000g，精盐、味精、胡椒粉、葱、生姜适量。

【制法】先将鸡宰杀，去毛、内脏，洗净后切成小块；麦芽洗净后以纱布袋包好；葱、生姜洗净后切节、片，备用。锅内倒猪油烧热，放入葱节、姜片、鸡块，煸炒至香，加鲜汤、麦芽袋、精盐，用小火炖1~2小时，熟后除去麦芽包，加适量味精、胡椒粉调味，即可。

【保健功能】消食回乳。

【应用】常用于气血虚弱型回乳的妇女等。

【用法】喝汤食肉，随量。

### 莱菔炖猪肚

【组成】莱菔子15g，猪肚200g，葱6g，生姜6g，精盐2g，味精2g，酱油6mL，料酒6mL，花椒3g，八角3g，桂皮3g，食用油适量。

【制法】将猪肚洗净后切成小块，莱菔子炒黄后以纱布袋包好，葱、生姜洗净后切段、片，备用。锅内倒食用油烧热，放入葱段、姜片、料酒、花椒、八角、桂皮、猪肚煸炒至香，加水适量，再加莱菔子、精盐、酱油，用小火炖 1~2 小时，熟后除去莱菔子包，加适量味精调味，即可。

【保健功能】消食化积。

【应用】常用于饮食积滞型消化不良等。

【用法】佐餐食用。

## 十、止血类

### 三七蛋汤

【组成】三七 5g，鸡蛋 1 枚，葱、生姜、花椒、精盐等佐料适量。

【制法】将三七洗净后研为细末，蛋清调匀，葱、生姜洗净后切节、丝，备用。锅内加清水适量，煮沸后，加入适量葱节、姜丝、花椒、精盐，纳入蛋清，调匀煮沸，食用前加三七粉，即可。

【保健功能】化瘀止血。

【应用】常用于气滞血瘀型上消化道出血等。

【用法】每日 2 次，喝汤。

### 甘蔗马蹄茅根汤

【组成】甘蔗 150g，荸荠 150g，白茅根 60g。

【制法】将上三味洗净，同放入锅内，加水煎汤，即可。

【保健功能】清热，解毒，利尿。

【应用】常用于血热型牙龈出血、咽炎、咯血、尿血等。

【用法】喝汤，可常服。

### 侧柏叶鸡蛋汤

【组成】侧柏叶 15g，鸡蛋 1 枚，瘦猪肉 100g，佐料适量。

【制法】将猪肉洗净、切片，与洗净的鸡蛋、侧柏叶同放入锅内，加水适量，蛋熟后去壳，再煮片刻，至猪肉熟烂，加适量佐料调味，即可。

【保健功能】凉血润肺。

【应用】常用于痰热蕴肺型小儿百日咳、慢性支气管炎，血热型子宫出血等。

【用法】14 日为 1 个疗程，喝汤食蛋和肉，随量食用。

### 槐花猪肉汤

【组成】槐花 50g，瘦猪肉 100g，精盐、味精适量。

【制法】将瘦猪肉洗净、切片，与洗净的槐花同放入锅内，加水适量，煮至猪肉熟烂，加适量精盐、味精调味，即可。

【保健功能】清热，凉血，止血。

【应用】常用于血热型痔疮、尿血、便血等。

【用法】每日 2 次，喝汤食肉。

## 十一、活血化瘀类

### 川芎海参汤

【组成】川芎 10g，水发海参 200g，胡萝卜 100g，马铃薯 100g，姜 5g，葱 10g，精盐 3g，料酒 10g，鸡精 1g，植物油、清汤适量。

【制法】将川芎洗净，切片，加水浓煎 2 次，去渣取汁；海参洗净，切条；胡萝卜、马铃薯洗净切小块；葱、姜洗净切节、片。锅内油至六成热时，放入姜片、葱节，煸炒至香后去姜、葱，加入适量清汤、海参、胡萝卜、马铃薯、料酒、川芎汁、精盐，煮至海参熟烂时，调味，即可。

【保健功能】补精益血，调经止痛。

【应用】常用于气血亏虚型月经不调、痛经、闭经等。

【用法】佐餐食用，喝汤食海参。

### 丹参佛手汤

【组成】丹参 15g，佛手 6g，核桃仁 5 个，白糖 50g。

【制法】将丹参、佛手煎汤，去渣取汁，核桃仁、白糖捣烂成泥，加入丹参佛手汤中，用小火煎煮 10 分钟，即可。

【保健功能】疏肝解郁，除烦安神。

【应用】常用于肝郁气滞型抑郁症、神经衰弱、失眠等。

【用法】每日 1 剂，分 2 次服用，连服数天。

### 丹参猪骨汤

【组成】丹参 30g，猪腿骨 1000g，豌豆 300g，姜 10g，精盐 3g，料酒 10g，胡椒粉 2g，清汤适量。

【制法】将猪骨洗净，敲破；丹参洗净后用干净纱布包好；豌豆洗净；姜洗净拍破。将上述各料放入砂锅内，加入清汤炖至豌豆熟烂，去药包，调味，即可。

【保健功能】化瘀消肿，调经活血。

【应用】常用于气滞血瘀型闭经、痛经、腰腿疼痛等。

【用法】佐餐食用。

### 牛膝海蜇汤

【组成】牛膝 30g，海蜇 300g，淡菜 50g，姜 5g，葱 10g，精盐 3g，料酒 10g，味精 2g，

清汤适量。

【制法】将牛膝洗净后切片，海蜇、淡菜洗净，姜、葱洗净切片、节。将各料放入锅内，加入清汤炖约 2 小时，去姜片、葱节，调味，即可。

【保健功能】补肝益肾，活血祛瘀。

【应用】常用于肝肾亏虚型高血压、痛经等。

【用法】佐餐食用。

### 红花牛肉汤

【组成】红花 10g，牛肉 1000g，胡萝卜 500g，马铃薯 500g，姜片 10g，葱节 20g，精盐 5g，料酒 30g，胡椒粉 2g，酱油 10g，味精 2g，番茄酱 100g，奶油 30g，面粉 50g。

【制法】将牛肉洗净，切成 4 大块，放入锅内，加水、红花、葱节、姜片、料酒煮 1 小时，捞出姜、葱，加入洗净切块的胡萝卜、马铃薯，煮至牛肉熟，捞出牛肉改切小块。另锅内加入奶油，与面粉微火同炒至微黄色时，加入番茄酱、牛肉，炒匀后倒入原锅内，加酱油、胡椒粉、精盐、味精调味，稍煮，即可。

【保健功能】活血化瘀，通经止痛。

【应用】常用于寒凝血瘀型痛经、闭经、月经过少等。

【用法】佐餐食用，喝汤食肉。

### 墨鱼桃仁汤

【组成】鲜墨鱼 200g，桃仁 15g，生姜、葱白、精盐适量。

【制法】将墨鱼去骨、皮后洗净，与洗净的桃仁同放入锅内，加生姜、葱白、精盐、水适量，煮至墨鱼熟透，即可。

【保健功能】滋肝补肾，活血通经。

【应用】常用于肝肾亏虚型不育症、不孕症、闭经、痛经等。

【用法】每日 1 次，5 日为 1 个疗程，喝汤食墨鱼。

### 芹菜益母蛋汤

【组成】芹菜 250g，益母草 50g，鸡蛋 2 个，植物油、精盐适量。

【制法】将蛋清调匀备用，芹菜、益母草洗净同放入锅内，加水适量，煎汤，煮沸后，纳入蛋清调匀煮沸，再加植物油、精盐调味，即可。

【保健功能】补血，活血，调经。

【应用】常用于气滞血瘀型月经不调、痛经、经前期综合征等。

【用法】喝汤，分早、晚 2 次服食。

### 银杏叶红枣绿豆汤

【组成】鲜银杏叶 30g（或干品 10g），红枣 20g，绿豆 60g，白糖适量。

【制法】将银杏叶洗净切碎后放入砂锅，加水 100g，用小火煮沸，20 分钟后去渣取汁，再将浸泡片刻的红枣和绿豆一起倒入砂锅内，加适量白糖调味，煮至绿豆熟烂，即可。

【保健功能】养心气，补心血，降压，降脂。

【应用】常用于气血亏虚型高血压、冠心病等。

【用法】喝汤食大枣、绿豆。

## 十二、止咳化痰平喘类

### 🍃 川贝雪梨猪肺汤

【组成】川贝母 15g，雪梨 2 个，猪肺 40g，冰糖适量。

【制法】将川贝母洗净；雪梨去皮，切成 1cm² 的小块；猪肺洗净，挤去泡沫，切成长 2cm、宽 1cm 的块。再将川贝母、猪肺、雪梨共放入砂锅内，加入适量冰糖及水，置大火上烧沸，用小火炖 3 小时，即可。

【保健功能】润肺，化痰，止咳。

【应用】常用于肺阴亏虚型咳嗽等。

【用法】每日 2 次，7 日为 1 个疗程，喝汤食肺。

### 🍃 白果豆腐汤

【组成】白果 10g，鲜豆腐 50g，葱白、生姜、大蒜适量。

【制法】将白果去壳、皮、心，洗净，豆腐切成方块，与白果一同放入锅内，加水适量，加入葱白、生姜、大蒜等调料，小火熬炖至熟，即可。

【保健功能】敛肺平喘，补肾纳气。

【应用】常用于肺肾亏虚型慢性支气管炎、支气管哮喘等。

【用法】每日 1 剂，分 2 次服食，7 日为 1 个疗程，佐餐食用。

### 🍃 白果乌鸡汤

【组成】白果 15g，莲子肉 15g，薏苡仁 15g，白扁豆 15g，山药 15g，胡椒末 3g，乌骨鸡 1 只，精盐、绍酒适量。

【制法】先将鸡宰杀，去毛及内脏洗净后，剁去鸡爪不用。然后将洗净的各药装入鸡腹内，用麻线缝合剖口。将鸡置于砂锅内，加入精盐、绍酒、胡椒末及适量清水，大火烧沸后，转用小火炖 2 小时，炖至熟烂，即成。

【保健功能】补益脾肾，固精止遗，除湿止带，涩肠止泻，止咳平喘。

【应用】常用于脾肾两虚型遗精、滑精、遗尿、带下、泄泻等。

【用法】每日 1 剂，佐餐食用，喝汤食肉。

### 🍃 杏仁猪肺汤

【组成】苦杏仁 10g，猪肺 250g，姜汁 10g，精盐 2g。

【制法】将猪肺洗净，切块，放入锅内出水后，再用清水漂洗干净；苦杏仁去皮尖，洗净。将猪肺与苦杏仁同放入煲内，加水适量，煲汤，汤好时冲入姜汁 1～2 汤匙，加适量精盐调味，即可。

【保健功能】宣肺止咳，散寒解表。

【应用】常用于风寒束肺型咳嗽等。

【用法】随量食用，喝汤食肉。

### 海瓜降压汤

【组成】昆布 30g，冬瓜 100g，薏苡仁 15g，白糖适量。

【制法】将昆布洗净、切丝，放入锅内，加水适量，煮沸 20 分钟后，再放入冬瓜、薏苡仁，共煎成汤，加适量白糖调味，即得。

【保健功能】平肝潜阳，利尿降压。

【应用】常用于肝阳上亢型高血压等。

【用法】每日 1 剂，分 3 次服用，5～7 日为 1 个疗程。

### 昆布海藻汤

【组成】昆布 30g，海藻 30g，黄豆 150～200g，精盐、味精适量。

【制法】将昆布、海藻、黄豆清洗干净，放入锅内，加水适量，大火煮沸后改小火煮至黄豆熟烂，加入适量精盐、味精调味，即可。

【保健功能】健脾化痰，软坚降脂。

【应用】常用于痰湿内阻型肥胖症、高脂血症等。

【用法】佐餐食用。

### 罗汉果鲤鱼汤

【组成】罗汉果 1 个，鲤鱼 1 条，姜 10g，葱 10g，精盐 3g，料酒 10g，味精 1g，清汤、植物油适量。

【制法】将鲤鱼杀后去鳞、鳃、内脏，洗净，加精盐、料酒腌渍 20 分钟；罗汉果洗去绒毛，切碎，用干净纱布包好；姜、葱洗净切片、节。锅内油至六成热时放入姜片、葱节，煸炒后去姜、葱，加入清汤、罗汉果，煮约 30 分钟，放入鲤鱼煮约 20 分钟，去药包，调味，即可。

【保健功能】清热化痰，利水消肿。

【应用】常用于痰热蕴肺型支气管炎、肺气肿等。

【用法】喝汤食鱼。

### 罗汉果炖猪肺

【组成】罗汉果 1 个，猪肺 1 具，姜 10g，葱 10g，精盐 3g，料酒 10g，鸡精 2g，清汤适量。

【制法】将猪肺洗净，焯水，切大块；罗汉果洗去绒毛，切碎，用干净纱布包好；姜、葱洗净切片、节。各料放入锅内，加入适量清汤炖约 1 小时，去药包、姜、葱，将猪肺改切成片，放入原汤，调味，即可。

【保健功能】清热化痰，润肺止咳。

【应用】常用于痰热蕴肺型咳嗽、咽炎等。

【用法】佐餐食用，喝汤食肺。

### 🍃 胖大海银耳汤

【组成】胖大海 5g，水发银耳 200g，冰糖 30g。

【制法】将胖大海、银耳洗净后，与冰糖同放入锅内，煮沸后改用小火炖至银耳软烂，即可。

【保健功能】清热润肺，利咽解毒。

【应用】常用于风热袭肺型咽炎等。

【用法】随量食用。

### 🍃 桔梗冬瓜汤

【组成】桔梗 10g，甜杏仁 10g，甘草 3g，冬瓜 200g，姜、葱、精盐适量。

【制法】将桔梗、杏仁、甘草洗净放入锅内，加水、姜煮约 20 分钟，将冬瓜洗净、切块，入汤内煮约 10 分钟，调味，即可。

【保健功能】疏风清热，宣肺止咳。

【应用】常用于风热袭肺型支气管炎等。

【用法】佐餐食用，喝汤食冬瓜。

### 🍃 南杏桑白皮猪肺汤

【组成】桑白皮 15g，甜杏仁 15g，猪肺 250g，姜、葱、精盐、料酒、鸡精、清汤适量。

【制法】将猪肺洗净，焯水，切大块；桑白皮、甜杏仁洗净捣碎，用干净纱布包好；姜、葱洗净切片、节。各料放入锅内，加入适量清汤炖约 1 小时，去药包、姜、葱，将猪肺改切成片，放入原汤，调味，即可。

【保健功能】清肺，润肺，止咳。

【应用】常用于肺阴亏虚型支气管炎、肺结核、哮喘等。

【用法】佐餐食用，喝汤食肺。

### 🍃 贝母公英银花猪肉汤

【组成】浙贝母 40g，蒲公英 40g，金银花 40g，夏枯草 40g，猪肉 300g，蜜枣 4 个，精盐少许。

【制法】将浙贝母、蒲公英、金银花、夏枯草用清水洗净，沥干水分，备用；猪肉、蜜枣用清水洗净，备用。将以上材料全部放入瓦煲内，加水适量，先用大火煮沸，改用中火继续煲 2 小时左右，至猪肉熟烂，加少许精盐调味，即可。

【保健功能】清热解毒，散结消肿。

【应用】常用于热毒壅盛型乳腺癌等。

【用法】佐餐食用，喝汤食肉。

## 十三、安神类

### 柏子仁羊心汤

【组成】柏子仁 15g，羊心 150g，精盐 1g，味精 1g，葱花 3g，生姜末 3g，香油 3mL。

【制法】将羊心洗净血水，切成小块，置砂锅内，再将柏子仁（洗后捣碎）、葱花、姜末一同放入锅内，加水适量，先用大火烧沸，除去浮沫后改用小火，炖至羊心熟透，加适量精盐、味精、香油调味，即可。

【保健功能】养心安神，润肠通便。

【应用】常用于心阴虚型神经衰弱、失眠，肠燥型便秘等。

【用法】佐餐食用，喝汤食肉。

### 猪心枣仁汤

【组成】酸枣仁 15g，茯苓 15g，远志 6g，猪心 1 具，精盐适量。

【制法】将猪心剖开，洗净，置砂锅内，再将酸枣仁（洗后捣碎）、茯苓、远志洗净，一同放入锅内，加水适量，先用大火烧沸，除去浮沫后改用小火，炖至猪心熟透，加适量精盐调味，即可。

【保健功能】养心益肝，补血安神。

【应用】常用于心肝血虚型神经衰弱、失眠、阵发性心动过速、冠状动脉粥样硬化性心脏病等。

【用法】顿食或分 2 次食完，喝汤食猪心。

## 十四、平肝息风类

### 天麻猪脑羹

【组成】天麻 10g，猪脑 1 个，精盐、葱白、生姜、大蒜适量。

【制法】将天麻打成细粉，新鲜猪脑去红腺及膜，洗净，生姜、大蒜、葱白洗净，姜切片，葱切花。然后将天麻、猪脑、精盐、姜片、大蒜同放入锅内，加水适量，以小火炖煮 1 小时，成稠羹汤，撒上葱花，即可。

【保健功能】滋补精髓，平肝息风，通络止痛。

【应用】常用于肝阳上亢型高血压、神经衰弱、梅尼埃病、神经性头痛、脑震荡后遗症等。

【用法】每日或隔日 1 次，喝汤食猪脑，适量。

### ❦ 鱼头补脑汤

【组成】天麻 15g，鱼头 200g，香菇 15g，虾仁 20g，鸡肉 30g，香油、葱、生姜、精盐、味精适量。

【制法】将鱼头洗净，鸡肉洗净、切成丁，天麻洗净后切碎，香菇择洗干净，虾仁洗净，葱、生姜洗净后切段、片。锅内加水适量，煮沸后放入鱼头、鸡丁、天麻、香菇、虾仁，煮熟后，加入葱段、姜片、精盐、味精烹至入味，淋上香油，即可。

【保健功能】健脑益智，宁心安神。

【应用】常用于肝阳上亢型高血压、神经衰弱、健忘、失眠等。

【用法】喝汤食肉，适量。

### ❦ 草决明海带汤

【组成】决明子 10g，海带 20g。

【制法】将上二味同放入砂锅内，加水 500~800mL，煎至 250mL 时，去渣取汁，即可。

【保健功能】清肝明目，消痰软坚。

【应用】常用于肝阳上亢型高血压、高脂血症等。

【用法】每日 1 剂，分 3 次服用，30 日为 1 个疗程。

### ❦ 牡蛎鲫鱼汤

【组成】牡蛎粉 12g，鲫鱼 200g，豆腐 200g，绍酒 10g，生姜 5g，葱白 5g，鸡汤 500mL，酱油 10g，青菜叶 100g，精盐适量。

【制法】将鲫鱼去鳞、腮、内脏，洗净；豆腐切成 4cm 长、3cm 宽的块；生姜切片、葱白切花；青菜洗净。将酱油、精盐、绍酒抹在鱼身上，将鲫鱼放入炖锅中，加入鸡汤，放入生姜、葱白和牡蛎粉，烧沸后加入豆腐，用小火煮 30 分钟，加入青菜叶，即可。

【保健功能】平肝潜阳，降压止痛。

【应用】常用于肝火上亢型高血压、甲状腺功能亢进等。

【用法】每日 1 次，佐餐食用，喝汤，食鱼、豆腐、青菜叶。

### ❦ 牡蛎菊花鸽

【组成】牡蛎 30g，黄菊花 30g，枸杞子 10g，黑豆衣 3g，菟丝子 3g，芡实 3g，莲子 3g，猪瘦肉 200g，鸽肉 300g，生姜、葱、精盐、料酒适量。

【制法】将上述各药洗净后装入纱布袋内；鸽肉、猪肉洗净切块，汆水；生姜、葱洗净后切丝、末。锅置火上，加水适量，加入鸽肉、猪肉、药包、姜丝、葱末、料酒，大火煮沸后，改用小火炖至鸽肉、猪肉熟烂，去药包，调味，即可。

【保健功能】补肝益肾，涩精止泻。

【应用】常用于肝肾阴虚型遗精、滑精、尿频、遗尿、盗汗、带下等。

【用法】佐餐食用，喝汤食肉。

### 珍珠养生汤

【组成】珍珠贝肉提取物 1 份，枸杞子 1 份，黄精 2 份，黄芪 3 份，蜂蜜适量。

【制法】将枸杞子、黄精、黄芪洗净后放入锅内，加水适量，煮沸 40 分钟，去渣取汁，加入珍珠贝肉提取物及适量蜂蜜调味，即可。

【保健功能】清热养阴，补气血，益肝肾。

【应用】常用于气阴两虚型免疫功能低下等。

【用法】健康人每 2 日 1 剂，体弱者每日 1～2 剂，喝汤。

## 十五、补虚类

### （一）补气类

### 人参猪肚

【组成】人参 10g，甜杏仁 10g，茯苓 15g，红枣 12g，陈皮 1 片，糯米 100g，猪肚 1 具，花椒 7 粒，生姜 1 块，独头蒜 4 个，葱白 1 根，白胡椒、奶油、料酒、精盐适量。

【制法】将人参洗净，大火煨 30 分钟，切片留汤；红枣酒喷后去核；茯苓洗净；杏仁先用开水浸泡，再用冷水搓去外皮，晾干；陈皮洗净，分为两瓣；猪肚洗刮干净，去白膜，用开水稍烫；生姜、独头蒜洗净拍破，葱白切段；糯米淘洗干净。诸药与糯米、花椒、白胡椒同用纱布包扎，放入猪肚内，将猪肚置于大盘内，加奶油、料酒、精盐、生姜、葱白、独头蒜，上屉，用大火蒸至猪肚烂熟时取出，稍凉后取出纱布袋，从纱布袋中取出人参、杏仁、红枣，余药与调料皆弃之不用，只剩糯米饭。把取出的红枣、杏仁放入小碗内，将猪肚切成薄片放于红枣、杏仁上，然后将取出的人参放于猪肚上，最后将盘内原汤与人参汤倒入锅内，待沸，调入味精，即可。

【保健功能】益气健脾，养胃补虚。

【应用】常用于脾胃气虚型慢性胃炎、慢性肠炎、消化不良、营养不良性水肿等。

【用法】每日 1 剂，分次服食，每周 1～2 剂，长期食用效佳，喝汤，食猪肚与糯米饭。

### 人参菠菜汤

【组成】人参 5g，菠菜 500g，猪肉馅 250g，面粉 250g，生姜、葱白、酱油、香油、精盐适量。

【制法】将菠菜剁成菜泥，用纱布包好挤出菜汁，待用，人参研为细末，与生姜、葱白、酱油、香油、精盐、猪肉馅拌匀，用面粉、菠菜汁和肉按常规做成饺子，即可。

【保健功能】益气补血，养心安神。

【应用】常用于心血亏虚型早搏等。

【用法】每日晚餐食用，喝汤食水饺。

### 人参三七枣仁炖鸡汤

【组成】人参5g，三七30g，酸枣仁30g，鸡1只，精盐、味精适量。

【制法】将鸡宰杀后洗净，与洗净的三七、酸枣仁、人参同放入锅内，炖1~2小时后加适量精盐、味精调味，即可。

【保健功能】益气活血，补精填髓。

【应用】常用于气虚血瘀型老年性痴呆、健忘、失眠等。

【用法】每日1次，10~15日为1个疗程，喝汤食肉。

### 乌鸡白凤汤

【组成】乌鸡肉1000g，水发墨鱼200g，鳖甲3g，鹿角胶、牡蛎、人参、黄芪、天门冬、香附、生地黄、丹参、山药各2g，桑螵蛸、当归、白芍、川芎、银柴胡、甘草各1g，生姜10g，精盐5g，料酒10g，胡椒粉3g，味精2g，清汤适量。

【制法】鸡肉洗净，焯水后切长方块，墨鱼洗净切4cm²小块，人参洗净，烘干研末，其余各药洗净，用干净纱布包好，生姜、葱洗净切片、节。将鸡肉、墨鱼放蒸碗内，加入清汤，放入药包、姜片、葱节、精盐、料酒、胡椒粉，用湿绵纸封严碗口，入笼蒸2小时左右，取出蒸碗，揭开绵纸，加入人参末，再封碗口，蒸10分钟左右，揭去绵纸，加味精调味，即可。

【保健功能】补气养血，调经止带。

【应用】常用于气血亏虚型月经不调、闭经、带下等。

【用法】佐餐食用，喝汤食肉。

### 花生大枣汤

【组成】花生60g，大枣15g。

【制法】将花生、大枣洗净，放入锅内，加水适量，小火煮至大枣熟烂，即可。

【保健功能】健脾补血，养心健脑。

【应用】常用于气血亏虚型贫血、高血压、慢性肾炎尿血、记忆力减退等。

【用法】每日1剂，喝汤食花生、大枣，经常食用。

### 泥鳅红枣汤

【组成】泥鳅30g，红枣15枚，精盐少许。

【制法】将泥鳅洗净，与洗净的红枣煎汤，熟后加适量精盐调味，即可。

【保健功能】健脾祛湿，养血止痒。

【应用】常用于血虚风燥型皮肤瘙痒、荨麻疹等。

【用法】每日1剂，10~15日为1个疗程，喝汤，食红枣、泥鳅。

### 山药羊肉汤

【组成】山药50g，羊肉500g，葱白30g，生姜15g，胡椒粉6g，黄酒20g，盐3g，味精适量。

【制法】将羊肉剔去筋膜，洗净，略划几刀，入沸水锅去血水；葱、姜洗净，葱切成段，姜拍破待用；山药用清水泡，待润透后切成 2cm 厚的片。羊肉、山药放入锅内，加水适量，入葱白、生姜、胡椒粉、黄酒，先用大火烧沸，捞出浮沫，转用小火炖至羊肉酥烂，取出羊肉晾凉。将羊肉切成片，再将原汤除去葱白、生姜，加盐、味精，搅匀，取几片羊肉放入汤内，即得。

【保健功能】补脾益肾，温中暖下。

【应用】常用于脾肾阳虚型消化不良、慢性肾炎、小儿营养不良、遗尿、遗精、带下等。

【用法】佐餐食用，喝汤食肉。

### 🔍 山药薏苡仁煮龟汤

【组成】薏苡仁 15g，山药 30g，陈皮 3g，乌龟 1 只，精盐、味精适量。

【制法】将乌龟宰杀洗净，放入砂锅中，加水适量，先用小火煮至半熟，再加洗净的薏苡仁、山药、陈皮煮熟，最后加入适量精盐、味精调味，再煮片刻，即可。

【保健功能】滋阴养血，补中渗湿。

【应用】常用于脾虚湿阻型肝硬化等。

【用法】佐餐食用。

### 🍃 太子参冬瓜汤

【组成】太子参 20g，薏苡仁 30g，冬瓜 500g，姜、精盐适量。

【制法】冬瓜洗净切厚片，姜洗净切片。太子参、薏苡仁洗净，加清水、姜片煮约 20 分钟，然后将冬瓜片放入锅内煮约 10 分钟，加精盐调味，即得。

【保健功能】补气健脾，清热利水。

【应用】常用于脾虚湿阻型泄泻、慢性胃炎等。

【用法】喝汤，食冬瓜、太子参和薏苡仁。

### 🍃 太子参鸡煲

【组成】太子参 30g，山药 15g，鸡肉 90g，生姜 3 片，佐料适量。

【制法】将鸡肉去肥油，洗净切块，与洗净后的太子参、山药、生姜同放入炖盅内，加水适量，小火隔水炖 1~2 小时，熟后加适量佐料调味，即可。

【保健功能】益气，健脾，养阴。

【应用】常用于气阴两虚型慢性胃炎等。

【用法】佐餐食用，喝汤食肉。

### 🍃 扁豆猪蹄汤

【组成】白扁豆 100g，猪蹄 1000g，姜 10g，葱 10g，精盐 3g，料酒 10g，胡椒粉 2g，味精 2g。

【制法】将白扁豆用热水浸泡后去皮；猪蹄去尽毛，刮洗后焯水，砍开再焯水；姜、葱洗净后分别拍破、打结。各料放入砂锅内，加水适量，大火煮沸后改用小火炖约 3 小时，至猪蹄熟烂，去姜、葱，调味，即可。

【保健功能】补脾益血，利水化湿。

【应用】常用于脾虚湿阻型消化不良、缺乳等。

【用法】佐餐食用，喝汤食肉。

### 🍃 白术山药扁豆汤

【组成】白术 15g，山药 18g，白扁豆 20g，红糖适量。

【制法】将白术洗净，煎汤去渣后，加入洗净的山药、白扁豆、红糖煮烂，即可。

【保健功能】健脾化湿，补气益肾。

【应用】常用于脾虚湿阻型慢性胃炎等。

【用法】每日 1 剂，连服 7~8 次。

### 🍃 三豆甘草汤

【组成】绿豆 20g，赤小豆 15g，黑豆 15g，甘草 4g。

【制法】将上四味洗净同放入砂锅内，加水适量，煎汤，至豆熟烂离火，即可。

【保健功能】利尿消肿，清热解毒。

【应用】常用于湿热蕴结型尿路感染等。

【用法】每日 1 剂，分早、晚 2 次服食，5 日为 1 个疗程。

### 🍃 红景天乌鸡汤

【组成】红景天 20g，乌鸡 1 只，大葱 1 根，姜汁 15g，精盐、白胡椒粉适量。

【制法】红景天洗净，切片；乌鸡宰杀洗净，切块备用；大葱洗净切段。将红景天、鸡块、葱段、姜汁放入锅内，加水适量，大火煮沸后改用小火煲约 2 小时，至鸡肉熟烂，加少许精盐和白胡椒粉调味，即可。

【保健功能】补气清肺，益智养心。

【应用】常用于气阴两虚型支气管炎、神经衰弱、高原病等。

【用法】佐餐食用，喝汤食肉。

### 🍃 洋参甲鱼汤

【组成】西洋参 5g，甲鱼 1 只（约 750g），姜 5g，葱 10g，精盐 3g，料酒 10g，清汤适量。

【制法】将西洋参洗净，润软切片；甲鱼宰杀后去血水，经烫制后去黑膜、内脏、爪，砍大块；姜、葱洗净切片、节。将各料放蒸碗内，加入清汤，用湿绵纸封严碗口，入笼蒸约 2 小时，至甲鱼肉熟烂，去姜、葱，调味，即得。

【保健功能】益气养阴，滋阴润燥。

【应用】常用于气阴两虚型贫血、体质虚弱者等。

【用法】佐餐食用。

### 🍃 番茄沙棘汤

【组成】沙棘汁 100g，番茄 250g，槐花蜜 50g。

【制法】将番茄用沸水烫后，去皮，切片，锅内放适量清水，放入番茄片烧沸，放沙棘汁水、槐花蜜推匀，即得。

【保健功能】清热化痰，健胃消食，活血化瘀。

【应用】常用于痰瘀阻滞型高脂血症、冠心病、消化不良等。

【用法】佐餐食用。

### 🍃 刺五加炖鸡块

【组成】刺五加 30g，黑枣 10 枚（去核），枸杞 20 粒，鸡肉 500g，精盐、味精适量。

【制法】将刺五加洗净用纱布袋装好，黑枣洗净，枸杞洗净，鸡肉洗净切块。将上料同放入锅内，大火煮沸后改用小火炖煮约 1 小时，加精盐、味精调味，即得。

【保健功能】益气健脾，补肾安神。

【应用】常用于脾气亏虚型消化不良，肾虚型神经衰弱等。

【用法】佐餐食用。

### 🍃 绞股蓝红枣汤

【组成】绞股蓝 15g，红枣 8 枚。

【制法】将上两味洗净后同放入锅内，加水适量，用小火煮 20 分钟，即可。

【保健功能】健脑益智，镇静安神。

【应用】常用于心脾两虚型失眠、健忘、神经衰弱等。

【用法】每日 1 剂，佐餐食用，喝汤食枣。

### 🍃 党参香菇汤

【组成】党参 10g，干香菇 6g，佐料适量。

【制法】将党参、香菇洗净后同放入锅内，加水适量，煎汤，加适量佐料调味，即可。

【保健功能】补益胃气。

【应用】常用于脾胃气虚型慢性胃炎、消化不良等。

【用法】连服 7～10 日，喝汤。

### 🍃 黄芪炖猪胰

【组成】黄芪 30g，猪胰 1 个，精盐适量。

【制法】将猪胰洗净、切小块，与洗净的黄芪同放入锅内，加水适量，熟烂后加精盐调味，即可。

【保健功能】补气滋阴。

【应用】常用于气阴两虚型糖尿病等。

【用法】佐餐食用，喝汤食肉。

### 黄芪炖母鸡

【组成】黄芪30g，老母鸡1只，黄酒1匙，精盐少许。

【制法】将鸡宰杀洗净，黄芪洗净后塞入鸡腹内，淋上黄酒，以线缝合鸡腹，置瓷盆中，撒上精盐少许，上锅隔水蒸熟，即可。

【保健功能】益气补精，养血祛风。

【应用】常用于气血亏虚型荨麻疹、皮肤瘙痒等。

【用法】佐餐服食，分2～3日食完。

### 花生枣蜜汤

【组成】蜂蜜30g，花生米30g，大枣30g（去核）。

【制法】将花生米、大枣洗净，放入砂锅内，加水适量，煎汤至花生米熟烂，加蜂蜜调味，即得。

【保健功能】益气润肺，止咳化痰。

【应用】常用于肺阴亏虚型咳嗽等。

【用法】每日2次，喝汤食花生、大枣。

## （二）补血类

### 地母牛炖鸡

【组成】熟地黄30g，知母20g，牛膝20g，公鸡1只（约500g），精盐、味精适量。

【制法】将鸡宰杀，去毛、内脏、爪、头，洗净，熟地黄、知母、牛膝洗净后装入纱布袋中，放入鸡腹内，将鸡放入炖盅内，加水适量，隔水蒸至鸡肉熟，加适量精盐、味精调味，即可。

【保健功能】补肝肾，强筋骨，清虚热。

【应用】常用于肝肾阴虚型前列腺炎等。

【用法】佐餐食用，喝汤食肉。

### 八宝鸡汤

【组成】白芍5g，茯苓5g，白术5g，党参5g，熟地黄7.5g，当归7.5g，川芎3g，炙甘草2.5g，猪肉750g，母鸡1只，猪杂骨250g，葱、生姜、黄酒、精盐、味精适量。

【制法】将前八味中药洗净，装入布袋，扎紧口；猪肉、猪杂骨（捶破）、母鸡洗净，同放入锅内，加水适量，用大火煮沸后，除去浮沫，加入药袋及葱、生姜、黄酒，改用小火炖至肉熟烂，弃药袋，捞出猪肉、母鸡，切成小块后放回锅内，再加精盐、味精调味，稍煮片刻，即可。

【保健功能】补养气血，健脾益胃。

【应用】常用于气血亏虚型贫血者，久病体虚者，大病初愈者等。

【用法】每日1～2次，佐餐食用。

### 桂圆桑椹汤

【组成】桂圆肉 15g，桑椹 300g，蜂蜜适量。

【制法】将桂圆肉、桑椹洗净，同放入锅内，加水适量，煮至桂圆肉膨胀后倒出，待凉后加入适量蜂蜜调味，即可。

【保健功能】养血和胃。

【应用】常用于血虚型溶血性贫血、产后贫血等。

【用法】在三餐间当点心食用。

### 黑豆圆肉芡枣汤

【组成】黑豆 45g，桂圆肉 15g，芡实 15g，大枣 10 枚。

【制法】将黑豆以清水浸泡半日，捞出，同洗净的桂圆肉、芡实、大枣同放入锅中，加水适量，炖至熟烂，即可。

【保健功能】补肾健脾，养血安神。

【应用】常用于心脾两虚型失眠、健忘等。

【用法】每日 1 剂，分早、晚 2 次食用，7 ~ 10 日为 1 个疗程。

### 杞子当归羊肉汤

【组成】枸杞子 20g，当归 10g，羊肉 150g。

【制法】将上三味洗净，同放入锅内，加水适量同煮，煮至羊肉熟烂，即可。

【保健功能】温肾助阳，祛寒调经。

【应用】常用于血寒型月经后期、闭经等。

【用法】喝汤食肉。

### 生姜当归羊肉汤

【组成】生姜 10g，当归 6g，羊肉 100g，绍酒 12g，葱白 6g，精盐 3g。

【制法】将羊肉洗净、切片，与上述各味同放入锅内，加水 1000mL，用大火烧沸，后用小火炖 50 分钟，即可。

【保健功能】温阳宣痹，滋补气血。

【应用】常用于寒凝心脉型冠心病等。

【用法】每日 1 次，喝汤食肉。

### 何首乌鲫鱼汤

【组成】何首乌 5g，活鲫鱼 2 条，生姜 1 块，精盐适量。

【制法】将鲫鱼去鳞，剖腹，去内脏，洗净，待用，将洗净的何首乌放入砂锅内，加水适量，微火煎熬 1 小时，去渣取汁，待用，于砂锅内添水下鱼，加生姜、精盐等佐料，先用大火煮沸，再用微火炖至鱼骨脱落，然后兑入何首乌汁，煮沸出锅，即可。

【保健功能】补肝益肾，滋阴养血，乌发黑须。

【应用】常用于肝肾亏虚型白发、脱发、斑秃等。

【用法】每日 1 剂，分 2 次服食，佐餐食用，喝汤食鱼。

### 🍃 归附黄芪炖鸡

【组成】当归 15g，香附 15g，黄芪 25g，鸡肉 250g，葱白、生姜、精盐适量。

【制法】将前三味洗净后以纱布袋包好，与洗净的鸡肉同放入锅内，加水适量，烧开后去浮沫，加入葱白、生姜，待鸡肉熟烂，去药袋，加适量精盐调味，即可。

【保健功能】健脾行气，活血止痛。

【应用】常用于血虚气滞型痛经、月经不调等。

【用法】佐餐食用，喝汤食肉。

### 🍃 首乌熟地龟肉煲

【组成】何首乌 30g，熟地黄 30g，黄芪 15g，乌龟肉 250g，冰糖 30g。

【制法】将乌龟肉洗净、切块，与洗净的何首乌、熟地黄、黄芪同放入砂锅内，加水适量，煮沸后用小火炖 20 分钟，再加入冰糖继续用小火炖烂，即可。

【保健功能】益气养血，滋阴清热。

【应用】常用于气血亏虚型荨麻疹等。

【用法】每日 1 剂，3～5 日为 1 个疗程，喝汤食肉。

### 🍃 阿胶酸萝卜炖鸭

【组成】阿胶 50g，酸萝卜 300g，鸭 1 只，精盐、味精、胡椒粉、姜片、料酒适量。

【制法】将鸭宰杀洗净，以沸水焯去血水，沥干水分，剁成小块；酸萝卜切成条；阿胶洗净后掰成小块。锅内注入清水，放入鸭块、姜片、胡椒粉、酸萝卜条烧沸，撇去浮沫，以大火炖 30 分钟后改用小火熬至鸭肉熟烂，放入阿胶，煮至胶化，调味，即可。

【保健功能】补血止血，滋阴润燥。

【应用】常用于阴血亏虚型贫血、月经不调等。

【用法】佐餐食用。

### 🍃 归地黑豆炖水鱼

【组成】当归 15g，熟地黄 30g，黑豆 50g，鳖 1 只，玉竹 15g，生姜 15g，葱白 3 根，精盐少许。

【制法】鳖按常规宰杀洗净，切块，备用。将当归、熟地黄、玉竹、生姜、葱白洗净切片，与鳖、黑豆同放入砂锅内，加水适量，煮沸后改用小火炖至鳖肉、黑豆熟烂，加入精盐调味，即可。

【保健功能】滋阴凉血，润肤止痒。

【应用】常用于阴虚血燥型银屑病等。

【用法】每日 2 次，隔日 1 剂，连服 4～5 剂为 1 个疗程，佐餐食用。

### 阿黄猪肝汤

【组成】阿胶 10g，黄芪 15g，大枣 20g，猪肝 200g，姜 5g，葱 5g，精盐 3g，胡椒粉 2g，味精 2g，豆粉 20g，豌豆尖 100g，清汤适量。

【制法】将阿胶烊化；黄芪、大枣洗净，放入砂锅内，加水适量，煎汤约 200mL；猪肝洗净，去筋膜，切片，用豆粉拌匀；豌豆尖洗净；姜、葱洗净后切末。锅置火上，加入清汤，加入姜末、精盐、胡椒粉、药汁，沸后下猪肝划散，再加入阿胶，推匀后加入味精、豌豆尖，撒上葱花，即得。

【保健功能】补气养血。

【应用】常用于气血亏虚型冠心病、高血压、贫血等。

【用法】佐餐食用，喝汤食肉。

### 补血鸡汤

【组成】熟地黄 10g，当归 5g，白芍 5g（炒），黄芪 5g，肉桂 3g，母鸡 1 只，姜 10g，葱 10g，精盐 3g，料酒 10g，胡椒粉 2g，味精 2g，清汤适量。

【制法】将熟地黄、当归、白芍、黄芪洗净，以干净纱布包好；鸡宰杀后去毛、内脏、爪，焯水；姜、葱洗净后切片、节。各料放入蒸碗内，注入清汤，用湿绵纸封严碗口，入笼蒸约 2 小时至鸡肉熟烂，去药包、姜、葱，调味，即得。

【保健功能】补气养血。

【应用】常用于气血亏虚型月经不调、闭经、贫血等。

【用法】佐餐食用，喝汤食肉。

### 补血调经双凤汤

【组成】赤芍 6g，当归 6g，乌骨鸡 1 只，乳鸽 1 只，生姜 10g，葱 10g，精盐 5g，料酒 10g，清汤适量。

【制法】将乌骨鸡、乳鸽宰杀后去爪、内脏，洗净，切大块；赤芍、当归洗净，用干净纱布包好；生姜、葱洗净后切丝。将各料放入锅内，加入清汤，大火煮沸后改用小火煮至鸡肉、鸽肉熟，去药包，再煮使鸡肉、鸽肉熟烂，加精盐、料酒、葱、姜适量调味，再煮片刻，即可。

【保健功能】补血调经，养阴补肾。

【应用】常用于血虚瘀滞型月经不调等。

【用法】佐餐食用，喝汤食肉。

## （三）补阳类

### 首乌巴戟兔肉汤

【组成】制何首乌 30g，巴戟天 30g，兔肉 500g，花生 30g，生姜 4 片，佐料适量。

【制法】兔肉洗净，切块，用开水余去血水，与洗净的何首乌、巴戟天、花生、生姜片同放入锅内，加水适量，大火煮沸后，小火煮 2~3 小时，加适量佐料调味，即可。

【保健功能】补益肝肾，强壮筋骨。

【应用】常用于肝肾亏虚型高血压、高脂血症、中风后遗症等。

【用法】佐餐食用，喝汤食肉。

### ❀ 巴戟煲大肠

【组成】巴戟天 30g，猪大肠 500g，香菇 50g，姜 20g，葱 20g，精盐 3g，料酒 20g，胡椒粉 2g，鸡精 2g，鸡汤适量。

【制法】将巴戟天洗净切片，用干净纱布包好；猪大肠翻转刮洗后，放沸水中焯透，再反复翻洗干净，切 3cm 长的节；香菇洗净；姜、葱洗净切片、节。炒锅内油至六成热时，放入姜片、葱节、大肠煸炒，然后注入鸡汤、药包、料酒、胡椒粉、精盐，沸后去浮沫，小火煨约 2 小时，加入香菇再煨约 1 小时，至猪大肠熟烂，去姜、葱，调味，即得。

【保健功能】补肾助阳。

【应用】常用于肾阳虚型阳痿、不孕不育症、月经不调等。

【用法】佐餐食用。

### ❀ 冬虫夏草煲老鸭

【组成】冬虫夏草 10～15g，老鸭 1 只，生姜、葱白、食用油、精盐适量。

【制法】将鸭去毛及内脏，洗净，冬虫夏草纳入鸭腹内，加入食用油、葱白、生姜、精盐少许，再加水适量，隔水炖熟，即可。

【保健功能】益肾壮阳，补肺平喘。

【应用】常用于肺肾亏虚型慢性支气管炎、哮喘、肺气肿等。

【用法】每周 1 次，连服数周，佐餐食用，喝汤食鸭肉。

### ❀ 蛤蚧虫草汤

【组成】蛤蚧 2 个，冬虫夏草 10g，猪瘦肉 200g，姜 10g，葱 10g，精盐 3g，料酒 10g，胡椒粉 2g，鸡精 1g，清汤适量。

【制法】将蛤蚧以热水浸泡后剥皮，去眼球、内脏，留尾（带皮），洗净；冬虫夏草洗净；猪肉洗净焯水，切条块；姜、葱洗净拍破、切节。砂锅内放入蛤蚧、冬虫夏草、猪肉、清汤，大火煮沸后去浮沫，加入姜、葱、料酒、胡椒粉、精盐，改用小火炖约 2 小时，去姜、葱，调味，即得。

【保健功能】补肺益肾，止咳定喘。

【应用】常用于肺肾亏虚型哮喘、慢性支气管炎、肺气肿等。

【用法】佐餐食用，喝汤食肉。

### ❀ 补骨脂大枣汤

【组成】补骨脂 30g，大枣 6 枚，粳米 100g。

【制法】将补骨脂洗净，加水煎汤，去渣取汁，加大枣、粳米同煮粥，即可。

【保健功能】补肾健脾。

【应用】常用于脾肾阳虚型阳痿、遗精、尿频等。

【用法】连服 14 日，分餐食用。

### 🔍 银耳杜仲鸭肉汤

【组成】银耳 30g，杜仲 30g，鸭肉 250g。

【制法】先将鸭肉放入锅中，加水适量，煮沸 30 分钟后，加入浸泡过的银耳、杜仲同煎，炖至鸭肉熟烂，即可。

【保健功能】滋补肝肾，利水消肿，降脂降压。

【应用】常用于肝肾亏虚型高血压、高脂血症、冠心病等。

【用法】每日 1 次顿服，3～5 日为 1 个疗程，喝汤食鸭肉。

### 🔍 沙苑猪肝汤

【组成】沙苑子 30g，枸杞子 10g，鲜猪肝 300g，鸡蛋 1 枚，白菜叶 50g，生姜、葱、胡椒粉、料酒、精盐、干豆粉、味精、猪油、肉汤适量。

【制法】将猪肝去筋膜洗净，切成薄片；鸡蛋去黄留清，与豆粉调成清糊；猪肝再用精盐、蛋清、豆粉浆好，备用。沙苑子、枸杞子、白菜叶洗净，将沙苑子水煎，去渣取汁，收药液 100mL，备用。生姜切片，葱切段。将锅置火上，放入猪油，注入肉汤 1000mL，下药液、姜片、料酒、精盐、胡椒粉，待汤煮沸时下猪肝片，煮至微沸时拨开猪肝，放枸杞子、白菜，续煮 2 分钟，加葱、味精调味，起汤装碗，即可。

【保健功能】益肾补肝，养血明目。

【应用】常用于肝肾亏虚型视物昏花、视力减退、夜盲、视疲劳、电视眼等。

【用法】佐餐食用，适量。

### 🔍 沙苑甲鱼

【组成】沙苑子 15g，熟地黄 10g，活甲鱼 1 个，酱油 10g，葱白 10g，生姜 15g，精盐 2g，胡椒粉 1g，味精 1g，肉汤 500mL，西红柿 1 个。

【制法】将甲鱼剁去头，沥尽血水，剁去爪和尾，放在砧板上用刀砍开腹壳，去内脏，洗净；生姜洗净拍破；葱白洗净切长段；沙苑子、熟地黄洗净用纱布包好。将锅置火上，放入清水和甲鱼，烧沸后转用小火烧约 30 分钟捞出，放入温水内剔去背壳和腹甲，洗净，切成 3cm$^2$ 的块，装入蒸钵内，注入肉汤、药包及诸调料，用湿绵纸封严碗口，上笼大火蒸 2 小时，取出，挑去药包、生姜、葱白不用，入味精调味，西红柿切开放入配色，即可。

【保健功能】滋补肝肾，强腰固精。

【应用】常用于肝肾亏虚型遗精、早泄、阳痿、带下等。

【用法】佐餐食用，喝汤食鱼。

### ◈ 益智仁炖肉

【组成】益智仁 50g，牛肉或猪瘦肉 30g，佐料适量。

【制法】将牛肉或猪瘦肉洗净，切块，与洗净的益智仁同炖，煮至肉熟，加适量佐料调味，即可。

【保健功能】健脾益胃，补脑益智。

【应用】常用于提高记忆力，促进智力发育等。

【用法】佐餐食用，喝汤食肉。

### ◈ 鹿茸炖乌鸡

【组成】鹿茸 10g，乌鸡 250g，佐料适量。

【制法】将乌鸡洗净，切小块，与洗净的鹿茸同放入炖盅内，加开水适量，炖盅加盖，小火隔水炖 3 小时，调味，即可。

【保健功能】温宫补肾，益精养血。

【应用】常用于肾阳虚型先兆流产、不孕症、月经不调等。

【用法】佐餐食用，可常食。

### ◈ 鹿茸三珍汤

【组成】鹿茸 3g，鹿肉 150g，水发鹿筋 20g，水发鹿鞭 10g，冬菇 20g，冬笋 20g，火腿 20g，姜片 30g，葱节 30g，精盐 3g，料酒 20g，胡椒粉 2g，鸡精 2g，香菜 10g，清汤适量。

【制法】将水发鹿筋、鹿鞭刮洗干净，加姜片、葱节、料酒蒸约 1 小时后，切长约 5cm 的段；鹿肉洗净后焯水切条；冬菇、冬笋、火腿洗净切片；香菜洗净切节。将鹿肉、鹿筋、鹿鞭码放瓷罐内，加入佐料，注入清汤，沸后去浮沫，小火焖至鹿筋等熟烂，去姜片、葱节，调味，撒上香菜，即得。

【保健功能】温肾壮阳，补血填精。

【应用】常用于肾阳虚型阳痿、遗精、崩漏、带下、贫血等。

【用法】佐餐食用，喝汤食肉。

### ◈ 猪脬智仁汤

【组成】益智仁 20g，酸枣仁 30g，猪脬 1 个。

【制法】将洗净的益智仁、酸枣仁放入洗净的猪脬内，炖服，即可。

【保健功能】补益脾肾，涩精缩尿。

【应用】常用于脾肾亏虚型小儿尿频等。

【用法】每次服 2~3g，分 2 次服用。

### ◈ 菟丝子甲鱼汤

【组成】菟丝子 30g，沙苑子 30g，甲鱼 1000g，生姜 10g，精盐 4g，植物油 10g。

【制法】将菟丝子、沙苑子洗净；甲鱼宰杀后剖腹，留肝、蛋，去肠杂，洗净，切大块。锅内油烧至六成热时，放入生姜、甲鱼块，翻炒几分钟，加适量清水，再焖炒几分钟，与菟丝子、沙苑子同放入砂锅内，加清水，以浸没甲鱼为准，大火煮沸后改用小火炖至甲鱼肉熟烂，加精盐少许调味，弃药渣，即得。

【保健功能】滋肝肾阴，补肾助阳。

【应用】常用于肾阴阳两虚型阳痿、遗精、早泄等。

【用法】佐餐食用，喝汤食肉。

### 🌿 淫羊藿蛎肉汤

【组成】淫羊藿 9g，牡蛎 50g，太子参 24g，大枣 20g，生姜、精盐适量。

【制法】将牡蛎放入盐水中，吐净泥沙，去壳，取肉，与洗净的淫羊藿、太子参、大枣、生姜同放入炖锅中，加水适量，大火煮沸后改用小火炖 3 小时，至牡蛎肉熟，加精盐调味，即得。

【保健功能】补肾壮阳，宁心安神。

【应用】常用于肾阳虚型阳痿、早泄、失眠等。

【用法】佐餐食用，喝汤食肉。

### 🌿 蛤蚧甲鱼汤

【组成】鲜蛤蚧 2 个，甲鱼 1 只，山药 30g，枸杞子 20g，姜 10g，葱 10g，精盐 3g，料酒 20g，胡椒粉 2g，味精 1g，清汤适量。

【制法】将甲鱼宰杀后去内脏、爪，焯水，砍成块；蛤蚧杀后剥皮，去眼球、内脏，留尾（带皮），焯水；山药洗净切块；枸杞子洗净；姜、葱洗净切片、节。各料放入蒸碗内，加入清汤，用湿绵纸封严碗口，入笼蒸约 2 小时，去绵纸、姜、葱，调味，即得。

【保健功能】补肝益肾，养血增精。

【应用】常用于肝肾阴虚型遗精、滑精等。

【用法】佐餐食用，喝汤食肉。

### 🌿 蛤蚧瘦肉煲

【组成】蛤蚧 2 个，川贝母 10g，猪瘦肉 100g，精盐、姜片适量。

【制法】将蛤蚧洗净，温水浸泡约 5 小时，入沸水氽烫后捞出切块，川贝母洗净。将蛤蚧块放入锅内煲 20 分钟后，放入瘦肉块、川贝母和姜片煲约 1 小时，至熟，加精盐调味，即可。

【保健功能】补肺益肾，定喘助阳。

【应用】常用于肺肾亏虚型慢性支气管炎、肺气肿、肺结核、哮喘等。

【用法】佐餐食用。

### （四）补阴类

#### 🍃 鱼鳔汤

【组成】女贞子 25g，枸杞子 25g，黄精 25g，鱼鳔 25g，佐料适量。

【制法】将女贞子、枸杞子、黄精、鱼鳔洗净，与水共煮汤，煮沸后，改用小火煎熬 20 分钟，浓煎 3 次，合并药汁，加适量佐料调味，即成。

【保健功能】滋补肾阴，滋养肝血。

【应用】常用于肝肾阴虚型耳鸣、听力下降、耳聋等。

【用法】每日 1 剂，分 3 次服用。

#### 🍃 天门冬萝卜汤

【组成】天门冬 15g，萝卜 300g，火腿 150g，葱花 5g，精盐 3g，味精 1g，胡椒粉 1g，鸡汤 500mL。

【制法】将天门冬洗净后切成 2～3mm 厚的片，加水约 100mL，以中火煎至 1 杯量时，去渣取汁，备用；火腿切成长条形薄片；萝卜洗净后切丝。锅内放鸡汤，将火腿肉先下锅煮，煮沸后放入萝卜丝，并将煎好的天门冬汁加入，盖锅煮沸后，加精盐调味，再略煮片刻，即可。食用前加葱花、胡椒粉、味精调味。

【保健功能】止咳祛痰，消食轻身，抗疲劳。

【应用】常用于肺阴亏虚型咳嗽，消除疲劳，抗衰老等。

【用法】佐餐食用。

#### 🍃 二冬参地炖猪脊髓

【组成】天门冬 15g，麦冬 15g，熟地黄 25g，生地黄 25g，人参 10g，猪脊髓 200g，佐料适量。

【制法】将天门冬、麦冬、熟地黄、生地黄、人参洗净，麦冬、人参切片，猪脊髓洗净。将以上用料放入炖盅内，加水适量，炖盅加盖，大火煮沸后改用小火隔水炖 3 小时，加适量佐料调味，即可。

【保健功能】滋阴补髓，颐养容颜。

【应用】常用于面部暗斑等。

【用法】佐餐食用。

#### 🍃 沙参炖肉

【组成】北沙参 15g，玉竹 15g，百合 15g，山药 15g，猪瘦肉 500～1000g。

【制法】将猪瘦肉洗净、切块，与洗净的北沙参、玉竹、百合、山药同放入锅内，加水适量，炖熟，即可。

【保健功能】养阴生津。

【应用】常用于胃阴亏虚型厌食、消化不良、糖尿病等。

【用法】喝汤，食肉与药。

### 参鸭汤

【组成】北沙参 30g，百合 30g，鸭肉 150g。

【制法】将北沙参、百合、鸭肉分别洗净，同放入锅中，加水适量，先用大火烧沸，再用小火炖至鸭肉熟烂，即可。

【保健功能】养阴润肺，清热化痰。

【应用】常用于肺阴亏虚型咳嗽等。

【用法】佐餐经常食用，喝汤食鸭肉。

### 玉竹瘦肉汤

【组成】玉竹 30g，猪瘦肉 150g，精盐、味精适量。

【制法】先将玉竹洗净、切片，用纱布包好，猪瘦肉洗净、切块，然后一同放入锅内，加水适量，煎煮至猪瘦肉熟，去玉竹，加适量精盐、味精调味，即可。

【保健功能】养阴，润肺，止咳。

【应用】常用于肺阴亏虚型咳嗽等。

【用法】佐餐食用，喝汤食肉。

### 玉竹橄榄猪瘦肉汤

【组成】玉竹 30g，鲜青果 60g，猪瘦肉 100~150g，精盐、味精适量。

【制法】瘦猪肉洗净、切片，与洗净的玉竹、青果同放入锅内，加水适量，煮至猪肉熟烂，加适量精盐、味精调味，即可。

【保健功能】养阴润肺，清利咽喉。

【应用】常用于肺阴亏虚型失音、咽炎等。

【用法】佐餐常服，喝汤食肉。

### 沙参心肺汤

【组成】沙参 15g，玉竹 15g，猪心 1 个，猪肺 1 个，葱白 25g，精盐 3g。

【制法】先将沙参、玉竹洗净，放入纱布袋内；猪心、猪肺洗净，挤尽血污；再将沙参、玉竹、猪心、猪肺、葱白同放入锅中，加水适量，大火烧沸后转用小火炖煮 1 小时左右，煮至猪心、猪肺熟透时，加精盐调味，即可。

【保健功能】润肺止咳，养胃生津，养心安神。

【应用】常用于肺阴亏虚型咳嗽等。

【用法】佐餐食用，喝汤食肉。

### 百合龙眼汤

【组成】百合 25g，桂圆肉 15g。

【制法】将百合、桂圆肉洗净，同放入锅内，加水适量，煮熟，即可，

【保健功能】养血润燥，宁心安神。

【应用】常用于心脾两虚型失眠、神经衰弱等。

【用法】每日1剂，分数次服用，喝汤。

### 🍃 蛤肉百合玉竹汤

【组成】蛤蜊肉50g，百合30g，玉竹20g，佐料适量。

【制法】将蛤蜊肉、百合、玉竹洗净后同放入锅内，加水适量，煎汤，食用前加适量佐料调味，即可。

【保健功能】养阴除烦。

【应用】常用于阴虚火旺型失眠、神经衰弱等。

【用法】佐餐食用，喝汤食肉。

### 🍃 二冬甲鱼汤

【组成】麦冬15g，天门冬15g，百合10g，枸杞子10g，甲鱼1只，姜5g，葱10g，精盐3g，料酒10g，味精1g，清汤适量。

【制法】将麦冬、天门冬、百合、枸杞子洗净，麦冬和天门冬以干净纱布包好；甲鱼宰杀后去头、尾、爪，焯水后去背腹甲、内脏，洗净，切块；姜、葱洗净后切片、节。将甲鱼、药包、百合放蒸碗内，加入清汤、姜片、葱节、料酒，用绵纸封严碗口，入笼蒸约1小时，加入枸杞子再蒸约1小时，去绵纸、姜片、葱节，调味，即得。

【保健功能】滋阴润燥，益肺止咳。

【应用】常用于肺肾阴虚型咳嗽、失眠、便秘、贫血等。

【用法】佐餐食用，喝汤食肉。

### 🍃 参麦鱼汤

【组成】党参10g，麦冬6g，黑鱼肉50g，生姜、葱白、精盐等适量。

【制法】将黑鱼肉洗净、切块，与洗净的党参、麦冬一起煮汤，加适量生姜、葱白、精盐等调味，即可。

【保健功能】益气养阴。

【应用】常用于气阴两虚型小儿多汗等。

【用法】每日1次，连服7日。

### 🍃 杞子淮山鸡汤

【组成】枸杞子30g，山药30g，黄芪20g，老母鸡1只，精盐适量。

【制法】先将鸡宰杀洗净，剥去鸡皮，将洗净的枸杞子、山药、黄芪放入鸡腹内，煮沸后改用小火炖，待熟时加精盐少许，即可。

【保健功能】健脾补肾，养血调经。

【应用】常用于脾肾亏虚型月经不调、闭经等。

【用法】每日2次，每周可服1~2次，喝汤食肉。

### 🍂 枸杞炖兔肉

【组成】枸杞子 15g，兔肉 250g，蔬菜、油、精盐适量。

【制法】先将洗净的枸杞子、兔肉加水炖熟，后加蔬菜、油、精盐调味，即可。

【保健功能】补肾滋阴，补益气血。

【应用】常用于肝肾阴虚型糖尿病、痛经等。

【用法】每 1~2 天吃 1 次，喝汤食肉。

### 🍂 枸杞淮山药炖猪脑

【组成】枸杞子 10g，山药 30g，猪脑 1 具，精盐适量。

【制法】将猪脑洗净，与洗净的枸杞子、山药共入锅内，加水炖 1 小时，加适量精盐调味，即可。

【保健功能】滋补肝肾，健脾益脑。

【应用】常用于肝肾阴虚型高血压、高脂血症、动脉粥样硬化、健忘等。

【用法】每周服食 1~2 次，连服数周，喝汤食肉。

### 🍂 桑椹猪胰汤

【组成】桑椹 30g，鸡血藤 30g，枸杞子 5g，猪胰 1 条，黑豆 60g，姜 5g，葱 10g，精盐 2g，料酒 10g，味精 1g，豆粉、清汤、植物油适量。

【制法】将桑椹、鸡血藤洗净，加水煎熬后取药液约 100mL；枸杞子洗净；猪胰洗净，焯水，切厚片，加精盐、豆粉码味；黑豆用温水浸泡后洗净；姜、葱洗净切片、节。锅内油至六成热时，放入姜片、葱节，煸炒后，去姜片、葱节，加入清汤，放进黑豆煮至熟烂后，放入猪胰、药液、枸杞子再煮约 15 分钟，调味，即得。

【保健功能】补肝益肾，健脾生血。

【应用】常用于肝肾阴虚型糖尿病、贫血、失眠、神经衰弱等。

【用法】佐餐食用，喝汤食肉。

### 🍂 白芍石斛瘦肉汤

【组成】白芍 12g，铁皮石斛 12g，猪瘦肉 250g，红枣 4 枚（去核），佐料适量。

【制法】将猪瘦肉洗净后切块，与洗净的白芍、铁皮石斛、红枣同放入锅内，加水适量，大火煎沸后，小火煮 1~2 小时，加适量佐料调味，即可。

【保健功能】益胃，养阴，止痛。

【应用】常用于胃阴亏虚型慢性胃炎等。

【用法】佐餐食用，喝汤食肉。

### 🍂 黄精炖猪瘦肉

【组成】黄精 30~60g，猪瘦肉 100~150g。

【制法】将猪瘦肉洗净、切片，与洗净的黄精共入盅，加盖隔水炖至猪瘦肉熟，即可。

【保健功能】滋肾补脾，益气降脂。

【应用】常用于肝肾阴虚型高脂血症、记忆力减退等。

【用法】佐餐食用。

### 三黑汤

【组成】黑芝麻 9g，黑枣 9g，黑豆 30g，红糖少许。

【制法】将黑芝麻、黑枣、黑豆洗净入锅，加水适量，煮沸后用小火再煮 20 分钟，加适量红糖调味，即可。

【保健功能】养血活血，祛风止痒。

【应用】常用于血虚风燥型荨麻疹等。

【用法】每日 1 剂，常服有效。

### 茯苓鳖枣汤

【组成】茯苓 30g，鳖甲 10g，大枣 10 枚，白糖适量。

【制法】茯苓、大枣洗净，将茯苓、鳖甲放入锅中，加水适量，小火煮沸，然后加入大枣，继续煮 30~45 分钟，调入适量白糖，略煮，即可。

【保健功能】健脾利湿，清虚热，补心脾，利肝气。

【应用】常用于脾虚湿阻型肝硬化等。

【用法】佐餐食用，随意。

### 补髓汤

【组成】鳖 1 只，猪脊髓 200g，葱、生姜、胡椒粉、味精适量。

【制法】将鳖用沸水烫死，揭去甲，除去内脏及头、爪，猪脊髓洗净。将鳖、葱、生姜放入锅内，加水适量，大火烧沸，小火煮烂，在鳖将熟时放入猪脊髓一起煮熟，加入味精、胡椒粉调味，即可。

【保健功能】滋阴补肾，填精补髓。

【应用】常用于肾阴虚型老年痴呆症、骨质疏松症、癌症化疗患者，以及长期接触放射线辐射人员等。

【用法】佐餐食用或单食，喝汤食肉。

### 鳖甲炖白鸽

【组成】鳖甲 30g，白鸽 1 只，佐料适量。

【制法】白鸽宰杀洗净，将洗净、打碎的鳖甲同放入白鸽腹内，以线缝合，将白鸽放入砂锅内，加水适量炖熟，调味，即可。

【保健功能】滋肾益气，散结通经。

【应用】常用于肾阴虚型不孕症、闭经等。

【用法】每日 1 次，5～7 日为 1 个疗程，喝汤食鸽肉。

## 十六、收涩类

### 山茱萸瘦肉汤

【组成】山茱萸 9g，猪瘦肉 90g，佐料适量。

【制法】将山茱萸洗净后装入纱布袋内，加水煎汤去渣，加猪瘦肉煮熟，加适量佐料调味，即可。

【保健功能】补益肝肾，益气养血。

【应用】常用于肾虚型耳鸣等。

【用法】每天 1 剂，7～8 日为 1 个疗程，喝汤食肉。

### 乌梅莲子醒酒汤

【组成】乌梅 30g，莲子罐头 250g，红枣 50g（去核），桂花 10g，橘子罐头 250g，白醋 30g，白糖 300g。

【制法】将红枣洗净，置小碗中加水蒸熟；乌梅洗净，切丁；橘子罐头（连汤）、莲子罐头（连汤）一起倒入锅内，加入乌梅、红枣、桂花、白糖、白醋和适量清水，中火烧沸，即可。

【保健功能】宣散排毒，解酒醒神。

【应用】常用于酒毒内蕴型饮酒过度、慢性酒精中毒等。

【用法】酒醉后凉饮。

### 五味子猪肺汤

【组成】五味子 20g，猪肺 500g，诃子 6g，生姜 10g，葱 10g，精盐 3g，料酒 10g，鸡精 1g，清汤适量。

【制法】将猪肺洗净，焯水后切块；五味子、诃子洗净，以干净纱布包好；生姜、葱洗净切块、节。将上述各料放锅内，加入清汤炖至猪肺熟烂，去姜、葱，调味，即可。

【保健功能】滋阴益肺。

【应用】常用于肺阴亏虚型咳嗽、哮喘等。

【用法】佐餐食用，喝汤食肉。

### 肉豆蔻猪肚汤

【组成】肉豆蔻 5g，猪肚 1 只，生姜 10g，葱 5g，精盐 4g，料酒 5g，鸡精 2g，清汤适量。

【制法】将猪肚洗净，焯水后切块；肉豆蔻洗净；生姜、葱洗净切末。将上述各料放锅内，加入清汤炖至猪肚熟烂，去姜、葱，调味，即可。

【保健功能】温中止痛。

【应用】常用于脾胃虚寒型慢性胃炎、泄泻等。

【用法】佐餐食用，喝汤食肉。

### 🍃 芡实莲子牛肉汤

【组成】芡实20g，莲子20g，牛肉100g，佐料适量。

【制法】将牛肉洗净、切片，与洗净的芡实、莲子同放入锅内，加水适量，煮至牛肉熟烂，加适量佐料调味，即可。

【保健功能】补益固涩。

【应用】常用于脾肺气虚型遗尿等。

【用法】1～3周为1个疗程，喝汤，食肉、芡实、莲子。

### 🍃 淮莲芡实猪肉汤

【组成】山药30g，莲子30g，芡实30g，猪瘦肉100g，酱油、花生油、葱白、精盐、生姜适量。

【制法】将山药、莲子（去心）、芡实洗净；猪瘦肉在沸水锅内稍烫，除去血腥味，切成块，备用。锅中加油，先入葱白、姜炒香，再下猪肉和酱油、精盐，烧沸，下山药、莲子、芡实，用小火炖汤，即可。

【保健功能】健脾益血，开胃消滞。

【应用】常用于脾虚型小儿营养不良等。

【用法】喝汤食肉。

### 🍃 芡实煮老鸭

【组成】芡实200g，老鸭1只，生姜、葱白、精盐、味精适量。

【制法】先将鸭宰杀、洗净，再将洗净的芡实放入鸭腹内，加水适量，炖至熟烂，加适量生姜、葱白、精盐、味精调味，即可。

【保健功能】滋阴养胃，健脾利水。

【应用】常用于脾虚湿阻型慢性肾炎水肿、泄泻，肾虚不固型尿频、遗精等。

【用法】佐餐食用。

### 🍃 金樱子煮小肚

【组成】金樱子10g，猪小肚1具，精盐适量。

【制法】将猪肚洗净、切块，与洗净的金樱子同放入锅内，加水适量，煮熟后加适量精盐调味，即可。

【保健功能】固精缩尿，涩肠止遗。

【应用】常用于肾气不固型尿频、遗精、带下，脾气亏虚型慢性肠炎、痢疾等。

【用法】每日1剂，喝汤食肉。

### 荷叶瘦肉汤

【组成】荷叶 50g，猪瘦肉适量，佐料适量。

【制法】将猪瘦肉洗净、切片，与洗净的荷叶同放入砂锅内，加水适量，煎汤，肉熟后加适量佐料调味，即可。

【保健功能】益气，养血，除湿。

【应用】常用于痰湿内阻型不孕症等。

【用法】每日 1 次，7 日为 1 个疗程，喝汤食肉。

### 牛肚补胃汤

【组成】鲜荷叶 2 张，牛肚 1000g，黄酒、小茴香、桂皮、精盐、生姜、胡椒粉、酱油、醋等佐料适量。

【制法】先将洗净的荷叶垫置锅底，再将牛肚洗净的放入，加水浸没，大火烧沸后，改用中火烧 30 分钟，取出，将牛肚切成条状或小块，再倒入砂锅内，加黄酒 3 匙及小茴香、桂皮少许，小火慢煨 2 小时，然后加精盐 1 匙及生姜、胡椒粉少许，继续慢煨 2～3 小时，直至牛肚酥烂为度，食用时用酱油、醋蘸食，即可。

【保健功能】补中益气，健脾消食。

【应用】常用于脾虚气陷型胃下垂等。

【用法】佐餐食用，喝汤食肉。

### 覆盆白果汤

【组成】覆盆子 10g，白果 5 枚，猪小肚 150g，佐料适量。

【制法】用盐将猪小肚洗净、切块，白果炒熟后去壳。将白果、覆盆子和猪小肚放入锅中，加水适量，用大火烧开后改用小火煮 2 小时左右，加适量佐料调味，即可。

【保健功能】益肾缩尿。

【应用】常用于肾虚不固型尿频、遗精、滑精等。

【用法】每日 3 次，喝汤食肉。

### 覆盆炖牛肉

【组成】覆盆子 50g，黄牛肉 1000g，植物油、料酒、酱油、茴香适量。

【制法】覆盆子洗净后用黄酒湿润，黄牛肉洗净、切块。铁锅内放植物油 2 匙，大火烧热后倒入黄牛肉翻炒 5 分钟左右，加黄酒 2 匙、酱油 4 匙，再焖 5 分钟，加覆盆子和少许茴香，再加冷水浸没黄牛肉，待烧开后改用小火炖 2 小时左右，即可。

【保健功能】益气缩尿。

【应用】常用于肾虚不固型尿频等。

【用法】佐餐食用，喝汤食肉。

（杨勤、肖国生、郭冬琴）

# 第八章　常用养生酒

养生酒是利用酒的药理性质，遵循"医食同源"的原理，配以养生中药及有食疗功用的各种食品配制而成的，或在酿酒过程中加入适宜的养生中药，或利用常用食物进行发酵酿制而成。养生酒借酒而用药，以行药势，因而具有保健养生、治病防病的功用。养生酒是中国特有的酒种，它传承了中国几千年的酿酒、饮食、医药文化，具有深厚的中国传统养生文化内涵和广阔的现代生物科技前景。它是中国酒文化精髓所在，也是我国的国粹之一。

## 第一节　养生酒的起源和发展

酒的发明及用酒治病，是酒与传统医学的结合，是中国古代的一大成就，是我国医药发展史上的重要创举，也是对医学保健事业的重要贡献。酒具有通血脉、养脾气、厚肠胃、润皮肤、祛寒气、消毒杀菌之功效，因而有"酒为百药之长"的说法。古时"酒"写作"酉"，而"醫（医）"字从"酉（酒）"，体现了酒与医药的密切关系。

传统的酿酒起源观认为，酿酒是在出现农耕之后才发展起来的。西汉淮南王刘安所著《淮南子》中曰："清益之美，始于耒耜。"现代的许多学者也持有相同看法，认为当农业发展到一定程度后，有了剩余粮食，才开始酿酒。

长沙马王堆出土的两本帛书《养生法》《杂疗方》，虽然内容不完整，但仍可辨认出其中有关酒剂配方、药酒用药、酿制工艺等的记述。中医四大经典著作之一《黄帝内经》专设《汤液醪醴论》，记述了"醪醴"与防治疾病的关系，在其他篇中尚有治尸厥的"左角发酒"，治经络不通、病生不仁的"醪药"，治鼓胀的"鸡矢醴"等有关药酒的记载。我国现存最早的本草专著《神农本草经》也记载，"药性有宜丸者，宜散者，宜水煮者，宜酒渍者，宜膏煎者，有一物兼宜者，亦有不可入汤酒者，并随药性，不得违越"。《治百病方》中也记载有"醴剂"，并有"淳酒渍之""淳酒和饮"的论述。东汉末年张仲景的《伤寒杂病论》中更有红蓝花酒、瓜蒌薤白白酒汤等治疗疾病的有关记述，并一直为后人所习用。

魏晋南北朝时间，出现了药曲及使用药物酿曲的工艺。贾思勰所著《齐民要术》是我国最古老、系统的农业科学著作。书中载酒之专章，记载了10多种酿酒方法，特别是浸药专用酒的制作，从曲的选择到酿造步骤说得较详尽。梁代陶弘景在《本草经集注》中提出"酒可行药势"，书中对养生酒的浸制方法论述较详，并指出71种药物（包括矿石类药物9种，植物类药物35种和动物类药物27种）不宜浸酒。

　　隋唐时期，被誉为药王的孙思邈享年百岁，他的长寿与常服药酒补益养生有关。孙思邈的《千金翼方》共载有药酒方 80 余首，涉及内科、外科、妇科等临床各科，其中专列《酒醴篇》，所述制药酒法较《肘后备急方》更为详尽，而且还补充了服用药酒的注意事项。书中提出，"使酒气相接，无得断绝"，但也"不可令至醉及吐"，否则"大损也"，认为"冬宜服酒，至春宜停"。书中列酒方达 30 余种，不少至今仍在运用。孟诜所著《食疗本草》记载了桑椹酒、葱豉酒等很多养生酒，并谓酒"味苦，主百邪毒，行百药""通脉，养脾气，扶肝"，指出"蒲桃子酿酒，益气调中，耐饥强智，取藤汁酿酒亦佳""狗肉汁酿酒，大补"，还提出"地黄、牛膝、牛蒡、枸杞等，皆可和酿作酒"。此为关于和药酿酒的最早记载。王焘所撰《外台秘要》之《古今诸家酒方》共载酒方 11 首，其中 9 方亦为和药酿制之方。

　　到了宋代，我国现存最早的论酒专著，朱翼中所著的《北山酒经》问世，书中论述了酒的历史功过及作用，还介绍了制酒的原理和方法，并在"煮酒"一节中记载了将酒加热杀菌以便于保存的技术，其比欧洲要早数百年，为我国首创。另外，此时药酒的种类和应用范围明显扩大，仅《太平圣惠方》就设有药酒专节多达 6 篇，连同《圣济总录》《太平惠民和剂局方》《济生方》等书，记载药酒种类约数百种，采用药酒内服或者外治的病种涉及内、外、妇、儿、五官等各科，且对药酒的主要功用也有了明确认识。在药酒的制法上，多采用隔水加热的"煮酒"法，这种热浸制法制成的药酒，药物有效成分的浸出率较前明显增加，从而提高了药酒的疗效。

　　金元时期，刘完素所著《黄帝素问宣明方论》、朱震亨所著《局方发挥》等医学著作中均有对药酒的论述。忽思慧是元朝皇帝的饮膳太医，主管宫廷饮膳烹调之事，所著《饮膳正要》中记载了不少养生酒。

　　明清时期，随着经济、文化的进步，医药学也有了新的发展，养生酒在整理前人经验、创制新配方、发展配制法等方面都取得了新的成就。如朱橚的《普济方》、董宿原的《奇效良方》、陈梦雷的《医部全录》、王肯堂的《证治准绳》、李时珍的《本草纲目》等收藏了大量的养生酒配方。清代的养生酒，除了用于治病外，还用于养生保健，宫廷补益养生酒空前发达。清代乾隆初年，就有"酒品之多，京师为最"的说法。至此，蒸馏酒（即白酒、烧酒）已较为普及，几乎是通行全国无人不晓了。李时珍还详述了烧酒的制作过程："用浓酒和糟入甑，蒸令气上，用器承取滴露，凡酸坏之酒，皆可蒸烧……和曲酿瓮中七日，以甑蒸取，其清如水，味极浓烈，盖酒露也。"此操作方法与现代基本相同。

　　至近现代，养生酒的医疗保健作用受到人们的广泛关注。特别是新中国成立以来，在继承和发扬传统养生酒制备方法优点的基础上，大胆采用了现代先进的酒剂制备工艺，严格了卫生与质量标准，使养生酒生产趋向于标准化和工业化，为了加强质量管理，还把养生酒（药酒）规范列为《中华人民共和国药典》的重要内容。

　　随着人们生活水平的不断提高，养生酒的应用将更加广泛。经过系统的中医药酒文献整理研究和逐渐深入的临床、实验研究，养生酒必将发生质的突破，为人类健康作出新的贡献。

# 第二节　养生酒的特点

## 一、具备酒的特性和作用

养生酒本质就是酒。酒有多种，其性味功能大同小异。

首先，《饮膳正要》中提到："酒，味苦甘辛，大热，有毒。主行药势，杀百邪，去恶气，通血脉，温肠胃，润肌肤，消忧愁。"中医认为，其性热，走而不守，既有调和气血、贯通经脉之功，又有振阳除寒、祛湿散风之效，还可疏肝解郁、宣情畅意，故《汉书》赞之为"百药之长"。总体来说，酒有通血脉，行药势，温肠胃，御风寒等作用。

其次，酒又是一种良好的有机溶媒，其主要成分为乙醇，有良好的穿透性，容易进入药材组织细胞中，发挥溶解作用，促进置换和扩散，可以把中药里的大部分水溶性物质，以及水不能溶解，要用非极性溶媒溶解的有机物质溶解出来，有助于药物有效成分的渗出，使其更好地发挥作用。养生酒服用后可以借酒的宣行药势之力，促进药物疗效最大限度地发挥，并可按不同的中药配方，制成各种养生酒，以适应不同病证。

再次，酒有防腐、消毒作用。一般药酒能保存数月甚至数年时间而不变质，这就给饮酒养生者以极大便利。当养生酒含乙醇 40% 以上时，可延缓许多药物的水解，增强药剂的稳定性。所以，养生酒久渍不易腐败，长期保存不易变质，并可随时服用，十分方便。

此外，养生酒还能起到矫味的作用，如乌梢蛇等制成养生酒后，可减弱腥气。酒入药中，还可以反佐或缓和苦寒药物的药性，免除了平时服药的苦涩，人们也乐于接受。

## 二、具备药物的特性和作用

酒与养生中药配伍制成的养生酒，除了具备酒自身的作用，还具备中药的功效，既能用于防治疾病，又可以用于病后辅助治疗和补养。用于疾病的养生酒，多具有祛风散寒、止咳平喘、清热解毒、养血活血、舒筋活络等功能。如祛风散寒的二味独活酒，祛痰化瘀的延寿酒，用于产后中风的防风酒，清热解毒的蛮夷酒，活血化瘀的红蓝花酒等。用于补养的养生酒，可滋补气血、温肾壮阳、养胃生津、强心安神、抗老防衰、延年益寿，如补益气血的红颜酒，温补脾肾的钟乳酒，益气强力的崔氏地黄酒，强筋壮骨和安神益智的五加酒等。

## 三、适用范围广

养生酒适用范围较广，几乎涉及临床所有科。如内科的风湿病、偏瘫（中风后遗症）、阳痿（性功能减退或障碍）、咳喘（呼吸道感染）等；妇科的闭经、痛经、不孕、产后腹泻、产后眩晕等；儿科的佝偻病、风痫等；外科的血栓闭塞性脉管炎、乳腺炎等；皮肤科的湿疹、鹅掌风、过敏性皮炎、银屑病、白癜风等；骨伤科的跌打损伤等；口腔科的牙痛、龋齿等；五官科的耳鸣、耳聋、失音、目视昏暗等。当然，其中有些可能是古代某一医家个人的经验，是否能普遍应用，还要进一步验证。总体来看，这些酒方对于治疗疾病、提高人体健康水平有积极作用，其中有许多酒方至今仍被人们广泛应用。

# 第三节 养生酒的作用

## 一、酒为百药之长

"酒为百药之长"一说，出自东汉班固的《汉书》，这是我国古人对酒在医药应用中的高度评价。酒问世之前，人得了病要求"巫"治疗，由于酒的酿造，我们的祖先在饮酒过程中，发现酒能"通血脉、散寒气""行药势、杀百邪恶毒气""除风下气""开胃下食""温肠胃御风寒""止腰膝疼痛"等，加之用酒入药还能促进药效的发挥，于是"巫"在医疗中的作用便被"酒"逐渐取而代之。这是古人认识上的一次飞跃。

## 二、预防疾病

在预防疾病上，民间早有实践。如重阳节饮用菊花酒，可防老抗衰；夏季饮用杨梅酒，可预防中暑；常饮山楂酒，可防止高血脂的形成，减少动脉硬化的产生；长期服用五加皮酒、人参酒则可以扶正防病，健骨强筋。

## 三、治疗疾病

养生酒因配入的中药材不同，治疗的疾病也不相同。东汉张仲景在《伤寒杂病论》中记载的红蓝花酒，是治疗"妇人六十二种风及腹中血气刺痛"的强效药。明代李时珍在《本草纲目》中共收载了200余首治疗各种疾病的药酒方，如由大黄、桂枝、白术、桔梗、防风、蜀椒、乌头、赤小豆等药物所制成的屠苏酒，至今在我国和日本的民间，仍有正月初一饮此酒用来防瘟疫、祛病邪的民俗；又如薏苡仁酒，用上好的薏苡仁粉同面、米酿酒，具有祛风湿、强筋骨、健脾胃的作用。

另外，药酒具有祛风湿、舒经活络的作用，用于治疗骨关节、肌肉损伤及风湿疾病等疗效显著。如治腰肌劳损常用川芎、当归、牛膝、乳香、没药、防风浸酒；治疗增生性脊柱炎常用白芍、威灵仙、牛膝、木瓜浸酒；治疗关节炎常用羌活、独活、桑寄生、牛膝、当归、延胡索浸酒。

## 四、保健强身

养生酒除被用于预防和治疗疾病外，在保健强身等方面也有广泛应用。如《永乐大典》中记载的雪花酒、真一酒、枸杞子酒等；清代乾隆皇帝常饮的松龄太平春酒由熟地、当归、红花、枸杞、茯苓、桂圆肉、松子仁、陈皮、红曲、荔枝蜜等加酒煮制而成，主治关节酸软、纳食少味及睡眠不足等。养生酒对老年人、身体虚弱者具有很好的保健延年作用。

# 第四节　养生酒的选用

养生酒既可治病，又可强身，但并不是说每一种养生酒都适用于百病，必须要有针对性地选择，使用适宜的养生酒，才能收到好的效果，切不可人用亦用，见酒就饮。

## 一、辨证选择，合理服用

养生酒随所用养生中药的不同而具有不同的性能，而且由于患者体质情况、性别、年龄、生活习惯等个体差异，服用养生酒应根据自己的体质进行辨证选择。如血脉不通者，宜用行气活血通络的养生酒；有寒者用酒宜温，有热者用酒宜清；气血双亏者可选用红颜酒、八珍酒、崔氏地黄汤；脾气虚弱者可选用人参酒、白术酒；肝肾阴虚者可选用杜仲酒、五精酒；肾阳亏损者可选用五加酒、鹿角酒、枸杞酒；风寒湿痹、中风后遗症者，可选用枸杞菖蒲酒、愈风酒和史国公酒；患风湿者可选用附子酒、二味独活酒；阳痿者可选用戊戌酒、钟乳酒等；月经病者可选用蛮夷酒等。

选用养生酒时，还要根据季节气候不同，灵活变通。一般来说，应以冬、春、秋季饮用为宜。冬季进补，效果更佳。夏季气温高，天气燥热，应少用补气类或补阳类养生酒。

## 二、限量服用

在饮用养生酒时，应根据养生酒度数，严格限制每日的摄入量。大量的病理资料表明，每日饮酒量应为每千克体重不超过1g乙醇量，以预防乙醇对肝脏的损害，若饮酒量超过每千克体重2.5g乙醇量，肝损害率就会显著升高。根据这个上限，体重60kg的人，每日饮乙醇含量为60%的白酒不能超过100g。当然，为了安全，乙醇的每日摄入量应限制在45g以下。

在使用剂量上，可根据患者对酒的耐受力及治疗的需要，适量服用。不善于饮酒的人，初期可以从小剂量开始，逐渐增加服用剂量，或加冷开水稀释后服用，直至适应再按原方剂量服用。一般标准是，每天30～100mL，分2～3次服用，年老体虚者，可适当减量，儿童一般不宜服用。

## 三、注意禁忌

疾病禁忌：病情严重、发热、机能亢奋者应避免服用养生酒，如高血压、心脏病、出血性疾病、感染性疾病、呼吸系统疾病、肝肾疾病、过敏性疾病、各种皮肤病、溃疡性疾病、各种癌症患者，不宜饮用养生酒，如确有需要，应在医师的指导下使用。

性别方面：由于妇女有经带胎产等生理特点，所以在妊娠期、哺乳期不宜使用养生酒。在行经期，如果月经正常，也不宜服用活血功效较强的养生酒。

年龄方面：儿童一般不宜服用养生酒；青壮年由于身体的新陈代谢正处于旺盛阶段，用量可以相对多一些；年老体虚者，因脏腑功能逐渐退化，对酒的新陈代谢较缓慢，在服用养生酒时可适当减量。

时令方面：炎夏季节，少用补气类或补阳类养生酒。

忌口：饮用养生酒期间，避免食用生冷、油腻、腥臭、辛辣等不易消化或有特殊刺激性的食物。服用药酒时，也不宜加白糖或冰糖，以免影响药效，最好加一点蜜糖，因为蜜糖性温和，加入药酒后不仅可以减少药酒对肠胃的刺激，还有利于保持和提高药效。

饮酒后应适当休息。不可剧烈运动、房事过度等。

饮酒期间忌服某些药物，归纳起来有以下几种情况：一是能增强酒精毒性的药物，如降压药胼苯哒嗪，利尿药利尿酸，抗抑郁药闷可乐等；二是饮酒会影响药效的药物，如抗癫痫药苯妥英钠，降血糖药甲苯磺丁脲和胰岛素等；三是饮酒能增大副作用的药物，如降压药胍乙啶，利尿药双氢克尿噻、氯噻酮，以及灭滴灵、阿司匹林、巴比妥、利眠宁、安定、冬眠灵、非那根、奋乃静、苯海拉明等；四是能造成乙醇中毒的药物，如痢特灵、硝酸甘油、灭滴灵等。

# 第五节　养生酒的家庭制作方法与注意事项

## 一、制作方法

### （一）制作前的准备工作

养生酒制作法，古人早有论述。如孙思邈的《千金要方》较全面地论述了养生酒的制作、用法："凡合酒，皆薄切药，以绢袋盛药内酒中，密封头，春夏四五日，秋冬七八日，皆以味足为度，去渣服酒……大诸冬宜服酒，至立春宜停。"对于养生酒，除专业厂家制作外，在民间家庭中也可以自配自制。如果家庭配制养生酒，在制作前，必须做好以下几项准备工作：

**1. 保持环境卫生**　保持养生酒配制环境清洁，严格卫生要求。配制环境要做到无灰尘、无沉积、无污染。只有这样，才能保证养生酒的疗效和纯度。

**2. 选择合适的养生酒配方**　并不是所有养生酒配方都适宜家庭制作，例如有毒副作用的中药材，要经炮制后才能使用。如果对药性、剂量不甚清楚，又不懂养生酒配制常识，则要请教医药工作者，切忌盲目配制饮用养生酒。

**3. 选择适宜的酒**　配制养生酒时，酒一定要慎重选择。早在唐代，我国第一部药典《新修本草》就有明确规定，"凡做酒醴续曲""诸酒醇不同，唯米酒入药"。由此可知，当时的药用酒是采用曲酿造的米酒。宋至明代，仍是以曲酿造的米酒为药用酒，至清代渐渐普及用白酒（烧酒）作为药用酒。

制养生酒的酒类包括白酒、黄酒、葡萄酒、米酒和果露酒等多种。一般来说，滋补类养生酒所用的原料酒精浓度低一些，祛风湿类养生酒因祛风活血的需要，所用原料酒精浓度可以高一些。

**4. 选用上等正宗中药材**　养生酒里的药物很重要，一定要选用上等中药材，并要注意同一药名不同品种的功能差异，如牛膝有怀牛膝、川牛膝，切忌用假冒伪劣药材。

药材的加工炮制也要十分讲究，早在《千金要方》中就提出，凡合养生酒皆薄切片，可见制作前药材都要切成薄片，或者捣成粗颗粒状。凡坚硬的皮、根、茎等植物药材可切成0.3cm厚的薄片；草质茎、根可切成3cm长碎段；种子类药材可以用棒击碎；有些矿物及壳类药要轧成细粉；应煮的药材要切成小段或薄片。适当粉碎药材，可以扩大药材与酒的接触面，有利于增加扩散、溶解，但不宜过细，过细使大量细胞被破坏，细胞内的不溶物质、黏液质进入酒液中，不但不利于扩散、溶解，还会使养生酒混浊。

此外，有些药物具有毒副作用，为了保证用药安全，同时增强或改变其药用效果，就应根据需要，进行适当炮制。如生首乌有生津润燥、滑肠通便等作用，但经黑豆汁蒸煮后，就有补肝肾、益精血、乌须发的功能。

**5. 准备好容器**　准备好配制养生酒用的容器，诸如瓦坛、瓷瓮、砂锅、玻璃器皿等非金属容器，这样可以防止器皿本身和药物与酒发生化学反应。容器的大小一般按配制量而定。有时，还要准备装药的布袋或绢袋。

### （二）家庭制作养生酒的方法

**1. 冷浸法**　冷浸法最为简单，家庭配制养生酒常用冷浸法。采用此法时，可先将炮制后的中药材薄片或粗碎颗粒置于密封的容器中（或先以绢袋盛药再纳入容器中），按配方比例加入适量的白酒。开始每日搅拌1次，7日后，可改为每周搅拌1次。一般浸泡15日以上，并经常摇动，待有效成分溶解到酒中以后，取上清液，滤出药渣，药渣可压榨，再将浸出液与榨出液合并，静置数日后再过滤即成。也可将白酒分成2份，将药材浸泡2次，操作方法同前，合并2次浸出液和榨出液，静置数日过滤后，即得澄清的养生酒。若所制的养生酒需要加糖或蜜矫味，可将糖或蜜用等量的白酒加热溶解、过滤，再将药液和糖液混匀，过滤后即成养生酒。

**2. 热浸法**　热浸法是一种古老而有效的制作养生酒的方法，既能加快浸取速度，又能使中药材中的有效成分更容易浸出，此法也适宜于家庭制作养生酒。通常是将药物切制后，置于适宜的容器内，按配方加入适量的酒，密闭容器，隔水加热至沸后立即取下，放置阴凉处，候冷，继续浸泡至规定时间，滤取上清酒液，药渣则压榨后取液过滤，两液合并，经澄清后，装瓶慢慢饮用。另有一种方法也属于热浸法，即将药物放陶器中，加入适量酒，用厚纸将酒器封固，浸泡数小时后，上文火慢煮至沸，取下候凉，静置2~3日，滤取上清酒液，药渣压榨取汁，过滤澄清，两液合并，装瓶备用。

**3. 煎煮法**　此法必须将中药材粉碎成粉末，全部放入砂锅中，加水至高出药材约10cm，浸泡约6小时，然后加热煮沸1~2小时，过滤后，药渣再加适量水复煎1次，合并2次药液，静置8小时后，再取上清液加热浓缩，调成膏状，待冷却后，再加入等量的酒，混匀，置于容器中，密封，约7天后取上清液，即成。此法用酒量较少，服用时酒味不重，便于饮用，对不长于饮酒的人尤为适宜。含挥发油的芳香性中药材不宜采用此法。

**4. 酿酒法**　先将中药材加水煎熬，过滤去渣后，浓缩成药片，有些药物也可直接压榨取汁，再将糯米煮成饭，然后将药汁、糯米饭和酒曲拌匀，置于干净的容器中，加盖密封，置保温处 10 天左右，尽量减少与空气的接触，且保持一定的温度，发酵后滤渣即成。

## 二、注意事项

**1. 选择适宜家庭制作的养生酒方**　酒方的选择一定要慎重，并不是所有酒方都适宜家庭制作，切忌盲目配制、饮用养生酒。

**2. 用来泡养生酒的白酒度数不宜过高**　药材中的有效成分，有的易溶于水，有的易溶于酒。不善饮酒的人，可以采用低度白酒、黄酒、米酒或果酒等为基质酒，但浸出时间要适当延长。

**3. 药材的选用、处理和炮制**　对于动物药，宜除去内脏及污物（毒蛇应去头），清水洗净，用火炉或烤箱烘烤，使之散发出微微香味，烘烤不仅可以去除水分，还可以达到灭菌的效果，并保持浸泡酒的酒精浓度。已腐败变质的动物药均应弃之不用。植物药应最大限度地除去药材中的杂质、污泥，药材清洗后应晾干，才能保证养生酒的效能。

**4. 浸泡时间**　采用冷浸法制养生酒，浸泡时间根据处方需要和酒量多少而定，一般 1 个月左右，最短不少于 7 天。有些养生酒要浸泡较长时间，如龟蛇酒、三蛇酒等，均要浸泡 3～6 个月才可饮服。另外，气温对养生酒的浸泡有直接影响，气温高则浸泡时间要短些，气温低则浸泡时间要长些。

# 第六节　养生酒 91 种

## 一、解表类

### ● 桃花白芷酒

【组成】鲜桃花 250g，白芷 30g，白酒 1000mL。

【制法】春天采集初开或开放不久的鲜桃花，与白芷同置容器中，加入白酒密封，浸泡 30 天后，过滤去渣，即成。

【保健功能】活血通络，润肤祛斑。

【应用】常用于血瘀型黑斑、黄褐斑、妊娠纹等。

【用法】每日 2 次，每次饮服 10～20mL。可同时外用，取此酒少许置于手掌中，双手擦热，来回擦患处。

### ● 姜蒜柠檬酒

【组成】生姜 100g，大蒜 400g，柠檬 3～4 枚，蜂蜜 70g，白酒 800mL。

【制法】将大蒜蒸 5 分钟后切薄片，柠檬去皮切薄片，生姜切薄片，与蜂蜜一起盛入容器中，加入白酒密封，浸泡 3 个月后，过滤去渣，即可。

【保健功能】祛风散寒。

【应用】常用于风寒型感冒等。

【用法】每日 2 次，每次饮服 15mL，不可过量饮用。

### 🌿 葱豉黄酒汤

【组成】葱 30g，淡豆豉 15g，黄酒 50mL。

【制法】先将豆豉放砂锅内，加水 1 小碗，煎煮 10 分钟，再把洗净切段的葱（带须）放入，继续煎煮 5 分钟，然后加入黄酒，立即出锅。

【保健功能】辛温解表，宣肺散寒。

【应用】常用于风寒型感冒、急性胃肠炎等。

【用法】每日 2 次，乘热顿服。

### 🌿 延年不老菊花酒

【组成】白菊花 500g，白茯苓 500g，白酒 3000mL。

【制法】将前 2 味药捣碎，置容器中，加入白酒，密封，浸泡 7 天后，过滤去渣即可。

【保健功能】平肝明目，散风清热。

【应用】常用于肝阳上亢型高血压、视力减退等。

【用法】每日 3 次，每次饮服 15～30mL。

### 🌿 葛根酒

【组成】葛根 120g，羌活 120g，防风 120g，桂枝 120g，桑枝 120g，生姜 60g，冰糖 60g，白酒或米酒 5000mL。

【制法】诸药研为细末，用纱布包裹，加白酒或米酒浸泡 15 天，过滤取汁，搅和均匀，密封备用。

【保健功能】行气活血，舒筋通络。

【应用】常用于气滞血瘀型颈椎病、颈部扭伤等。

【用法】每日 1～2 次，每次饮服 20～30mL。

### 🌿 白芷薄荷酒

【组成】白芷 20g，薄荷 50g，白酒 500mL。

【制法】将前 2 味切碎，置容器中，加入白酒，密封，浸泡 5～7 天后，过滤去渣，即成。

【保健功能】祛风，通窍，止痛。

【应用】常用于风寒型头痛等。

【用法】每日 2 次，每次饮服 15～30mL。

## 二、清热类

### 马齿苋酒

【组成】鲜马齿苋 300g，黄酒 500mL。

【制法】将马齿苋摘根，洗净，捣烂，浸入酒中，3 天后用纱布过滤，去渣，酒入瓶密封备用。

【保健功能】清热，化湿，止带。

【应用】常用于湿热下注型带下、尿路感染等。

【用法】每日 2～3 次，每次 15～30mL，饭前饮服。

### 苦参酒

【组成】苦参、蒲公英、土茯苓各 30g，黄酒 300mL。

【制法】上药用黄酒和水 300mL，煎至减半，去渣即成。

【保健功能】清热解毒，利湿止痒。

【应用】常用于湿热型痔疮、外阴炎、外阴瘙痒等。

【用法】每日 3 次，每次饮服 20mL。

### 地黄醴酒

【组成】生地黄 1250g，糯米 1250g，糯米酒 2500mL，细曲 125g。

【制法】将地黄加工研碎，细曲研细末备用，将糯米淘洗干净，同地黄拌匀，置砂锅中炒熟，取出摊于案板，冷却后置入坛中，然后将细曲加入药坛内搅拌，再倒入糯米酒拌匀，加盖密封，置保温处，经 10 天之后尝酒味浓，压去糟，过滤澄清，即可。

【保健功能】养血滋阴，益气和中。

【应用】常用于阴血亏虚型月经不调、须发早白、消化不良等。

【用法】每日 3 次，每次随量温饮。

### 玄参酒

【组成】玄参 150g（锉细），磁石 150g（烧令赤，醋淬 7 遍，研末），白酒 1000mL。

【制法】上药以生绢袋盛，入酒浸泡，7 天后取用。

【保健功能】滋阴，泻火，潜阳。

【应用】常用于阴虚火旺型淋巴结核等。

【用法】每日 2 次，每次 15mL。

### 地骨酒

【组成】地骨皮 50g，生地黄 50g，野菊花 50g，糯米 500g，酒曲适量。

【制法】将前三味药加水煎煮，滤取浓汁，与糯米煮成干饭，待冷后，加入酒曲，拌匀，置入容器中，密封发酵成酒酿。

【保健功能】滋阴益肝，清热平肝。

【应用】常用于肝肾阴虚型高血压、糖尿病等。

【用法】每日 3 次，每次适量，根据个人的酒量，取一定量的酒酿兑入米酒即可饮用。

### 芍药酒

【组成】赤芍 180g，生地黄 100g，牛骨 35g（酒浸炙），白酒 1000mL。

【制法】将药共研碎，用白纱布盛之，置于净器中，入酒浸泡，密封，7 天后开启，去掉酒袋，过滤装瓶备用。

【保健功能】强筋健骨，舒利关节。

【应用】常用于血瘀型骨质疏松症、腰椎病等。

【用法】每日 3 次，每次 15mL，空腹服用。

### 金银花酒

【组成】金银花 50g，生甘草 10g，黄酒 150mL。

【制法】将前两味洗净，切碎，加水 600mL，煎取 150mL，再入黄酒，略煎即成，去渣即用。

【保健功能】清热解毒。

【应用】常用于热毒壅盛型肺炎、肺脓肿、化脓性炎症等。

【用法】每日 2 次，每次 10～15mL。

### 鱼腥草酒

【组成】鱼腥草 20g，黄酒 100mL。

【制法】将鱼腥草与黄酒共入砂锅内，文火炖沸 5 分钟后，去渣。

【保健功能】祛瘀血，散热毒。

【应用】常用于热毒壅盛型肺脓肿、产后腹痛等。

【用法】每日 1 次，每次 30mL。

### 竹叶酒

【组成】淡竹叶 30g，白酒 500mL。

【制法】将淡竹叶洗净，剪成 2cm 长的节，放入纱布袋内，扎紧口，放入酒罐内，将白酒倒入酒罐，盖好盖，浸泡 3 天即成。

【保健功能】清热利尿，清心除烦。

【应用】常用于心火亢盛型口疮、尿路感染等。

【用法】每日 2～3 次，每次 2 汤匙。

### 蒲公英酒

【组成】蒲公英 40g，50 度白酒 500mL。

【制法】将蒲公英浸于酒中，浸泡 7 天即成。

【保健功能】清热解毒，消肿散结。

【应用】常用于热毒炽盛型急性乳腺炎等。

【用法】每日 3 次，每次 20～30mL。

## 三、泻下类

### 麻子仁酒

【组成】火麻仁 500g，米酒 1000mL。

【制法】将火麻仁研末，用米酒浸 7 天即可。

【保健功能】养血，润燥，通便。

【应用】常用于肠燥型便秘等。

【用法】每日 2 次，每次 30mL。

### 双仁酒

【组成】火麻仁、郁李仁各 250g，米酒 1000mL。

【制法】将前两味药捣碎，置容器中，加入米酒，密封，浸泡 7 天后，过滤去渣，即成。

【保健功能】养血，润燥，通便。

【应用】常用于肠燥型便秘等。

【用法】每日 2 次，每次温服 30mL。

## 四、祛风湿类

### 木瓜牛膝酒

【组成】木瓜 35g，牛膝 25g，白酒 600mL。

【制法】将木瓜、牛膝放入白酒中，加盖密封，浸泡 15 天后即可饮用。

【保健功能】舒筋活络，祛风除湿。

【应用】常用于风湿痹阻型风湿性关节炎、类风湿关节炎等。

【用法】每日 2 次，每次 10～15mL。

### 五加皮酒

【组成】五加皮 100g，白酒 1000mL。

【制法】将五加皮捣碎，装入瓶中，倒入白酒浸泡，密封，置阴凉处，常摇动，1 个月后过滤去渣，取酒饮用，即可。

【保健功能】补肝肾，强筋骨，祛风湿。

【应用】常用于肝肾亏虚型骨质疏松症、风湿性关节炎、类风湿关节炎等。

【用法】每日 2 次，每次饮服 10～20mL。

### 🍃 黄芪乌蛇酒

【组成】炙黄芪 60g，乌梢蛇肉 90g，当归 40g，桂枝 30g，白芍 25g，白酒 3000mL。

【制法】将上药切碎，与白酒同置于容器中，密封，隔水煮 1 小时，再贮藏 7 日即可服用。

【保健功能】补气活血，祛风通络。

【应用】常用于气虚血瘀型中风后遗症、瘫痪等。

【用法】每日 3 次，每次 15～30mL。

## 五、化湿类

### 🍃 白豆蔻仁酒

【组成】白豆蔻 50g，白酒 1000mL。

【制法】将白豆蔻研成粗末，以纱布袋盛之，浸入白酒中封口，3 天后即成。

【保健功能】化湿行气，温中止呕。

【应用】常用于寒湿蕴脾型消化不良、慢性胃炎等。

【用法】每日 3 次，每次 10～20mL，饭后饮用。

## 六、利水渗湿类

### 🍃 消脂酒

【组成】山楂片、泽泻、丹参、香菇各 30g，白酒 500mL，蜂蜜 150mL。

【制法】前四味中药的饮片置于容器中，加入白酒密封，可加以振荡，浸泡 14 天后，过滤去渣，加入蜂蜜搅匀即成。

【保健功能】健脾益胃，活血消脂。

【应用】常用于血瘀型高脂血症、肥胖等。

【用法】每天 2 次，每次 20～30mL。

### 🍃 茯苓酒

【组成】茯苓 500g，白酒 1500mL。

【制法】将茯苓洗净晾干，研为细末，浸入白酒中，密封，每日摇荡 1 次，3～5 日即成。

【保健功能】补益脾胃，渗利水湿，宁心安神。

【应用】常用于脾虚湿盛型消化不良、慢性肠炎、慢性肾炎等。

【用法】每日 2 次，每次 10～20mL，饭前温服。

### 🍃 薏苡仁祛湿酒

【组成】薏苡仁 120g，白酒 1000mL。

【制法】将薏苡仁洗净，晾干，研碎后放入纱布袋中，封好袋口，放入酒坛中，倒入白酒，加盖密封，浸泡 7 日后即可饮用。

【保健功能】利水渗湿，健脾除痹。

【应用】常用于脾虚湿盛型慢性肾炎、慢性肠炎、类风湿关节炎、风湿性关节炎等。

【用法】每日 2 次，每次 10～15mL。

## 七、温里类

### 🍃 丁香煮酒

【组成】丁香 3 粒，黄酒 50mL。

【制法】将丁香洗净，倒入瓷杯中，加入黄酒，再把瓷杯放入有水的蒸锅中，加热蒸 10 分钟即成。

【保健功能】温中，暖胃，降逆。

【应用】常用于脾胃虚寒型消化不良、慢性胃炎等。

【用法】乘热一次服下。

### 🍃 干姜酒

【组成】干姜末 3g，白酒 15mL。

【制法】将白酒隔水加热，乘温送服干姜末。

【保健功能】温中散寒，活血止痛。

【应用】常用于脾胃虚寒型慢性胃炎、消化性溃疡等。

【用法】胃痛剧烈时一次服下。

### 🍃 茴桂酒

【组成】小茴香 30g，桂枝 15g，白酒 250mL。

【制法】将上药用酒浸泡 3～6 天，即可饮用。

【保健功能】温经散寒。

【应用】常用于虚寒型月经不调、痛经等。

【用法】每日 2 次，每次 15～20mL。

### 🍃 良姜酒

【组成】高良姜 70g，黄酒 500mL。

【制法】将高良姜火炙，出焦香，打破，入黄酒煮沸，热服，即可。

【保健功能】暖胃行气，止痛祛风。

【应用】常用于脾胃虚寒型急慢性胃炎、肠炎等。

【用法】每日2次，每次乘热饮服15～20mL。

## 八、理气类

### 木香酒

【组成】木香100g，酒1500mL。

【制法】将木香研成细末，浸入酒中数日，即可。

【保健功能】行气消胀。

【应用】常用于脾胃气滞型消化不良、慢性胃炎等。

【用法】每日2～3次，每次30mL。

### 佛手酒

【组成】佛手300g，白酒1000mL。

【制法】将佛手洗净，清水浸透，切成1cm²的小块，晾干后投入酒瓶中，密封浸泡10天（每天或2～3天摇动1次），即可。

【保健功能】疏肝理脾，消食化痰。

【应用】常用于肝郁气滞型消化不良、月经不调等。

【用法】每日2次，每次15～20mL。

### 陈皮山楂酒

【组成】陈皮50g，山楂100g，白酒500mL。

【制法】陈皮撕碎后与山楂一同浸入白酒，7日后滤去药渣，即可。

【保健功能】行气健脾，止呕开胃。

【应用】常用于脾虚气滞型消化不良、慢性胃炎等。

【用法】每日2～3次，每次30～50mL。

### 玫瑰露酒

【组成】鲜玫瑰花350g，冰糖200g，白酒1500mL。

【制法】将鲜玫瑰花浸入酒中，同时放入冰糖（捣碎），浸1个月，用瓷坛或玻璃瓶贮存，不可加热，即可。

【保健功能】疏肝理气，活血止痛。

【应用】常用于气滞血瘀型消化不良、月经不调等。

【用法】每日2次，每次15～20mL。

### 瓜蒌薤白酒

【组成】瓜蒌30～40g，薤白60g，米酒300mL。

【制法】将瓜蒌撕成碎块，用酒煮瓜蒌、薤白，至浓缩成 300mL 时，即可。

【保健功能】通阳散结，行气祛痰。

【应用】常用于痰浊闭阻型冠心病、慢性阻塞性肺病等。

【用法】分 2 次温服，每次 150mL。

## 九、消食类

### 🍃 山楂桂圆酒

【组成】山楂 250g，桂圆 250g，红枣 30g，红糖 30g，米酒 1000mL。

【制法】先将山楂、桂圆、红枣洗净，去核沥干，然后捣碎，置容器中，加入红糖和米酒，搅匀，密封浸泡 10 天后开封，过滤，澄清，即可。

【保健功能】健脾消食，养血安神。

【应用】常用于饮食积滞型消化不良，心脾两虚型失眠、健忘等。

【用法】每日 2 次，每次 20mL。

### 🍃 鸡内金酒

【组成】鸡内金 50g，黄酒适量。

【制法】将鸡内金（烧存性）研末，以黄酒 30mL 冲服，即可。

【保健功能】补脾健胃，消积化瘀。

【应用】常用于饮食积滞型消化不良等。

【用法】每日 1～2 次，每次 5mL。

## 十、止血类

### 🍃 三七酒

【组成】三七 20g，白酒 500mL，冰糖 15g。

【制法】三七打成黄豆大小，冰糖打成碎屑。将三七、冰糖、白酒一同放入酒瓶内，盖上盖，封严。每天摇动 1 次，15 天后可饮用。

【保健功能】活血化瘀，止血止痛。

【应用】常用于血瘀型冠心病、脑血管病、月经不调、各种内外出血等。

【用法】每日 2 次，每次 10mL。

### 🍃 柏叶酊

【组成】鲜侧柏叶 100g，75% 酒精 250mL。

【制法】将侧柏叶加入 75% 的酒精中，浸泡 7 日后备用。

【保健功能】活血养血，凉血止血。

【应用】常用于血虚风燥型斑秃、脱发等。

【用法】每日 2 次，每次梅花针叩击后，用药棉蘸柏叶酊外搽，10 次为 1 个疗程。

### 🌿 槐花酒

【组成】槐花 60g，酒 100mL。

【制法】将槐花焙焦，研为细末备用，以酒送服，即可。

【保健功能】清热凉血，止血调经。

【应用】常用于血热型痔疮、崩漏等。

【用法】每日 1 次，每次 15g，以酒 25～30mL 送服，4 日为 1 个疗程。

## 十一、活血化瘀类

### 🌿 川芎酒

【组成】川芎 30g，白酒 500mL，白糖适量。

【制法】将川芎切碎，置容器中，加入白酒和白糖，轻轻摇动，密封，浸泡 5～7 天后，过滤去渣，即可。

【保健功能】活血行气，祛风止痛。

【应用】常用于气滞血瘀型月经不调、痛经、闭经、头痛、慢性鼻炎等。

【用法】每日 2 次，每次 10～20mL。

### 🌿 丹参酒

【组成】丹参 30g，白酒 500mL。

【制法】将丹参洗净切片，放入纱布袋内，扎紧袋口，再将白酒、纱布袋同放入酒瓶内，盖上盖，封口，浸泡 15 天，即可。

【保健功能】活血调经，祛瘀止痛。

【应用】常用于血瘀型月经不调、闭经、痛经、产后腹痛、冠心病等。

【用法】每日 2 次，每次 10mL。

### 🌿 牛膝酒

【组成】生牛膝 150g（若用干牛膝则以酒渍一宿），酒 5000mL。

【制法】将洗净的牛膝放入锅内，与酒共煮，煮至 2000mL，即可。

【保健功能】活血调经，补肝肾，强筋骨。

【应用】常用于血瘀型闭经、痛经、月经不调，肝肾亏虚型腰痛、风湿性关节炎、类风湿关节炎等。

【用法】每日 2 次，每次 20mL。

### 🌿 红蓝花酒

【组成】红花 50g，黄酒 1000mL。

【制法】将红花与黄酒一起放入锅中，煎煮至半，去渣，冷却，即可。

【保健功能】活血化瘀，消肿止痛。

【应用】常用于血瘀型闭经、痛经、冠心病、跌打损伤等。

【用法】每日 1~2 次，每次 50mL。

### 桃仁酒

【组成】桃仁 60g，米酒 100mL。

【制法】将桃仁捣烂，用米酒浸 10 天，即可。

【保健功能】润肠通便。

【应用】常用于血瘀型月经不调、痛经、闭经，肠燥型便秘等。

【用法】每日 2 次，每次 30mL。

### 益母当归酒

【组成】益母草 200g，当归 100g，白酒 1000mL。

【制法】将前两味药置容器中，加入白酒，密封，浸泡 7 天，即可。

【保健功能】养血调经。

【应用】常用于血瘀型闭经、痛经、月经不调等。

【用法】每日 1 次，每次 20mL。

### 银杏叶酒

【组成】银杏叶 500g，白酒 4000 ~ 5000mL。

【制法】将银杏叶浸泡于白酒中若干天，即可。

【保健功能】活血化瘀。

【应用】常用于瘀阻心脉型冠心病、高血压、高脂血症、脑血管病等。

【用法】每日 1 次，每次 20mL。

## 十二、止咳化痰平喘类

### 白果酒

【组成】白果仁 400g，白酒 500mL。

【制法】将白果仁 400g 研末，以酒适量分次冲服。

【保健功能】敛肺定喘，止带缩尿。

【应用】常用于肺气亏虚型慢性支气管炎、哮喘、肺气肿等。

【用法】每日 2 次，每 6g 白果末用 10mL 白酒冲服。

### 核桃参杏酒

【组成】核桃仁 90g，杏仁 60g，人参 30g，黄酒 1500mL。

【制法】将上述三味药加工捣碎，入布袋，置容器中，加入黄酒，密封浸泡，每天振摇数下，21 天后过滤去渣，即可。

【保健功能】补肾纳气，止咳平喘。

【应用】常用于肺肾亏虚型慢性支气管炎、肺气肿、哮喘等。

【用法】每日 2 次，每次 15～25mL。

### 🍃 海藻昆布酒

【组成】昆布 500g，海藻 500g，白酒 2500mL。

【制法】将上两味中药捣为末，与酒浸泡 7 日后取用。

【保健功能】软坚散结。

【应用】常用于痰气交阻型淋巴结核、甲状腺肿大、乳腺增生等。

【用法】每日 3 次，每次 30mL，饭后饮服，或时时含饮。

### 🍃 桑白皮酒

【组成】桑白皮 200g，白酒 1000mL。

【制法】将桑白皮切碎，浸入白酒中封口，置于阴凉处，每日摇动 1～2 次，7 日后开封，即可。

【保健功能】泻肺平喘。

【应用】常用于痰热蕴肺型肺炎、支气管炎、哮喘等。

【用法】每日 3 次，每次 15～20mL。

### 🍃 除噎药酒

【组成】浙贝母（捣碎）、砂仁（捣碎）、木香（切片）各 6g，陈酒（选用黄酒或低度高粱酒）500mL，白糖 300g。

【制法】将上药用纱布包裹好，与酒、糖同装于瓷瓶中，密封浸泡 5 日，再隔水加热 30 分钟，待凉开封，即可。

【保健功能】理气化痰，散结通膈。

【应用】常用于痰气交阻型食管癌、鼻咽癌、慢性食管炎、慢性咽喉炎、声带结节等。

【用法】每日 1 次，晨起空腹饮用 30mL。

### 🍃 紫苏子酒

【组成】紫苏子 60g，黄酒 2500mL。

【制法】将紫苏子放入锅中用文火微炒，装入布袋中，放入小坛内，倒入黄酒浸泡，加盖密封，7 日后开封，弃去药袋，即可。

【保健功能】止咳平喘，降气消痰。

【应用】常用于痰湿蕴肺型支气管炎、哮喘、肺气肿等。

【用法】每日 2 次，每次 10mL。

## 十三、安神类

### 远志酒

【组成】远志 10g，白酒 500mL。

【制法】将远志加工研细，浸入白酒中封固瓶口，置阴凉处贮存，每日摇晃 1 次，7 日后即成。

【保健功能】安神益智。

【应用】常用于心肾不交型神经衰弱、失眠、健忘等。

【用法】每日 1 次，每次 10~20mL。

### 补心酒

【组成】麦冬 30g，柏子仁、茯苓、当归、桂圆肉各 15g，生地黄 22g，白酒 2500mL。

【制法】将上药切碎，盛于绢袋中，放入坛里，倒入白酒浸泡，密封，置于阴凉处，7 日后开封，去掉药袋，过滤澄清，即可。

【保健功能】滋阴，养血，安神。

【应用】常用于心阴亏虚型神经衰弱、失眠等。

【用法】每次饮服 10~15mL，每天 2 次。

### 杞枣酒

【组成】枸杞子 45g，酸枣仁 30g，五味子 25g，香橼 20g，何首乌 18g，大枣 15g，白酒 1000mL。

【制法】将上六味中药加酒共浸 7 日，滤出，即可。

【保健功能】补血养肝，养心安神。

【应用】常用于心肝血虚型神经衰弱、失眠、心律失常等。

【用法】每日 1 次，每次 20~30mL，睡前饮服。

## 十四、平肝息风类

### 天麻首乌酒

【组成】天麻 60g，制首乌 30g，丹参 36g，黄芪 15g，杜仲 16g，淫羊藿 12g，白酒 1500mL。

【制法】将上述中药切碎，放入纱布袋里，袋口扎紧，放入酒坛内，倒入白酒密封浸泡 20 天，每日振摇 1 次，即成。

【保健功能】补益肝肾，益气养血。

【应用】常用于肝肾亏虚型高血压、高脂血症、肥胖症等。

【用法】每日 2 次，每次 10mL。

## 十五、补益类

### （一）补气类

#### 人参酒

【组成】人参 30g，白酒 1200mL。

【制法】将人参放入绢袋中，扎口，入酒中浸泡。5~7 日后，倒入砂锅内，在微火上将酒煮至 500~700mL 时，将酒倒入瓶内，密封，即可。

【保健功能】大补元气，补脾益肺。

【应用】常用于肺脾气虚型原发性低血压、肺气肿、哮喘、慢性胃炎等。

【用法】每日 1 次，每次 10~30mL（上午服用为佳）。

#### 红枣酒

【组成】红枣 250g，羊脂 25g，黄酒 250mL。

【制法】将红枣用水煮软后倒去水，再加入羊脂和黄酒，煮 1~3 沸后，倒入罐内密闭贮存 7 日，即可。

【保健功能】补中益气，养血安神。

【应用】常用于气血亏虚型低热等。

【用法】每日 2 次，每次食枣 3~5 枚，饮酒 10mL，连用 7~8 天。

#### 三圣酒

【组成】山药、人参、白术各 20g，白酒 500mL。

【制法】将上三味药加工成粗末，装入纱布袋中，扎紧口，取瓷瓶加入药袋，倒入白酒，经数日浸泡透，滤取酒液，压榨药袋，滴净药液，药酒经静置澄清后，即可。

【保健功能】大补元气，健脾益胃。

【应用】常用于脾胃气虚型消化不良、慢性胃炎、胃下垂等。

【用法】每日 3 次，每次 10~20mL，空腹温饮。

#### 白术酒

【组成】白术 200g，白酒 1000mL。

【制法】将白术制成粗末，放入白酒内，密封，每日摇荡 1 次，10 日后去渣，即可。

【保健功能】补脾燥湿，和中化痰。

【应用】常用于脾胃气虚型胃炎、肠炎、肾炎等。

【用法】每日 3 次，每次 30mL。

#### 西洋参酒

【组成】西洋参 30g，白酒或黄酒 500mL。

【制法】将西洋参加工捣碎，置净瓶中，入白酒或黄酒浸泡，加盖密封，每日振摇数下，14 日后便可开取服用。

【保健功能】益气养阴，生津止渴。

【应用】常用于气阴两虚型肺结核、冠心病、糖尿病等。

【用法】每日 2 次，每次 10～15mL。

### 🍃 绞股蓝红枣酒

【组成】绞股蓝 40g，红枣 20 枚，50 度白酒 1000mL。

【制法】将上二味药置于净器中，加白酒浸泡 15 日后，去药渣，即可。

【保健功能】益气健脾，养心安神。

【应用】常用于心脾两虚型神经衰弱、失眠、健忘等。

【用法】每日 2 次，每次 40mL，饭后饮服。

### 🍃 黄芪补气酒

【组成】黄芪 120g，米酒 1000mL。

【制法】将黄芪加工研碎，置入干净瓷瓶中，倒入米酒，加盖封固，置于阴凉处。每日振摇 1～2 次，经浸泡 7 日后，静置澄清，即可。

【保健功能】补气健脾，固表止汗。

【应用】常用于脾胃气虚型消化不良、胃下垂、脱肛，以及体虚者等。

【用法】每日 2 次，每次 15～20mL。

### 🍃 蜂蜜酒

【组成】蜂蜜 500g，红曲 50g。

【制法】将蜂蜜加水 1000mL，再加入红曲（研末），混匀装入干净的瓶中，用牛皮纸封口，发酵 1.5 个月，经过滤后便可饮用。

【保健功能】润肠通便，润肺补中。

【应用】常用于肺脾亏虚型慢性支气管炎、慢性胃炎，肠燥型便秘等。

【用法】每日 2 次，每次 20mL。

## （二）补血类

### 🍃 人参白芍酒

【组成】生晒参 30g，参须 30g，白芍 30g，白酒 1000mL。

【制法】将生晒参、参须、白芍切碎后浸入白酒中，浸泡数日，即可。

【保健功能】补气养血。

【应用】常用于气血亏虚型月经不调、崩漏、贫血等。

【用法】每日 3 次，每次 10～15mL。

### 延寿酒

【组成】桂圆肉 500g，桂花 120g，白糖 240g，上好烧酒 1500mL。

【制法】将桂圆肉、桂花、白糖同浸入酒坛内，酒坛封固，经年为佳。

【保健功能】健脾养心。

【应用】常用于心脾两虚型失眠、神经衰弱、健忘等。

【用法】每日 3 次，每次 10mL。

### 当归酒

【组成】当归 30g，优质白酒 1000mL。

【制法】将当归与白酒煎取 600mL，即成。

【保健功能】补血调经，活血止痛。

【应用】常用于血虚夹瘀型痛经、月经不调等。

【用法】每日 3 次，每次 10mL。

### 阿胶酒

【组成】阿胶 10g，红糖 15g，黄酒 50mL。

【制法】将上药共放碗中，隔水炖化，即可。

【保健功能】养血止血，活血调经。

【应用】常用于血虚型月经不调、闭经、贫血等。

【用法】每日 1 次，每次 50mL，加开水冲服。

### 阳春酒

【组成】熟地黄 15g，人参、白术、当归、天门冬、枸杞子各 9g，柏子仁、远志各 7g，白酒 2500mL。

【制法】将上药研碎，装入绢袋内，放入瓷罐里，再加入白酒，浸 10 日左右，即可。

【保健功能】健脾和胃，补气养血，安神定志。

【应用】常用于气血亏虚型神经衰弱、失眠、健忘等。

【用法】每日 2 次，每次 20mL。

## （三）补阳类

### 巴戟枸杞酒

【组成】巴戟天 50g，枸杞子 50g，白酒 1000mL。

【制法】将上两味药捣碎，浸泡于白酒之中，瓶装密封，隔日振摇 1 次，15 日后启用，即可。

【保健功能】补肾助阳，强筋补髓。

【应用】常用于肾阳虚型阳痿、不孕、关节炎等。

【用法】每日 2 次，每次 10～20mL，空腹温饮。

### 🍶 虫草酒

【组成】冬虫夏草 20g，白酒 1000mL。

【制法】取冬虫夏草，研碎，浸入白酒中，封盖瓶口，每日摇晃 1～2 次，15 日后取服。药酒饮完后，可再续加白酒浸泡。

【保健功能】滋肺益肾，止咳化痰。

【应用】常用于肺肾亏虚型肺结核、哮喘、阳痿、遗精、病后调理等。

【用法】每日 1 次，每次 10～15mL。

### 🍶 杜仲酒

【组成】杜仲 50g，米酒或白酒 1000mL。

【制法】将杜仲切碎，放入酒坛中浸泡，封存 10 日，即可。

【保健功能】补益肝肾，舒筋壮骨，通络止痛。

【应用】常用于肝肾亏虚型腰痛、下肢无力、关节炎、高血压等。

【用法】每日 2~3 次，每日 50mL，有腰痛者可酌情加量，无腰痛者可酌情减量。

### 🍶 五味沙苑酒

【组成】枸杞子 60g，沙苑子 30g，山茱萸 30g，菊花 60g，生地黄 30g，白酒 1500mL。

【制法】将上五味药加工捣碎，入布袋，置容器中，加入白酒，密封，隔天摇动数下，浸泡 7 日后去渣，即可。

【保健功能】补肾，养肝，明目。

【应用】常用于肝肾亏虚型腰痛、视力减退等。

【用法】每日 2 次，每次 10～20mL。

### 🍶 鹿茸酒

【组成】嫩鹿茸 30g（去毛切片），山药 30g，白酒 500mL。

【制法】将上两味药装入布袋，浸入酒瓶中，密封 7 日，即可。

【保健功能】生精益髓，补肾壮阳。

【应用】常用于肾阳虚型阳痿、早泄、尿频、不孕、不育等。

【用法】每日 3 次，每次 20mL。

### 🍶 种子药酒

【组成】淫羊藿 125g，核桃仁、生地黄各 60g，枸杞子、五加皮各 30g，白酒 1000mL。

【制法】将上五味药切碎，置容器中，加入白酒，密封，隔水加热蒸透，取下待冷，浸泡 7 日后，过滤去渣，即可。

【保健功能】补肾阳，益精血。

【应用】常用于肾阳虚型不孕、不育等。

【用法】每日 2 次，每次 10～15mL。

### ◈ 蛤蚧酒

【组成】蛤蚧 1 对，白酒 2500mL。

【制法】将蛤蚧去头、足、鳞，切成小块，浸于酒中，加盖密封，置阴凉处，每日摇荡 2 次，30 日后即可。

【保健功能】补肺益肾，纳气定喘。

【应用】常用于肺肾亏虚型肺气肿、哮喘、阳痿等。

【用法】每日 2 次，每次 15～20mL。

## （四）补阴类

### ◈ 天门冬酒

【组成】天门冬 1500g，糯米 1100g，酒曲 500g。

【制法】将天门冬去心捣碎，加水 2200mL，煎至减半，糯米浸泡，沥干，蒸饭，候温，将酒曲（压碎）和药汁拌匀，入瓮密封，保温，如常法酿酒。酒熟，压去糟，收贮备用。

【保健功能】清肺降火，滋肾润燥。

【应用】常用于肺肾阴虚型肺结核、支气管炎、糖尿病、遗精等。

【用法】每日 1 次，每次 20～30mL，临睡前饮服。

### ◈ 玉竹长寿酒

【组成】玉竹、白芍各 30g，当归、制首乌、党参各 20g，白酒 1000mL。

【制法】将上五味药共研碎，纱布袋装，扎紧袋口，放容器中，倒入白酒浸泡。7 日后取出药袋，压榨取液，并将药液与药酒混匀，静置后过滤，即可。

【保健功能】补气，养血，滋阴。

【应用】常用于气阴两虚型高脂血症、糖尿病等。

【用法】每日 2 次，每次 10～20mL。

### ◈ 生脉益气酒

【组成】麦冬 50g，五味子 30g，人参 18g，白酒 500mL。

【制法】将麦冬去心，人参切薄片，五味子捣碎，入白酒中浸泡，密封存贮，半月后滤渣备饮。药渣可再取白酒 500mL 浸泡，浸泡时间稍延长，再过滤取用。

【保健功能】益气养阴，生津复脉。

【应用】常用于气阴两虚型冠心病、心功能不全、心律失常、贫血、体虚等。

【用法】每日 1 次，每次 10mL。

### 枸杞酒

【组成】枸杞子 150g，白酒 500mL。

【制法】将枸杞子洗净，晾干，放入白酒内，密封，浸泡 7 日后即成。

【保健功能】补肾，养肝，明目。

【应用】常用于肝肾阴虚型糖尿病、视力减退、目内障、遗精等。

【用法】每日 3 次，每次 10mL，空腹温服。

### 桑龙药酒

【组成】桑椹、桂圆肉各 60g，烧酒 1500mL。

【制法】将上药置于净瓷瓶中，注入烧酒后加盖密封，隔日摇晃数下，经 7 日后开封饮用。

【保健功能】滋阴养血。

【应用】常用于心脾两虚型失眠、神经衰弱、心律失常等。

【用法】每日 3 次，每次 15～20mL。

### 石斛酒

【组成】石斛 240g，黄酒 1000mL。

【制法】将石斛倒入酒中浸渍，加盖密封，经 5～7 日后开启，即可。

【保健功能】生津益胃，清热养阴。

【应用】常用于胃阴亏虚型慢性胃炎、消化性溃疡等。

【用法】每日 2 次，每次 15～20mL。

### 黄精酒

【组成】黄精 20g，白酒 500mL。

【制法】将黄精洗净，切片，装入纱布袋内，扎紧口，放入酒罐内，将白酒倒入酒罐内，浸泡 30 日即成。

【保健功能】滋肾润肺，补脾益气。

【应用】常用于肺肾阴虚型肺结核、糖尿病、须发早白等。

【用法】每日 2 次，每次 10～25mL。

### 芝麻核桃酒

【组成】黑芝麻 25g，核桃仁 25g，白酒 500mL。

【制法】将黑芝麻、核桃仁洗净，放入酒坛中，再倒入白酒拌匀，加盖密封，置阴凉处，浸泡 15 天即成。

【保健功能】补肾，纳气，平喘。

【应用】常用于肺肾亏虚型肺气肿、哮喘、慢性支气管炎，肠燥型便秘等。

【用法】每日 2 次，每次 15～20mL。

### ◉ 鳖甲酒

【组成】鳖甲 1 只，白酒适量。

【制法】将鳖甲焙黄后研末备用。

【保健功能】补肾养阴，软坚散结。

【应用】常用于肝肾阴虚型脑血管病、肿瘤等。

【用法】每日 1 次，每次服用鳖甲末 9g，以酒送服。

## 十六、收涩类

### ◉ 枸杞茱萸酒

【组成】枸杞子 100g，山茱萸 100g，杜仲 60g，五加皮 60g，甘草 30g，白酒 5000mL。

【制法】将上六味药浸入白酒，浸泡 30 日，过滤取汁，即可。

【保健功能】滋补肝肾，强壮筋骨。

【应用】常用于肝肾亏虚型骨质疏松症、腰椎病等。

【用法】每日 1～2 次，每次 30～40mL。

### ◉ 乌梅酊

【组成】乌梅 100g，95％酒精 200mL。

【制法】将乌梅浸泡于 95％的酒精中，14 日后取滤液备用。

【保健功能】活血祛风，解毒消斑。

【应用】常用于瘀血型白癜风等。

【用法】每日 3～4 次，取滤液外搽。

### ◉ 金樱酒

【组成】益智仁 100g，金樱子 100g，白酒 1500mL。

【制法】将益智仁、金樱子洗净后放入瓶内，加酒浸泡 1 个月，即可。

【保健功能】益肾涩精。

【应用】常用于肾气亏虚型早泄、滑精、遗精、尿频等。

【用法】每日 1 次，每次 30～40mL，临睡前饮服，连服 1～2 个月。

### ◉ 水陆二仙酒

【组成】金樱子（去子、洗净、捣碎）、芡实肉（研）各 120g，米酒 1000mL。

【制法】金樱子若用鲜果，洗净研末，干者锉细，与研好的芡实肉、米酒共入净瓶内，密封，浸泡，时加振摇，待 5～7 日后，加食盐少许（食盐碾细末用 0.1g）搅匀，隔水蒸煮，取出收贮备用。

【保健功能】固精缩尿，涩肠止泻。

【应用】常用于脾肾亏虚型带下、前列腺增生、遗精、滑精、尿频等。

【用法】每日 2 次，每次 50mL，饭前饮服。

### 薏苡仁芡实酒

【组成】薏苡仁 25g，芡实 25g，白酒 500mL。

【制法】将以上两味药去杂质，淘洗干净，置容器中，加入白酒，密封，经常摇动几下，浸泡 15 日后即成。

【保健功能】健脾利湿，除痹缓急。

【应用】常用于脾虚湿盛型慢性肠炎、痢疾等。

【用法】每日 2 次，每次 10～15mL。

### 莲子酒

【组成】莲子 50g，白酒 500mL。

【制法】将莲子去皮、心，洗净，装入酒坛内，再将白酒倒入浸泡，加盖封严，每日振摇 1～2 次，15 日后开封即可服用。

【保健功能】养心安神，益肾固涩，健脾止泻。

【应用】常用于脾肾亏虚型遗精、遗尿、带下、慢性肠炎，心脾两虚型失眠等。

【用法】每日 2 次，每次 15～20mL。

（何宇新、李玲、邹亮）

# 第九章　常用养生膏滋

中药膏方（亦称膏滋方）是中药传统五大药物剂型（丸、散、膏、丹、汤）之一，是一种具有营养滋补和预防治疗作用的养生方。养生膏滋一般选用养生中药或滋养性食物煎熬，去渣滤清，取汁浓缩后，加蜂蜜或糖制品制成膏状内服制剂，具有口感好、服用方便、易保存等特点。由于养生膏滋能使虚损者早日恢复和痊愈，使无病者正气充盛、身体健康、少生疾病，因此深受普通百姓的喜爱。

## 第一节　养生膏滋的起源和发展

膏方的雏形可追溯到我国现存最早的一部医书《五十二病方》，该书载膏剂30余首，书中记载"以水一斗，煮胶一升，米一升，熟而啜之，夕毋食"，这被认为是文献可见的最早的内服膏剂方。汉代《神农本草经》已有"药性有宜丸者，宜散者，宜水煮者，宜酒渍者，宜膏煎者"的明确记载。到了东汉末年，张仲景著的《伤寒杂病论》中记载了"大乌头煎"，用大乌头五枚，"水三升，煮取一升，去滓，内蜜二升，煎令水气尽，取二升，强人服七合，弱人服五合"。这种水煎药材，去渣浓缩，入蜜收膏的方法，正是现代制作膏滋方的方法。

到了唐代，膏滋的制法真正固定，并得以广泛运用。如孙思邈的《千金要方》和《千金翼方》，王焘的《外台秘要》，均载有以"煎"（即膏剂）命名的多种膏方。此时，膏滋还被称为"煎"。如《千金要方》中的"枸杞煎"能"补虚羸，久服轻身不老"；宋代王怀隐等编著的《太平圣惠方》中的"九仙薯蓣煎"可"治腰脚疼痛，及腹内一切冷痛"而且"服之令人肥白，颜色悦泽，身体轻健，骨髓坚牢，行及奔马"。王焘的《外台秘要》载"古今诸家煎方六首"，包括阿魏煎、蒜煎、鹿角胶煎、地黄煎等，均是具有滋补强壮作用的膏滋方。

到了宋元时期，"煎"被"膏"所代替。膏滋经典方"琼玉膏"的祖方载于宋代的《洪氏集验方》。刘完素在他所著的《素问病机气宜保命集》中，介绍了许多养生延年之法，并提倡使用膏滋。他所创制的桑椹膏，主治血虚生风、血痹风痹、老年便秘、夜寐不安等，确是一剂补虚扶正、养生保健的膏滋良方。

至明代以后，膏滋方完全以"膏"命名，膏方的品种更加丰富，使用更加广泛。如明朝李时珍著《本草纲目》中载人参膏："用人参十两细切，以活水二十盏浸透，入银石器内，桑柴火缓缓煎取十盏，滤汁，再以水十盏，煎取五盏，与前汁合煎成膏，瓶收。"功用谓，"明目开心益智，久服轻身延年"，临床上可"治男妇一切虚证"。从中可以看出，对于膏滋的制作，记录已十分详尽。再如《景岳全书》之两仪膏，《普门医品》之金樱子膏，《医学从众录》之秋梨膏等，均是卓有成效的名方。

清代医家使用膏滋渐为普遍，许多慢性虚弱性疾患的治疗，医家尤为注重补养膏滋。如《张氏医通》中的二冬膏，《何氏虚劳心传》中的坤髓膏、卫生膏等，疗效颇为可靠，流传至今。《摄生秘旨》中载有杞圆膏，功能大补精血，具有"强筋骨、泽肌肤、驻颜色"的良好功效，后世医家颇为推崇此方。《医方集解》中的龟鹿二仙膏，直至今天，仍被视为抗老延年的有效方剂。由《慈禧光绪医方选议》可见，宫廷御医也喜欢使用膏滋，该书中所载的扶元益阴膏、保元固本膏等膏滋方，大多配伍精密，选药精当，运用巧妙，通补并行，适宜长期服用，有较好的强身延年功效。

近代，膏方继续发展，历史悠久的中药店，如北京同仁堂、杭州胡庆余堂、上海雷允上、童涵春堂等均有自制膏滋。如首乌延寿膏、八仙长寿膏、葆春膏、参鹿补膏等，修合方法皆有其独特之长，在临床上广泛运用，深受中医师和患者的欢迎，在国内外均享盛誉。

# 第二节　养生膏滋的特点

## 一、整体调整

膏滋方更注重全面的、整体的调理。有经验的中医师在对患者进行辨证论治的基础上，立方遣药，少则十余味，多则四五十味，构成一剂全面考虑体内气血阴阳变化的调理处方，充分体现了中医整体调整的用药特色。

## 二、善于补虚

中医认为，"久病多虚""虚则补之"。慢性疾病，大多病程缠绵难愈，患者常身体虚弱，气血阴阳有所不足，因此，非短期治疗，一针一药所能奏效。这样，就必须选择一种适宜久服，不伤脾胃，简单方便的剂型，而膏滋方则最为理想。古代医家治疗一些慢性虚弱性疾病，也每每施用膏滋以补偏救弊，调理阴阳。如补气的参芪膏，补血的鸡血藤膏，气血双补的十全大补膏，滋阴的琼玉膏，补肾的枸杞膏等，补益阴阳气血的不足，改善机体的功能活动，疗效确凿。

## 三、长于强身

膏滋方多用补益气血阴阳、调理脏腑虚实的药物配方，而这些药物都是病时疗疾、安时养身的补养佳品。如膏滋方常用的补气药人参、黄芪，补血药当归、白芍、熟地黄、阿胶，滋阴药麦冬、枸杞子，壮阳药鹿茸、蛤蚧、冬虫夏草等，现代药理学研究表明，它们均具有抗衰老、助消化、改善微循环、促进造血功能、增强人体免疫功能、补充人体必需微量元素等作用。

## 四、药力集中

膏滋方将药材加水煎煮，再除去药渣，将煎汁熬炼浓缩，去除大部分水分，留取药中精华。它去除了药材中的大部分纤维素及鞣质等，便于消化吸收，无损胃气，同时富集了药材中的有效成分，量小而质纯，只要较小的摄入量就可维持良好的治疗效果。

## 五、便于久服

膏滋方与其他剂型，如汤、散、丹、丸等相比服用更为方便。由于在制备过程中去除了大量水分，膏滋的贮存时间大大加长。一次制备，若贮藏得法，往往可以服用半月以上。膏滋方的食用也比较简便，或含化，或以水化服，不用每天煎汤熬药。慢性病患者、年老体虚之人，可在医生指导下，不受冬令进补的局限，坚持数年用药。

## 六、口感较佳

膏滋方在制备时常要加入蜂蜜、冰糖、白糖、红糖等收膏，这些辅料具有较好的矫味作用，使膏滋方服用起来甘甜适口。

# 第三节　养生膏滋的作用

膏滋方的功效十分广泛，主要以补虚纠偏，平衡阴阳，调和气血，协调脏腑功能为治疗目的，多用于各种虚证、慢性病缓解期或稳定期、亚健康状态、围绝经期综合征、老年脏器功能衰退等。

## 一、调节机体免疫功能

膏滋方中的补益药物大多对非特异性免疫功能及特异性免疫功能有增强作用。现代研究表明，膏滋方中的药物可通过增加外周血白细胞数量、增强白细胞的吞噬能力、提高网状内皮系统的吞噬功能、增强体液免疫等来提高人体的免疫功能。

## 二、清除体内自由基

自由基由人体氧化反应所产生，自由基积聚过多会导致衰老、引发疾病。膏滋方中常用的人参、五味子、制首乌、灵芝等多种中药均具有抗氧化作用，可提高超氧化物歧化酶和过氧化氢酶的活性，清除体内自由基，保护生物膜免受自由基的损害。

## 三、增强内分泌调节功能

膏滋方中常用的肉桂、鹿茸、巴戟天、仙茅等温肾药，能促进肾上腺皮质的分泌；巴戟天、肉苁蓉、锁阳、杜仲、蛇床子等具有促性腺机能作用；鹿茸、淫羊藿、紫河车等可促进精液的生成和分泌；滋阴药，如生地黄、女贞子、菟丝子等能纠正神经内分泌代谢而产生减肥及促进排卵的作用。

### 四、强壮作用

含鹿茸、淫羊藿、人参等药材的膏滋方具有增强体力、强健筋骨、治疗虚损、增强性欲等作用。

### 五、健脑益智作用

含有何首乌、熟地黄、刺五加、人参、黄芪、党参、麦冬、远志、五味子、石菖蒲、灵芝、核桃仁、枸杞子、莲子等中药材的膏滋方均有明显的健脑益智作用。

### 六、养颜美容作用

含有蜂蜜、花粉、菊花、人参、地黄、何首乌、当归、麦冬、黄精、百合、枸杞子、桂圆肉、大枣、桑椹、柏子仁、灵芝、茯苓、杏仁等中药材的膏滋方具有美容养颜、护肤润肤、乌须黑发等作用。

### 七、调节人体抗应激能力

人体在超负荷工作时，或较长时间处于恶劣的环境中，必须依靠身体的抗应激能力才能维持健康，但抗应激能力过强会引起多种疾病。膏滋方中的肉桂、地黄、山茱萸等可对人体的抗应激能力起到双向调节作用。

### 八、改善心脑血管功能

人参、黄芪、党参、丹参、红花、槐花等中药材能增强心肌收缩力、扩张血管、降低血压，亦有抗血栓、抗心肌缺血及抗心律失常作用。

### 九、调节消化系统功能

现代药理研究发现，党参、白术、茯苓、山药等可通过调节自主神经系统、拮抗乙酰胆碱和组胺等方式，促进紊乱的胃肠功能恢复正常。人参、党参、山药、甘草可抑制胃酸，促进胃黏液分泌，从而治疗胃溃疡。

### 十、抗肿瘤作用

现代研究发现，不少由补益药、清热药组成的膏滋方具有抗肿瘤作用。

# 第四节　养生膏滋的选用

## 一、辨证选用膏滋

中医辨证，将临床证型分为实证与虚证，膏滋多用于治疗临床虚证。在选用膏滋时，一定要根据患者具体的病证属性，气、血、阴、阳的盛衰情况而定。一般可按下列四种常见证型选择：

**1. 阳虚型**　患者多有畏寒肢冷，面色苍白，气短而喘，腰膝酸软，耳鸣耳聋，小便清长，夜尿频多，阳痿早泄，舌淡胖嫩，脉沉迟等临床表现。阳虚之人易患痰饮、肿胀、泄泻等病，感邪易从寒化。可选用鹿鞭膏、胎盘膏、参鹿补膏、蛤蚧党参膏等。

**2. 阴虚型**　患者多有午后潮热，五心烦热，消瘦盗汗，口燥咽干，心烦失眠，腰酸遗精，舌红少津，脉细数等临床表现。阴虚之人易患疲劳、遗精、失眠、咽炎等病，感邪易从热化。可选用八仙长寿膏、首乌延寿膏、养阴清肺膏、五汁膏、地黄二冬膏等。

**3. 气虚型**　患者多有面色萎黄，少气懒言，语声低微，身倦乏力，自汗，动则尤甚，食欲不振，肠鸣便溏，白带多，月经色淡，舌淡红，舌边有齿痕，脉弱等表现。气虚之人稍稍受凉即易患感冒，容易内脏下垂，病后康复缓慢。可选用党参膏、黄芪膏、参芪膏、人参滋补膏等。

**4. 血虚型**　患者多有面色无华或苍白，唇色淡白，气短懒言，头晕目眩，心悸失眠，手足麻木，月经量少、愆期或经闭，脉细弱等表现。血虚之人易患感染性疾病及疲劳综合征、贫血、白细胞减少症、血小板减少性紫癜，妇女易患月经不调、黄褐斑。此外，患者易衰老，病后或术后恢复缓慢。可选用补血膏、当归养血膏等。

补虚膏滋虽大多药性平和，副作用小，一般服之无不适，但也不可盲目采用，滥施补剂有时会适得其反。使用者辨别不清时应及时询问医务人员。

## 二、选用膏滋的注意事项

在选用膏滋时，应注意预防以下不良后果：

**1. 防止"虚不受补"**　治则中虽然有"虚则补之"的说法，但对于一些慢性虚证患者，往往机体正气太虚，脏腑机能低下，对摄入的补品反而不能耐受，这就叫"虚不受补"。脾胃虚弱是导致"虚不受补"的主要原因。由于胃的消化与脾的运化功能差，而补品又多为滋腻之品，所以在服用后，不但不能被很好地消化吸收，反而增加了胃肠负担，出现消化不良等症状。在这种情况下，只能缓缓调养，不宜骤补，可选药性较平和的膏方，用初服小量等方法，也可在膏方中酌加帮助运化之品，如砂仁、白蔻仁、陈皮、木香等。如虚不受补之体，又患虚性肾病，则桂附等温热药不用或少用，只可用平补、清补之品，如生地黄、天门冬、麦冬、石斛等，缓缓调补之。患脾胃病且虚不受补者，人参、党参均不可用，改用西洋参或太子参，白术较燥，可用焦白术，扁豆改用扁豆花，其他亦多用花，如佛手花、厚朴花、玫瑰花等。

**2. 防止滋腻伤胃**　长期服膏滋本来就有伤胃之嫌，尤其是以动物类药物，如龟甲、鳖甲、阿胶、鹿角胶等为主要药物配制的荤膏更是容易阻碍脾胃运化，而导致胃气受损，表现为食欲减退，或食少纳呆，腹胀脘闷，或大便失调，神疲乏力等。避免这一情况的方法：一是要掌握好剂量，用量不可过大。二是初服时宜小量，逐次增加。三是视体质情况（如胖人多湿）适当配合服用小剂量健脾成药，如香砂养胃丸、保和丸、异功散等。另外，用黄酒调服不易导致滞胃，适宜饮用黄酒者当尽可能采用这种服食法。

**3. 防止"闭门留寇"**　在外邪未尽的情况下过早使用补膏，可能会导致"闭门留寇"，即外邪内聚而不出，从而导致疾病的迁延难愈。所以用补剂应选择好时机，必要时也可于祛邪药中加入补益之品，以达到扶正祛邪，攻补兼施的目的。

**4. 避免补之太过**　膏滋方药多为滋补之品，符合"虚者补之""劳者温之""损者益之"的原则。但凡药物总有其偏性，补剂也是如此，长期服用，药物偏性就渐渐显示出来。所以，应循序渐进地小补，适可而止，不可求其速成，峻补太过，否则容易致阴阳失调，气血失衡，加重病情。

**5. 服药讲究禁忌**　为了达到治疗目的，服药期间要求患者忌食某些食物。服用膏滋时不宜用茶水、牛奶送服。服人参膏时忌服萝卜，服首乌膏时忌食猪、羊血及铁剂，服滋补性膏方时不宜饮茶。一般服药期间应忌食生冷、油腻、辛辣等不易消化或有特殊刺激性的食物。针对患者的不同体质，又有不同讲究，如阴虚体质的人在服膏滋期间，忌食热性食物，如狗肉、葱、姜、蒜等，阳虚体质的人忌用寒性食物，如柿子、黄瓜等。

糖尿病患者及有糖尿病倾向者一般禁用含糖量较高的剂型，故不宜服用膏滋，但在严格掌握膏滋含糖量及用量的前提下，配制对症膏滋服用，仍能取得较好疗效。消化性溃疡患者也不宜在膏滋中加太多糖。

服食膏滋方应选择适当的时间。一般滋腻补益膏滋方宜在空腹时服用，以使药物被充分消化吸收，并迅速发挥药效。养心、安神、镇静、催眠的膏滋方宜在睡前服，或睡前倍量服用。另有人主张病在上焦者宜在饭后服，病在下焦者宜在饭前服，可参考。

送服膏方均可用白开水。为了使药力发挥迅速，或避免滋腻碍气，或加强膏滋方的温补及温通功效，可用黄酒温化调服。用于治疗咽喉口腔疾病的膏滋方可采用频服含化的方法。

# 第五节　养生膏滋的家庭制作方法与注意事项

## 一、制作方法

**1. 浸泡**　将药材饮片盛入有盖的容器内（不可用铁器，因为铁易与中药中的某些成分，如鞣质、有机酸等发生反应，影响疗效），加入适量清水浸泡。一般以浸没药物并高出3cm左右为宜。搅拌和匀后静置1~2小时，使药物充分膨胀。如玉竹膏的制备，玉竹饮片要加水浸泡2小时。

**2. 煎煮**　浸泡好的药物，先以武火煮沸，再转用文火煎熬，保持微沸。水因蒸发而减少时，可适当加水。不同质地的药物煎煮时间亦不同。气味芳香，借挥发油发挥疗效的药物，如薄荷、木香、紫苏等，宜在即将煎好时放入，煎煮10分钟即可；质地疏松的药材，如金银花、荷叶等，煎煮30~40分钟；质地坚硬的药材，如龟甲、白术、珍珠母等，可视情况煎煮1~5小时。煎好后，以纱布过滤取汁，残渣加入清水再煎，滤渣取汁，如法煎煮3~4次，煮至煎液气味淡薄为度。将数次煎煮滤液合并，静置沉淀2小时（天热时时间可缩短），反复以纱布过滤，去除沉淀物，取得澄清的煎液。如玉竹膏的制备，共加水煎煮3次，每次1小时，合并煎液，以纱布反复滤过，直至煎液澄清为止。

**3. 浓缩** 将上述药汁倒入锅内，先用武火加热蒸发，随时捞去表面浮沫，待汁变得浓稠时，再用文火徐徐蒸发浓缩，同时不断搅动，防止焦化，直至熬成稠膏。此时可将其滴于能吸水的纸上检视，滴于纸上后在药液周围看不到明显的水痕即可，此称为"清膏"。

**4. 收膏** 收膏时使用文火。收膏的方法有两种：一种是直接将蜂蜜或冰糖粉等加入稠膏中，边加边搅，再用文火煎熬约30分钟即可停火。另一种是先将胶烊化，糖或蜜制成糊状，贵重药制成药汁或细粉，在收膏时按照一胶、二糖（蜜）、三药物的顺序，依次将其加入浓缩的清膏中。收膏时一定要不停搅拌，防止粘锅。在加入糖（蜜）这一步，用文火缓缓熬炼至药汁稠度能滴水成珠为度。最后，加入贵重的药汁或粉末，和匀后一沸即可停火。收膏是膏滋方制作中最关键的一个环节，收得好，膏滋浓稠起丝能"挂旗"，即稠厚的膏体挂在搅棒上呈片状缓慢滑下，滴入冷水中成圆珠，即"滴水成珠"，滴在桑皮纸上，膏体周围无水痕扩散，即"不渗纸"。

**5. 装罐** 膏滋制好后，如果短期内服用，则可把有盖的瓷瓶洗净，用小火烘干，装入膏液，暂不加盖，以免水蒸气滴入，待稍冷后，盖上干净纱布，第二天才可加瓶盖。如果要久藏，容器必须密封。

## 二、注意事项

**1. 煎药容器的选择** 煎药的容器以陶器为佳，常用砂锅、搪瓷器皿；忌用铁器，以免引起化学反应，使药液变色。

**2. 糖的炼制** 将糖放入锅底光滑的锅中，用小火翻炒，使糖逐渐化开，化开后的糖会结成不规则的"疙瘩"状，此时加入少量水继续翻炒，直至团块变成黄褐色糖液。加水多少视糖的品种而定。冰糖本身含水分较少，应在开始炼制时即加入水，以免熬焦，且炼制时间要短；饴糖本身含水分较多，炼制时不用炒，可不必加水，只要放入锅中烊化熬熟即可，但炼制时间应稍长；白砂糖可加水近50%；赤砂糖要比冰糖或白砂糖炒得老些，但须防焦枯。各种糖在炼制时，要不停搅拌，以防粘底焦枯。加热至糖液开始呈金黄色，所泛泡发亮光，糖液微有青烟产生时，即停止加热。

**3. 蜂蜜的炼制** 作为蜜丸黏合剂的蜂蜜，常常要炼制，其目的是除去杂质、降低水分含量、破坏酶类、杀死微生物、增加黏性等。蜂蜜炼制时加入适量沸水，或加水煮至微沸后，用3~4号筛滤除杂质，滤液继续加热，不断捞去上面的浮沫，不停搅拌，直至出现浅黄色有光泽的均匀气泡。呈老红色时，加约10%的冷水，继续加热至沸腾，用手捻蜜时有黏性，两手分开时无白丝出现，炼蜜即成。超市购买的蜂蜜一般可直接加入药汁中用于收膏，但如已出现"返砂"现象，即有砂糖状结晶析出，则应在临用前重新加热炼制。

**4. 胶的烊化**　阿胶、鹿角胶等胶类药物，事先用酒浸泡软化，再隔水加热炖至烊化，临收膏时和入拌匀。

**5. 注意贮存**　因为膏滋大多服用时间较长，应注意保存。熬炼膏滋，必须等膏滋完全冷却后，方可装瓶备用，不可熬好之后马上加盖。可先在容器口上盖两层清洁纱布，待其冷却后再盖上盖子密封贮存，以免水蒸气落在膏滋表面日久霉变。如所制煎膏量多，气温较高时，宜置冰箱内冷藏，或者隔一定时间后重新煎熬一次，然后置清洁干燥之罐内或玻璃瓶内密封保存。容器要洗净，密闭要严，到容器内取膏滋的汤匙要用开水烫洗，揩干，不能沾水，以防止膏滋霉变。

**6. 关于收膏时辅料选择的问题还可参考下文论述**

（1）红糖：内含棕色物质糖蜜，以及叶绿素、叶黄素、胡萝卜素和铁质等。中医认为，红糖性温，具有益气、暖中、化食的功效，并有缓解疼痛的作用。因此，一般温补类膏滋宜选用红糖。

（2）白糖：是红糖去掉糖蜜及杂质，经过提纯精制而成，从营养价值来说不及红糖。但白糖性凉，其润肺生津的作用较红糖为好。冰糖为白糖煎炼而成的冰块状结晶，质纯而性平，不温不凉，功能补中益气，和胃润肺，故民间常用冰糖收膏。

（3）饴糖：是米谷等经发酵糖化制成的糖类，含有麦芽糖等，其性温，有补虚冷、健脾胃、润肺止咳等功用，为良好的滋养缓和强壮药。古今医家多用以补中益气，培补脾胃，治疗虚劳疾患，它也是制作强身延年膏滋的常用收膏品。

（4）蜂蜜：具有补中、润燥、止痛、解毒等功用。蜂蜜主要含果糖、葡萄糖和蔗糖，也含少量麦芽糖、无机盐，多种微量元素、维生素和酶类，且含有花粉粒。蜂蜜能改善体质，提高血红蛋白含量，其中所含的大量葡萄糖可提高血糖，增强心肌营养，改善心肌功能，促使心血管舒展，改善冠状血管的血液循环，促进组织的新陈代谢，提高人体抗感染能力，并有保护肝脏、润肠、降压等作用。蜂蜜是运用最普遍的膏滋辅料。

# 第六节　养生膏滋 82 种

## 一、解表类

### 🍮 明目延龄膏

【组成】霜桑叶、菊花各 30g，炼蜜适量。

【制法】用水熬透，去渣，再熬浓汁，稍兑炼蜜收膏。

【保健功能】平肝明目，疏散风热。

【应用】常用于肝阳上亢型视力减退、视疲劳等。

【用法】每日 2 次，每次 10g，温开水冲服。

### 菊花延龄膏

【组成】鲜菊花瓣适量，炼蜜适量。

【制法】用水熬透，去渣再熬浓汁，加蜜收膏。

【保健功能】清肝明目。

【应用】常用于肝火上炎型视疲劳、视物模糊等。

【用法】每日 2 次，每次 10g，温开水冲服。

## 二、清热类

### 忍冬膏

【组成】鲜金银花 2000g。

【制法】取鲜品捣汁熬膏。

【保健功能】清热解毒。

【应用】常用于热毒壅盛型皮肤炎症等。

【用法】每日 2 次，每次 15g，温开水冲服。

### 夏枯草膏

【组成】夏枯草 1000g，炼蜜 400g。

【制法】上药加水共煎 3 次，去渣，合并滤液，浓缩，加炼蜜收膏。

【保健功能】清肝明目，清热散结。

【应用】常用于肝火上炎型高血压、脂肪肝、甲状腺肿瘤、淋巴结核等。

【用法】每日 2 次，每次 25g，温开水冲服。

## 三、泻下类

### 火麻仁膏

【组成】火麻仁、大黄各 500g，芍药、枳实、厚朴、苦杏仁各 250g，炼蜜适量。

【制法】苦杏仁捣烂如脂，余药研为细末，诸药与炼蜜搅拌均匀成膏。

【保健功能】润肠通便，清热缓下。

【应用】常用于肠燥型便秘等。

【用法】每日 1～2 次，每次 9g，温开水冲服。

### 五仁膏

【组成】桃仁 150g，苦杏仁 15g，柏子仁、郁李仁、松子仁各 50g，陈皮末、炼蜜适量。

【制法】苦杏仁、郁李仁炒黄，将五仁分别研为膏状，再加入陈皮末研匀，加入炼蜜拌匀。

【保健功能】润肠通便。

【应用】常用于肠燥型便秘等。

【用法】每日 2 次，每次 10g，空腹米汤冲服。

## 四、祛风湿类

### ◈ 治痹膏

【组成】苍术 2500g，炼蜜适量。

【制法】将苍术洗净，以米泔水浸，每日换水（共换水 3 次），再用蜜酒浸一宿，去皮，用黑豆 1 层，拌苍术 1 层，蒸 2 次，再用蜜酒蒸 1 次，加水在砂锅内熬浓汁，去渣，隔汤炖，至滴水成珠时，与膏汁按 1:1 的比例加入炼蜜，和匀，煎熬收膏。

【保健功能】祛风湿，止痹痛。

【应用】常用于风湿痹阻型风湿性关节炎、类风湿关节炎等。

【用法】每日 2 次，每次 3 汤匙，温水冲服。

### ◈ 牛膝膏

【组成】牛膝、肉苁蓉、川芎、羌活、当归、杜仲、麻黄、赤芍、木香、没药、乳香、木瓜、附子、草薢、大腹皮、五加皮、炒薏苡仁、续断各 90g，白蜜适量。

【制法】上药水煎 3 次，去渣，合并滤液，文火浓缩，加白蜜适量收膏。

【保健功能】补肝肾，强筋骨，祛风湿，止痹痛。

【应用】常用于风湿痹阻型风湿性关节炎、类风湿关节炎、骨质增生等

【用法】每日 2 次，每次 9～12g，温酒或开水化服。

## 五、利水渗湿类

### ◈ 调中清热化湿膏

【组成】茯苓 18g，陈皮 9g，焦苍术 9g，藿香梗 9g，炙厚朴 6g，大腹皮 9g，酒黄连炭 6g，黄芩 9g（酒炒），白豆蔻 9g，炙香附 12g，白芍 18g，泽泻 12g，炼蜜适量。

【制法】上药水煎 2 次，去渣取汁，文火浓缩，加炼蜜适量收膏。

【保健功能】和中化湿，清热止泻。

【应用】常用于脾虚湿热型消化不良、慢性胃炎、慢性肠炎等。

【用法】每日 2 次，每次 1 汤匙，开水冲化服用。

## 六、理气类

### ◈ 解郁膏

【组成】苍术、香附、川芎、神曲、栀子各等份，炼蜜适量。

【制法】将以上药物水煎 3 次，过滤，去渣，合并滤液，小火浓缩，加炼蜜调匀收膏。

【保健功能】行气解郁。

【应用】常用于脾胃气滞型慢性胃炎、消化性溃疡、消化不良等。

【用法】每日 2 次，每次 10g，温开水化服。

### 🍃 柴胡舒肝膏

【组成】陈皮、柴胡各 60g，川芎、香附、枳壳、芍药各 50g，炙甘草 30g，炼蜜适量。

【制法】将以上药物水煎 3 次，过滤，去渣，合并滤液，小火浓缩，加炼蜜调匀收膏。

【保健功能】行气解郁。

【应用】常用于肝郁气滞型慢性肝炎、慢性胃炎、肋间神经痛等。

【用法】每日 2 次，每次 10g，饭前温开水化服。

## 七、消食类

### 🍃 楂术膏

【组成】山楂 500g，白术 250g，陈皮 100g，甘草 60g，蜂蜜 250g。

【制法】上药水煎 3 次，过滤，去渣，合并滤液，继续加热浓缩至稠黏状，加入炼蜜收膏，待冷，装瓶备用。

【保健功能】消食健脾。

【应用】常用于饮食停滞型消化不良、慢性胃炎等。

【用法】每日 3 次，每次 2 汤匙，温开水化服。

### 🍃 楂梨膏

【组成】鲜山楂、甜梨各 5000g，蜂蜜 120g。

【制法】山楂、甜梨均去核，共捣取汁，入锅煎熬浓缩，至稠黏状加蜂蜜收膏，装瓶备用。

【保健功能】消食化痰。

【应用】常用于饮食停滞型消化不良等。

【用法】任意服之。

## 八、活血化瘀类

### 🍃 丹参膏

【组成】丹参 1000g，炼蜜 250g。

【制法】用水熬 3 次，过滤，合并滤液，浓缩，加炼蜜收膏。

【保健功能】活血祛瘀，宁心安神。

【应用】常用于瘀血阻络型冠心病、高脂血症、慢性肝病、月经不调等。

【用法】每日 2 次，每次 30g，温开水冲服。

### 地榆膏

【组成】炒地榆 500g。

【制法】用水熬透，去渣再煎，合并滤液，浓缩，收膏。

【保健功能】凉血止血。

【应用】常用于血热型便血、痢疾、尿血、崩漏等。

【用法】每日 2 次，每次 25g，温开水冲服，宜空腹服。

### 益母草膏

【组成】益母草 2500g，生地黄、当归各 100g，白芍、川芎各 75g，炼蜜适量。

【制法】用水熬透，炼蜜收膏。

【保健功能】活血行气。

【应用】常用于气滞血瘀型崩漏、痛经、闭经、月经不调等。

【用法】每日 2 次，每次 15g，宜用黄酒调服。

### 补阳还五膏

【组成】黄芪 500g，当归尾 24g，赤芍 18g，地龙、桃仁、红花、川芎各 12g，炼蜜适量。

【制法】上药水煎 3 次，过滤去渣，合并滤液，文火浓缩，加炼蜜收膏。

【保健功能】补气，活血，通络。

【应用】常用于气虚血瘀型中风、小儿麻痹症等疾病的后遗症及其他原因引起的瘫痪。

【用法】每日 2 次，每次 15g，温开水冲服。

## 九、止咳化痰平喘类

### 百部膏

【组成】百部 500g，炼蜜适量。

【制法】百部切碎泡发，加水煎煮 2 次，第 1 次 2 小时，第 2 次 1 小时，去渣，合并药液，文火熬炼浓缩至糖浆状，兑入等量的炼蜂，微炼成膏，待冷，装瓶备用。

【保健功能】润肺止咳。

【应用】常用于各种咳嗽等。

【用法】每日 3 次，每次 10g，饭前开水化服。

### 润肺膏

【组成】南沙参、麦冬、天门冬、花粉、枇杷叶（去毛）、苦杏仁、核桃仁各 50g，川贝母 120g，橘饼 250g，白蜜 6000g，冰糖 50g。

【制法】川贝母研细末备用，余药水煎 3 次，每次 2 小时，去渣，合并煎液，熬炼浓缩，至稠黏时兑入川贝粉，以及溶好、滤过、熬去水分的冰糖，另加白蜜微炼成膏，待冷，装瓶备用。

【保健功能】养阴润肺，止咳化痰。

【应用】常用于肺阴亏虚型肺结核、慢性支气管炎、肺气肿、肺癌等。

【用法】每日 2 次，每次 15g，白开水冲服。

### 🍃 加味百花膏

【组成】百部 120g，款冬花、紫菀各 240g，蜂蜜 240g。

【制法】前三味药加水煎煮 3 次，滤渣取汁，合并煎液，继续加热浓缩至稠黏，加入炼蜜收膏，待冷，装瓶备用。

【保健功能】润肺，止咳，化痰。

【应用】常用于各种咳嗽，慢性气管炎患者可长期服用。

【用法】每日 3 次，每次 1 汤匙，含化。

### 🍃 宁嗽膏

【组成】天门冬 240g，款冬花 150g，苦杏仁、白茯苓、川贝母粉、百部、百合、阿胶各 120g，紫菀 90g，蜂蜜 500g，饴糖 240g。

【制法】阿胶研碎，用黄酒浸泡一宿，余药锉碎，加水煎熬，取汁，加入饴糖、炼蜜，再熬，加阿胶、川贝母，和匀，溶化收膏，待冷，装瓶备用。

【保健功能】润肺止咳。

【应用】常用于肺阴亏虚型支气管炎、支气管扩张、肺结核、肺癌等。

【用法】每日 2 次，每次 30g，白开水冲服。

### 🍃 橘饼膏

【组成】橘饼 120g，南沙参、麦冬、天门冬、花粉、枇杷叶（去毛）、甜杏仁、核桃各 250g，川贝母粉 60g，冰糖 240g，白蜜 3000g。

【制法】将前八味药加水煎煮，共 3 次，去渣，合并煎液，浓缩，加入川贝母粉、冰糖、白蜜，煎透收膏，装瓶备用。

【保健功能】养阴润肺，止咳化痰。

【应用】常用于肺阴亏虚型慢性支气管炎、肺气肿等。

【用法】每日 2 次，每次 15g，白开水冲服。

### 🍃 川贝雪梨膏

【组成】秋梨 5000g，川贝母、百合各 50g，麦冬 100g，款冬花 25g，冰糖 100g。

【制法】秋梨压榨取汁，梨渣加水煎煮 2 小时后滤汁，与原梨汁合并，静置后取上清液，浓缩成清膏。将川贝母、百合、麦冬、款冬花以清水适量煎煮，随时续水，每 3 小时取汁 1 次，反复 3 ~ 4 次，压榨去渣，合并药汁过滤，兑入梨汁，置锅内熬炼至滴于吸水纸不渗为度。冰糖水溶过滤，加热炼至挑起垂成片状（挂旗）时取出入前膏中，混匀，浓缩，即得。

【保健功能】润肺止咳，生津利咽。

【应用】常用于肺阴亏虚型慢性支气管炎、肺结核、肺炎等。

【用法】每日 2 次，每次 15g，温开水化服。

## 十、安神类

### 灵芝膏

【组成】灵芝、大枣各 300g，蜂蜜 500g。

【制法】以适量清水浸泡透发灵芝和大枣，加热煎煮，每隔 1 小时取煎液 1 次，加水再煎，共取煎液 3 次，最后以纱布包绞过滤，然后合并煎液，以文火煎熬浓缩，至稠黏时加入蜂蜜，熬炼至滴水成珠为度，离火，冷却，装瓶备用。

【保健功能】养心益肺，健脾养肝。

【应用】常用于肺气亏虚型慢性支气管炎、哮喘等，心脾两虚型失眠、神经衰弱、消化不良等，也用于免疫功能低下者、恶性肿瘤患者。

【用法】每日 3 次，每次 1 汤匙，温开水化服。

### 桂圆膏

【组成】桂圆肉 500g，白糖 500g

【制法】将桂圆肉洗净，加白糖和匀，隔水炖至成膏状，待冷，装瓶备用。

【保健功能】养心安神。

【应用】常用于心脾两虚型神经衰弱、健忘、失眠等。

【用法】每日 2 次，每次 1 汤匙。

### 仙方凝灵膏

【组成】茯苓 18000g，松脂 12000g，松子仁 6000g，柏子仁 6000g，白蜜 6000g。

【制法】前四味药共研细末，加白蜜，入铜器中，微火煎 24 小时成膏状，冷却，装瓶备用。

【保健功能】养心安神，润肠通便。

【应用】常用于心脾两虚型健忘、神经衰弱，肠燥型便秘等。

【用法】每日 1 次，每次 1 匙，开水冲服。

### 五味子膏

【组成】五味子 240g，蜂蜜 250g。

【制法】将药洗净，浸半日，煮烂滤去渣，再熬似饴，稍兑蜂蜜收膏，装瓶备用。

【保健功能】涩精安神，敛肺滋肾。

【应用】常用于心阴亏虚型失眠、神经衰弱，肺肾阴虚型慢性支气管炎、肺结核等。

【用法】每日 1 次，每次 1 匙，开水冲服。

### 宁志膏

【组成】党参 30g，酸枣仁 30g，辰砂 15g（水飞），乳香 0.3g，蜂蜜 250g。

【制法】共研细末，炼蜜成膏。

【保健功能】宁心安神。

【应用】常用于气血亏虚型失眠、健忘、冠心病等。

【用法】每日 1 次，每次 1 匙，开水冲服。

## 十一、补虚类

### （一）补气类

#### 人参蛤蚧膏

【组成】人参 15g（或以党参 50g 代），蛤蚧 1 对，沙苑子、菟丝子、紫菀各 50g，胡桃肉 100g，紫河车、茯苓各 75g，五味子、甘草各 30g，蜂蜜 300g。

【制法】将人参研为细末，把蛤蚧等九味药物（上述组成中除人参、蜂蜜外）碎成小块，加水浸泡 2 小时，加热煎煮，每隔 1 小时取煎液 1 次，煎至药物无味为度，然后合并煎液，先武火后文火煎熬浓缩至较稠黏，入蜂蜜和人参粉，熬炼至滴水成珠为度，冷却，装瓶备用。

【保健功能】补肺益肾，止咳平喘。

【应用】常用于肺肾气虚型肺气肿、支气管炎、慢性阻塞性肺病、哮喘等。

【用法】每日 2 次，每次 2 汤匙，开水冲化服用。

#### 参术膏

【组成】人参 30g（或党参 300g），白术 300g，蜂蜜 500g。

【制法】将人参加水透发，切成薄片，然后与白术分别放入两只锅中，加水煎煮，每隔 1 小时各取煎液 1 次，加水再煎，多次滤取煎液，直煎至药液无味为度，合并两锅药的煎液，先以武火后用文火加热，浓缩至较稠厚时，加入蜂蜜，熬炼至滴水成珠为度。冷却，装瓶备用。

【保健功能】补脾益气。

【应用】常用于脾气亏虚型胃下垂、慢性胃炎、消化不良等。

【用法】每日 2 次，每次 1～2 汤匙，温开水化服，空腹饮用。

#### 黄芪膏

【组成】黄芪 750g，蜂蜜 500g。

【制法】将黄芪加水适量浸泡透发，加热煎煮，每隔 1 小时取煎液 1 次，先后取煎液 3 次，然后合并煎液，先武火后文火煎熬浓缩至较稠厚，加入蜂蜜，熬炼至滴水成珠为度，冷却，装瓶备用。

【保健功能】补中益气，固表御邪。

【应用】常用于中气亏虚型胃下垂、脱肛、子宫脱垂、易感冒者等。

【用法】每日 2 次，每次 1～2 汤匙，温开水化服，饭后服用。

### 人参膏

【组成】人参 250g，炼蜜 250g。

【制法】人参泡发，加水适量煎煮，随时适量续水，约 3 小时滤汁 1 次，续水再煎，反复多次，至药汁无味，合并煎汁，熬炼浓缩，至滴于吸水纸上不渗为度，兑入炼净蜂蜜，熬炼成膏，待冷，装瓶备用。

【保健功能】大补元气，健脾养胃。

【应用】常用于气虚型慢性胃炎、慢性支气管炎、肺气肿、冠心病等。

【用法】每日 2 次，每次 6～15g，白开水冲服。

### 代参膏

【组成】党参、黄芪、白术、桂圆肉各 400g，冰糖 400g。

【制法】上药碎断，泡发，以水适量煎煮，约 3 小时滤汁，续水再煎，如此 3 次，合并煎汁，先武火后文火熬炼浓缩，至滴于吸水纸上不渗为度，加入 400g 炼透的冰糖，微炼成膏，待冷，装瓶备用。

【保健功能】补益元气，调养心脾。

【应用】常用于心脾两虚型贫血、失眠、神经衰弱、心律失常等。

【用法】每日 2 次，每次 9～15g，开水化服。

### 参竹膏

【组成】党参 300g，玉竹 500g，蜂蜜 250g。

【制法】上两味药共研粗末，以水煎煮 3 次，去渣，合并煎液，先武火后文火浓缩至稠黏状，加入炼蜜收膏，待冷，装瓶备用。

【保健功能】益气养阴。

【应用】常用于气阴两虚型冠心病、心绞痛等。

【用法】每日 2 次，每次 2 匙，白开水冲服。

### 参杞膏

【组成】党参 500g，枸杞子 250g，蜂蜜 250g。

【制法】上药共研粗末，加水煎熬，过滤，共 3 次，压榨残渣，合并药液，以文火煎熬浓缩至稠黏时，加入蜂蜜，熬炼至滴水成珠为度，离火，冷却，装瓶备用。

【保健功能】健脾胃，补气血，养肝肾。

【应用】常用于气血亏虚型贫血、体弱者等。

【用法】每日 2 次，每次 1～2 汤匙，温开水化服。

### ◈ 洞天长春膏

【组成】党参、炙黄芪、女贞子、制狗脊、覆盆子各1560g，熟地黄2500g，制首乌、当归、怀牛膝、陈皮各1250g，南沙参、川芎、茯苓、炒杜仲、百合、炒白芍各930g，炒白术、炙甘草各620g，山药、泽泻各310g，白糖适量。

【制法】上药浸泡透发，加水适量煎煮，约3小时滤汁1次，续水再煎，反复数次，直至全药汁无味，合并煎汁熬炼浓缩，至取少许滴于吸水纸不渗为度，按1:1.5的比例加入滤净熬去水分的砂糖浆，搅匀微炼，滤过去沫，入瓶备用。

【保健功能】填精养血，健脾开胃，补气宁神，养肺生津。

【应用】常用于体质虚弱者。

【用法】每日2服，每次15g，开水化服。

### ◈ 参芪膏

【组成】黄芪、党参各250g，蜂蜜300g。

【制法】将黄芪、党参加水适量浸泡2小时，加热煎煮，每隔1小时取煎液1次，加水再煎，共取煎液3次，然后合并煎液，先武火后文火煎熬浓缩，至较稠黏时，加入蜂蜜，熬至滴水成珠为度，待冷，装瓶备用。

【保健功能】补益元气，补脾益肺。

【应用】常用于肺脾气虚型慢性胃炎、胃下垂、慢性支气管炎、肺气肿等。

【用法】每日3次，每次1汤匙，开水冲化，空腹饮用。

### ◈ 六神膏

【组成】人参30g，白术、茯苓、甘草、扁豆各100g，黄芪150g，蜂蜜500g。

【制法】将黄芪、白术、茯苓、甘草、扁豆加水浸泡2小时许，加热煎煮，每隔1小时过滤取煎液1次，直煎至药汁无味为止，然后合并煎液，加入泡透切成薄片的人参，文火加热浓缩，至煎液去大半时，取出人参，加入蜂蜜熬炼至滴水成珠为度，冷却，装瓶备用。

【保健功能】补益脾胃。

【应用】常用于脾胃气虚型慢性胃炎、消化性溃疡、慢性肠炎等。

【用法】每日2次，每次1~2汤匙，开水冲化，空腹服用。

### ◈ 资生健脾膏

【组成】党参、茯苓、山药各60g，白术、柏子仁各15g，厚朴、砂仁、木香各30g，枳实、陈皮各35g，焦三仙120g，炙甘草15g，蜂蜜300g。

【制法】将除蜂蜜外的药物碎断，加水适量，浸泡透发，加热煎煮，每隔1小时滤取煎液1次，加水再煎，共取煎液3次，然后合并煎液，先武火后文火，加热浓缩至稠厚时，加入蜂蜜，熬炼至滴水成珠为度，离火，冷却，装瓶备用。

【保健功能】补气健脾，理气和胃。

【应用】常用于脾虚气滞型消化不良、慢性胃炎、贫血等。

【用法】每日2次，每次1~2汤匙，开水冲化服用，或含化缓吞。

### 心脾双补膏

【组成】西洋参15g，麦冬、生地黄、炒白术、茯神、桂圆肉、炒酸枣仁、柏子仁、北五味子、丹参、玄参各30g，制香附15g，甘草8g，黄连、川贝母、桔梗、远志、朱砂各3g。

【制法】先取西洋参水煎2次，第1次4小时，第2次2小时，滤过，合并滤液，得西洋参的煎液备用。其余药物共研碎，水煎3次，至味尽，去渣，合并滤液，浓缩，加入参汁，小火熬膏，瓷瓶收贮。

【保健功能】健脾养血，宁心安神。

【应用】常用于心脾两虚型失眠、健忘、月经不调等。

【用法】每日2次，每次30g。

### 助胃膏

【组成】党参、白术、白茯苓、炙甘草、丁香各15g，缩砂仁40个，木香9g，白豆蔻14个，山药30g，肉豆蔻4个（煨）。

【制法】上药共研粗末，加水煎煮3次，去渣取煎液，合并煎液，继续加热浓缩至成稠膏，待冷，装瓶备用。

【保健功能】温中健胃。

【应用】常用于脾胃虚寒型肠炎、胃炎等。

【用法】每日3次，每次10g。

### 建中膏

【组成】党参、白芍各1125g，桂枝、炙甘草各800g，高良姜400g，大枣350g，蜂蜜550g。

【制法】将前六味药以水适量煎煮3次，每次1小时，过滤去渣，合并滤液，加热浓缩至3600mL，加入炼蜜拌匀，加热浓煎成膏，待冷，装瓶备用。

【保健功能】温补脾胃，缓急止痛。

【应用】常用于脾胃虚寒型消化性溃疡、慢性胃炎等。

【用法】每日2次，每次20mL，开水化服。

### 理脾养胃除湿膏

【组成】党参、炒神曲各18g，炒白术、茯苓、莲肉、炒薏米、炒扁豆、炒麦芽各27g，砂仁9g（研），藿梗、陈皮各12g，甘草6g，蜂蜜适量。

【制法】上药共以水熬透，去渣，再熬浓汁，稍加炼蜜，成膏，待冷，装瓶备用。

【保健功能】理脾，养胃，除湿。

【应用】常用于脾虚湿盛型消化不良、胃炎、肠炎等。

【用法】每日3次，每次6~9g，白开水冲服。

### ◈ 健脾阳和膏

【组成】党参 60g，白术、木香、辛夷各 30g，草豆蔻、炒三仙各 120g，陈皮、紫苏叶、羌活各 45g，蜂蜜适量。

【制法】以水将上药熬透，去渣，再熬浓，加入炼蜜等份，熬成膏，待冷，装瓶备用。

【保健功能】健脾，温中，和胃。

【应用】常用于脾胃虚寒型消化不良、胃炎等。

【用法】每日 1 次，每次 9g，白开水冲服。

### ◈ 加减扶元和中膏

【组成】党参 45g，白术、茯苓、当归身、续断、黄芪、炒谷芽、鸡内金各 30g，香附、熟地黄各 18g，砂仁、佩兰各 12g，生姜、半夏各 24g，红枣肉 20 枚，冰糖 250g。

【制法】加适量清水煎煮，每隔 1 小时取煎液 1 次，加水再煎，共取煎液 3 次，合并煎液，过滤，以文火煎熬浓缩，至稠黏时加入冰糖，熬炼呈膏状。

【保健功能】健脾补肾，行气养血。

【应用】常用于脾肾亏虚型慢性胃炎、消化不良等。

【用法】每日 1 次，每次 1 匙，开水冲服。

## （二）补血类

### ◈ 七宝美髯膏

【组成】首乌 256g，牛膝、菟丝子、当归、补骨脂、枸杞子、茯苓各 64g，蜂蜜 300g。

【制法】将前七味药物加水适量，浸泡透发 2 小时，加热煎煮，每隔 1 小时取煎液 1 次，加水再煎，共取煎液 3 次，然后合并煎液，以文火加热浓缩至稠厚，加入蜂蜜熬炼至滴水成珠为度，离火，冷却，装瓶备用。

【保健功能】补肝肾，益精血。

【应用】常用于肝肾亏虚型须发早白、视力减退、遗精、滑精、早衰等。

【用法】每日 2 次，每次 1～2 汤匙，开水冲化，空腹服用。

### ◈ 右归膏

【组成】熟地黄 120g，山药、枸杞子、杜仲、鹿角胶、菟丝子各 60g，山茱萸、当归各 45g，附片、肉桂各 30g，蜂蜜 300g。

【制法】将除鹿角胶、蜂蜜以外的九味药碎成小块，放水适量浸泡 2 小时，加热煎煮，每隔 1 小时取煎液 1 次，加水再煎，共取煎液 3 次，合并煎液，先武火后文火煎熬浓缩至稠厚时，加入烊化好的鹿角胶及蜂蜜，熬炼至滴水成珠为度，离火，冷却，装瓶备用。

【保健功能】温补肾阳，填充精血。

【应用】常用于肾阳虚型腰痛、阳痿、滑精等。

【用法】每日 2 次，每次 1～2 汤匙，温开水冲服，或用黄酒 1 盅炖温饮用。

### 🍃 当归膏

【组成】当归 500g，生地黄 150g，川芎 100g，白芍 100g，炼蜜 900g。

【制法】上药切薄片，充分浸泡后加水煎煮 3 次，将所得药汁过滤，文火浓缩，加炼蜜 900g 收膏，待冷，装瓶备用。

【保健功能】补血调经。

【应用】常用于血虚型月经不调、闭经、贫血等。

【用法】每日 2 次，每次 1 汤匙。

### 🍃 鸡血藤膏

【组成】鸡血藤 1250g，阿胶 100g。

【制法】鸡血藤刨片，清水浸泡一宿，煎煮 8 小时，去渣取汁，静置一段时间后，取清液入锅内熬浓，加入阿胶烊化收膏。

【保健功能】行血补血。

【应用】常用于血虚血瘀型月经不调、闭经、痛经、关节炎、中风后遗症等。

【用法】每日 2 次，每次 15g，白开水冲服。

### 🍃 阿胶补血膏

【组成】阿胶、黄芪、枸杞子、白术各 150g，熟地黄、党参各 300g，单糖浆适量。

【制法】熟地黄加水煎煮 2 次，合并煎液，滤过，静置取上清液，备用，枸杞子、白术用 60％酒精渗漉，黄芪、党参用 25％酒精渗漉，合并滤液，静置，滤过，加入阿胶、熟地黄上清液和单糖浆等，混匀，浓缩即得。

【保健功能】滋阴补血，补中益气，健脾润肺。

【应用】常用于久病体弱，血亏目昏，虚劳咳嗽等。

【用法】日服 2 次，每服 20g，开水冲服。

### 🍃 熟地膏

【组成】熟地黄 1500g，炼蜜适量。

【制法】熟地黄切碎，泡发，以水适量煎煮，约 2 小时滤汁 1 次，续水再煎，如此 3 次，合并滤汁，文火煎熬，浓缩至膏状，以不渗吸水纸为度，兑入炼蜂等份，微炼成膏。

【保健功能】滋阴补肾，填精益髓。

【应用】常用于肝肾亏虚型月经不调、崩漏、须发早白等。

【用法】每日 2 次，每次 6～9g，开水化服。

### 🍃 十全大补膏

【组成】人参、肉桂、川芎各 90g，白术、茯苓、黄芪、当归、白芍、熟地黄各 150g，炙甘草 60g。

【制法】人参煎汁备用，其他药物水浸一宿，文武火煎取浓汁，冲入人参汁后熬成膏。

【保健功能】温补气血。

【应用】常用于气血亏虚型贫血、病后体虚者等。

【用法】每日 1 次，每次 1 匙，温开水化服。

### 🍃 参麦膏

【组成】党参 150g，天门冬、麦冬各 450g，生地黄 600g，山茱萸肉、枸杞子各 300g。

【制法】上药以水适量煎煮，每 2 ~ 3 小时取煎汁 1 次，续水再煎，如此 2 次，去渣，合并煎汁，先武火后文火熬成膏状，待冷，装瓶备用。

【保健功能】补气，滋阴，养血。

【应用】常用于气阴亏虚型糖尿病、冠心病等。

【用法】每日 3 次，每次 9g，温开水冲服。

### 🍃 太子膏滋

【组成】太子参、白术、茯苓、当归各 18g，白芍 27g，生地黄、熟地黄、儿茶各 60g，黄芪、冬虫夏草各 36g，菖蒲 9g，炼蜜适量。

【制法】冬虫夏草研为极细末，余药以水煎煮 3 次，分别取汁，取渣榨汁，将煎汁与榨汁并入锅中煎浓，兑入等份炼蜜，熬至滴水成珠，撒入冬虫夏草末，拌匀，瓶装备用。

【保健功能】补益气血，扶正抗癌。

【应用】常用于气血亏虚型各种癌症，尤其是化疗、放疗及手术后身体虚弱者。

【用法】每日 3 次，每次 10g，开水化服。

### 🍃 乾坤膏

【组成】当归、熟地黄、黄芪、党参各 200g，桂圆肉、枸杞子、升麻、肉苁蓉各 100g，炼蜜适量。

【制法】上药碎断泡发，以水煎煮，2 小时取汁 1 次，续水再煎，共取汁 3 次，合并煎汁，熬炼浓缩至黏稠，加入等份炼净蜂蜜，熬至滴水成珠为度。

【保健功能】补气养血。

【应用】常用于气血亏虚型月经不调、遗精等。

【用法】每日 2 ~ 3 次，每次 15g，开水化服。

### 🍃 八珍益母膏

【组成】鲜益母草 4000g，白芍 50g，熟地黄 100g，白术（麸炒）、茯苓、川芎、人参各 50g，当归 100g，甘草 25g，炼蜜 1000g。

【制法】人参研为细粉。益母草淘净晒干，切为小段，置大锅中，加水，水高出药 6 ~ 10cm，大火煎至益母草烂，滤取清汁，入小锅内，文火煎为稀膏。余药依常法浸泡煎汁，过滤浓缩，加入益母草膏、人参粉及炼蜜收膏。

【保健功能】补气血，调月经。

【应用】常用于气血亏虚型月经不调、不孕、胎动不安等。

【用法】每日 2 次，每次 10g，温黄酒冲服。

## 🍃 当归黄精膏

【组成】当归 500g，黄精 500g（蒸），炼蜜 1000g。

【制法】上两味药切片，置砂锅内浸泡一昼夜后，文火煎煮 3 次，所得汁液混合，纱布过滤，再置砂锅内，先武火后文火，浓缩至滴水成珠为度，加入炼蜜收膏，待冷，装瓶备用。

【保健功能】养阴血，补肝脾。

【应用】常用于肝脾亏虚型贫血、体虚者等。

【用法】每日 2 次，每次 15g，温开水冲服。

## 🍃 养心定悸膏

【组成】熟地黄 120g，红参、阿胶各 20g，麦冬、大枣各 60g，黑芝麻 50g，桂枝、生姜各 30g，炙甘草 40g，黄酒 30g，蔗糖 120g，炼蜜 20g。

【制法】红参切片，用温水浸泡 1 小时后煎煮 2 次，每次 2 小时，合并煎液，滤过，生姜绞汁，桂枝提取挥发油，将熟地黄、麦冬、大枣、黑芝麻、炙甘草与红参、生姜、桂枝 3 种药的药渣加水煎煮 2 次，每次 2 小时，合并煎液，滤过，滤液加入红参滤液，浓缩成稠膏，取黄酒烊化阿胶，另取蔗糖制成糖浆，加入上述稠膏、烊化阿胶及炼蜜，继续浓缩至适量，放冷，加入生姜汁及桂枝挥发油，搅匀，制成约 300g 药膏。

【保健功能】养血益气，复脉定悸。

【应用】常用于心阴亏虚型心律失常、冠心病等。

【用法】每日 2 次，每次 15g，温开水冲服。

## 🍃 健身长寿膏

【组成】红参 15g，茯苓、炒白芍、桑椹子、炙黄芪、炒白术、陈皮各 20g，熟地黄、制首乌、酒当归、枸杞子、制女贞子各 30g，川芎、炙甘草各 10g，制半夏 15g，砂糖 530g。

【制法】先将红参水煎 2 次，每次 3 小时，滤汁。将参渣与其余十四味（即组成中除红参、砂糖外的药物）一起水煎 3 次，每次 3 小时，合并药汁参汁，文火熬炼浓缩成清膏。将砂糖加水，加热溶化过滤，取清膏 1000g 与之混合搅匀，微炼成膏，待冷，装瓶备用。

【保健功能】补益气血，滋养肝肾。

【应用】常用于肝肾亏虚型贫血、冠心病等。

【用法】每日 2 次，每次 9～15g，空腹温开水化服。

## 🍃 人参大补膏

【组成】人参、阿胶各 12g，党参、太子参、玉竹、黄精、女贞子各 48g，黄芪、生地黄、熟地黄、五味子各 72g，当归、枸杞子、茯苓、陈皮各 36g，制首乌、谷芽、麦芽各 96g，白糖 1500g。

【制法】上药除人参、阿胶外，水浸一宿，入砂锅内浓煎3次，滤汁再煮，入人参（研极细末）、阿胶，搅匀加白糖1500g，收膏，待冷，装瓶备用。

【保健功能】益气养血，滋补肝肾，养心益肺，健脾开胃。

【应用】常用于气血亏虚型年老体弱者等。

【用法】每日1~2次，每次1汤匙，开水化服。

### 益寿膏

【组成】党参、当归、赤芍、白芍、酸枣仁、柏子仁、熟地黄、山萸肉、制首乌、制黄精、黄芪、白茅根各60g，丹参120g，陈皮、巴戟天、杜仲、山药、砂仁、黄连、木香、续断各30g，龟甲胶、鹿角胶各100g，三七粉20g，蜂蜜1000g。

【制法】前二十一味药共煎，煎取滤液，反复3次后，合并滤液，加入龟甲胶、鹿角胶、三七粉，文火浓缩，入蜂蜜1000g收膏，至滴水成珠，待冷，装瓶备用。

【保健功能】补气血，滋肾阴，养心神，健脾胃。

【应用】常用于气血亏虚型高血压、高脂血症、冠心病、失眠、神经衰弱等。

【用法】每日2次，每次30g，温开水化服。

## （三）补阳类

### 青娥膏

【组成】核桃肉150g，补骨脂250g，杜仲500g，蜂蜜300g。

【制法】将上药碎成小块，加水浸泡透发，2小时后加水适量，上火煎煮，每隔1小时取煎液1次，加水再煎，共取煎液3次，然后合并煎液，先武火后文火煎熬浓缩至较稠厚时，加入蜂蜜，熬至滴水成珠为度，离火，冷却，装瓶备用。

【保健功能】温补肝肾。

【应用】常用于肾阳虚型腰痛、遗精、滑精、带下等。

【用法】每日2次，每次1~2汤匙，和黄酒1盅炖温饮用，或以开水冲化服用。

### 斑龙膏

【组成】鹿角胶150g，鹿角霜、菟丝子、熟地黄、补骨脂、茯苓各100g，蜂蜜300g。

【制作】将除鹿角胶、蜂蜜以外的五味药加水浸泡透发，煎煮，每隔1小时过滤取煎液1次，反复加水煎煮，反复滤取煎液，直至药物无味，然后合并煎液，先武火后文火加热浓缩至稠厚时，加入蜂蜜及事先烊化好的鹿角胶，炼熬至滴水成珠为度，离火，冷却，装瓶备用。

【保健功能】温补肝肾。

【应用】常用于肾阳虚型阳痿、早泄、不育、泄泻、尿频等。

【用法】每日3次，每次1~2汤匙，开水冲化，空腹饮用，或者以黄酒1盅和膏炖化饮用。

### 茸桂百补膏

【组成】鹿茸 3g，肉桂、山茱萸肉、白术、茯神、牛膝各 45g，熟地黄 75g，菟丝子、枸杞子、杜仲、当归、巴戟天、白芍、肉苁蓉各 30g，甘草、人参各 15g，蜂蜜 300g。

【制法】将人参、鹿茸和余药分开，分别加水适量，浸泡透发，加热煎煮 1 小时，滤取煎液，加水再煎，至药淡无味为度，然后合并两种煎液，加热浓缩，至较稠厚时加入烽蜜，熬炼至滴水成珠为度，离火，冷却，装瓶备用。

【保健功能】补肾温阳，填精补髓。

【应用】常用于肾阳虚型阳痿、不育、腰痛等。

【用法】每日 2 ~ 3 次，每次 1 汤匙，开水冲化服用，或取黄酒 1 盅，加入膏滋，兑水少许，炖温饮用，空腹服用。

### 鹿茸膏

【组成】鹿茸 125g，鹿角胶 75g，人参、炒白术、茯苓、川芎、香附、栀子各 300g，甘草 150g，当归、熟地黄各 600g，白芍 200g，鲜益母草 1000，红糖 500g。

【制法】鹿茸、人参粉碎成末，备用。余药除鹿角胶外加水煎熬 3 次，合并滤液，将鹿茸、人参末及鹿角胶兑入，文火熬炼浓缩，再加入红糖炼至滴水成珠，待冷，装瓶备用。

【保健功能】补肾益精，调经养血。

【应用】常用于气血亏虚型月经不调、闭经等。

【用法】每日 2 次，每次 15g。

### 补精膏

【组成】牛骨髓、胡桃肉、杏仁各 150g，山药 300g，蜂蜜 300g。

【制法】将鲜牛骨砸碎后剔除骨髓，把骨髓放在锅中加水少许煎煮 1 小时，滤过取汁。胡桃肉、杏仁和山药酌予碎断，加水煎煮，每小时滤取煎液 1 次，共取煎液 3 次，合并煎液，加入牛骨髓滤液，先武火后文火煎熬浓缩，至较稠黏时加入蜂蜜，继续熬炼收膏，离火，待冷，装瓶备用。

【保健功能】填精益气，补肾养肺。

【应用】常用于肺肾亏虚型慢性支气管炎、肺气肿、慢性阻塞性肺病等。

【用法】每日 2 次，每次 1 汤匙，温开水冲化服用，或黄酒 1 盅，兑水少许，炖化服用。

### 参鹿补膏

【组成】红参 800g，鹿肉、玉竹各 100g，淫羊藿、炒白术各 300g，鸡血藤 800g，党参、锁阳、续断各 200g，旱莲草、仙鹤草、熟地黄各 400g，女贞子 650g（制），砂糖 120g，饴糖 30g。

【制法】先将红参水煎 2 次，每次 3 小时，取汁，鹿肉水煎 4 小时，取汁，再将参渣、鹿肉渣与余药同煎 2 次，每次 3 小时。参汁、鹿肉汁、药汁分别滤清，和匀浓缩，得清膏。取砂糖和饴糖，入水加热溶解，滤过，加清膏 100g，两者和匀浓缩收膏。

【保健功能】益气养血，补肾壮阳。

【应用】常用于肾阳虚型腰痛、下肢无力、阳痿等。

【用法】每日 2 次，每次 1 汤匙，开水冲服。

### 生晒参鹿胎膏

【组成】鲜鹿胎 1 个，生晒参、白术、茯苓、白芍、熟地黄各 30g，川芎 20g，当归 30g，鹿角胶 30g，炙甘草 30g，蜂蜜 250g。

【制法】将鲜鹿胎洗净切成小块，再剁成糜，备用。将生晒参、白术、茯苓、白芍、熟地黄、川芎、当归、炙甘草同入砂锅中，加水适量浸泡 30 分钟，用大火煮沸，调入鹿胎糜后浓煎 3 次，用小火煎熬，每次 45 分钟，过滤去渣，合并滤液，再用小火煎熬，浓缩成膏状，以不渗吸水纸为度，另加入鹿角胶、蜂蜜，收膏后晾凉，贮入瓷罐中。

【保健功能】补肾壮阳，益气养血。

【应用】常用于肾阳虚型阳痿、亚健康状态及疲劳综合征等。

【用法】每日 2 次，每次 9g，温开水冲服。

### 鹿茸丹参膏

【组成】鹿茸 20g，丹参 200g，红参 25g，蜂蜜 1500g。

【制法】将鹿茸和红参慢火焙干，共研细粉，丹参加适量水煎 2 次，将水煎液混合，加入鹿茸、红参细粉，调入蜂蜜，小火熬制成膏。

【保健功能】温阳活血。

【应用】常用于肾阳虚型阳痿、早泄、遗精、滑精、不孕等。

【用法】每日 2 次，每次 1 匙，温开水冲服。

## （四）补阴类

### 杞圆膏

【组成】枸杞子、桂圆肉各 300g，冰糖 300g。

【制法】将枸杞子、桂圆肉加水浸泡 2 小时，加热煎煮，每隔 1 小时取煎液 1 次，加水再煎，至药物无味为止。然后合并煎液，先武火后文火加热煎熬浓缩，至较稠黏时，加入事先溶化的冰糖，熬炼至滴水成珠为度。离火、冷却。装瓶备用。

【保健功能】补气，养血，安神。

【应用】常用于气血亏虚型冠心病、失眠、健忘、神经衰弱等。

【用法】每日 2 次，每次 1~2 汤匙，开水冲化服用。

### 黄精膏

【组成】黄精、当归各 300g，黄酒 450g，蜂蜜适量。

【制法】将黄精、当归加水适量浸泡透发，然后加水与药相平，再倒入黄酒，加热煎煮，每隔 1 小时滤取煎液 1 次，共取煎液 3 次，然后合并煎液，文火煎熬浓缩至较稠厚时，加入一倍量的蜂蜜，熬至滴水成珠为度。离火，冷却，装瓶备用。

【保健功能】补益脾肾，益气养血。

【应用】常用于气血亏虚型须发早白、贫血等。

【用法】每日 2 次，每次 1～2 汤匙，开水冲化服用。

### 🍃 二山膏滋

【组成】山黄肉、熟地黄、茯苓、泽泻、丹皮、牛膝、车前子、太子参、白术各 30g，山药 45g，冰糖适量。

【制法】上药以水浸泡透发，煎煮 3 次，每次 2 小时，去渣，合并药汁，熬炼浓缩至稠，加冰糖适量熬成膏状，待冷，装瓶备用。

【保健功能】滋肾养阴。

【应用】常用于肾阴亏虚型糖尿病等。

【用法】每日 3 次，每次 7g，开水化服。

### 🍃 旱莲膏

【组成】旱莲草 1000g，炼蜜 240g。

【制法】取旱莲草洗净，切碎，加水煎熬 3 次，分次过滤，压榨残渣，合并滤液，小火熬稠，加入炼蜜，收膏备用。

【保健功能】补肝肾阴，凉血止血。

【应用】常用于肝肾阴虚型须发早白、遗精、崩漏等。

【用法】每日 2 次，每次 50mL，开水冲服。

### 🍃 首乌延寿膏

【组成】熟首乌 1080g，豨莶草、菟丝子各 240g，炒杜仲、怀牛膝、女贞子、桑叶各 120g，忍冬藤、生地黄各 60g，桑椹膏、黑芝麻膏、金樱子膏、旱莲草膏各 240g，炼蜜适量。

【制法】取前九味药粉碎，加水适量煎熬，过滤 3 次，滤液合并，浓缩，加入各膏，和匀，加炼蜜适量收膏。

【保健功能】益精填髓，乌发明目。

【应用】常用于肝肾阴虚型高血压、动脉粥样硬化、冠心病等。

【用法】每日 2 次，每次 15g，开水冲服。

### 🍃 北沙参膏

【组成】北沙参、麦冬、知母、川贝母、熟地黄、鳖甲、地骨皮各 300g，蜂蜜 500g。

【制法】将前七味药同入砂锅，加水适量，浸泡 2 小时，煎煮 40 分钟，取汁，药渣加水适量，再煎煮 30 分钟，过滤，合并药汁，浓缩药液，调入蜂蜜制成膏。

【保健功能】滋阴补肾，润肺化痰。

【应用】常用于肺肾阴虚型支气管炎、肺结核、肺气肿等。

【用法】每日 2 次，每次 1 匙，温开水冲服。

### ● 二至膏

【组成】女贞子、旱莲草各 250g，红糖 500g。

【制法】将女贞子、旱莲草加水适量浸泡透发，2 小时后加热煎煮，每隔 1 小时滤取煎液 1 次，共取 3 次，最后以纱布包绞药渣，榨取药汁，然后合并药液，以文火煎熬浓缩，至较稠黏时，加入事先溶化好的红糖，熬炼至滴水成珠为度，离火，冷却，装瓶备用。

【保健功能】补益肝肾，滋养阴血。

【应用】常用于肝肾阴虚型高血压、视力减退、须发早白、月经不调等。

【用法】每日 2 ~ 3 次，每次 1 汤匙，含化，或每次 2 汤匙，温开水冲化，空腹服用。

### ● 龟鹿二仙膏

【组成】龟甲 240g，鹿角 250g，枸杞子 95g，党参 45g，蜂蜜 200g。

【制法】先将龟甲、鹿角碎成小块，漂泡洗净，放锅内加水煎煮，取出煎液，加水再煎，共取煎液 3 ~ 5 次。然后合并煎液，浓缩至胶饴状。再将党参、枸杞子分别加水煎煮，过滤取汁，反复多次，直至无味。再合并煎汁，浓缩至较稠厚时，加入龟鹿胶饴及蜂蜜，文火煎熬，用木棒搅匀，防止焦枯，煎至滴水成珠为度。离火，冷却，装瓶备用。

【保健功能】温肾益精，补气养血。

【应用】常用于肾阴阳两虚型腰痛、遗精、阳痿等。

【用法】每日 1 次，每次 15 ~ 20g，温开水冲化服用。

### ● 玉竹膏

【组成】玉竹 750g，蜂蜜 300g。

【制法】将玉竹加水浸泡 2 小时，然后加热煎煮，每隔 1 小时取煎液 1 次，再加水煎，共取煎液 3 次，合并煎液，文火浓缩至较稠厚时，加入蜂蜜熬炼至滴水成珠为度，离火，冷却后装瓶备用。

【保健功能】益气宁心，滋阴润肺。

【应用】常用于气阴亏虚型糖尿病、肺结核、支气管炎等。

【用法】每日 2 次，每次 2 汤匙，温水化服。

### ● 养阴清肺膏

【组成】生地黄 100g，玄参 80g，麦冬 60g，丹皮、白芍、川贝母各 40g，薄荷 25g，甘草 20g，蜂蜜 300g。

【制法】上药浸泡后，以清水煎煮，煎 4 ~ 6 小时，滤过取汁，如此 3 ~ 4 次，取渣榨汁，与煎液合并，先武火后文火，熬炼浓缩，汁浓时搅拌防焦，至炼成稠膏，加入蜂蜜熬至滴水成珠为度，滤过除沫，待冷，装瓶备用。

【保健功能】养阴润燥，清肺利咽。

【应用】常用于肺阴亏虚型慢性咽炎、慢性支气管炎等。

【用法】每日 2，每次 10~20g，温开水化服。

### 二冬膏

【组成】天门冬、麦冬各 500g，蜂蜜 500g。

【制法】将天门冬、麦冬加水适量，浸泡 2 小时，加热煎煮，每隔 1 小时取煎液 1 次，加水再煎，共取煎液 3 次，然后合并煎液，浓缩成清膏，加入炼蜜混匀，离火，冷却，装瓶备用。

【保健功能】润肺，生津，止咳。

【应用】常用于肺阴亏虚型慢性支气管炎、肺气肿、肺结核、支气管扩张等。

【用法】每日 2 次，每次 9~15g，温开水化服。

## 十二、收涩类

### 莲肉粳米膏

【组成】莲子肉、粳米各 180g，茯苓 90g，白糖适量。

【制法】以上药物共为细末，以水煎煮，待浓，加白糖适量，调熬成膏，待冷，装瓶备用。

【保健功能】补脾养胃，固肠止泻。

【应用】常用于脾胃亏虚型消化不良、胃炎、痢疾、肠炎等。

【用法】每日 2~3 次，每次 15~30g，开水化服。

### 水陆二仙膏

【组成】金樱子、芡实各 500g。

【制法】金樱子洗净，蒸熟，取汁入铜锅内，文火熬成膏，芡实研为粉末，放入膏中，和匀，装瓶备用。

【保健功能】固肾涩精。

【应用】常用于肾气亏虚型遗精、滑精、前列腺炎、前列腺增生、带下、尿频等。

【用法】每日 2 次，每次 25g，饭前温酒或盐汤冲服。

（傅秀娟、钟世红、邹亮）

# 第十章　常用养生药浴方

养生药浴，系指在浴水中加入养生中药的煎液或浸液，以适当的温度，通过一定的方法洗浴全身或局部，以治疗疾病、养生保健的一种养生方法，有行气活血、畅达腠理、醒神爽身等功效。同时，养生药浴具有使用安全、易于操作等特点，为人们广泛接受。

## 第一节　养生药浴方的起源和发展

药浴疗法源远流长，是由传统浴身保健发展而来的，最早可追溯到3000多年前的殷商时代。在殷商的甲骨文中，就有了"沐浴"二字。沐浴在古代是一种礼仪，比如上朝、谒见、会客等，都要首先焚香沐浴，以示虔诚和尊敬。后来，人们在洗浴的过程中慢慢发现，不同原料制成的浴水对人体的疾病还有治疗作用，于是就开始尝试用不同的方法来消除疾病，并且不断总结经验，其中就有用药物煎汤外洗治疗疾病的实践。

到了周代，人们已经知道定期沐浴，并开始用沐浴来治疗疾病。在当时，"女巫"规定了一年中的五月为沐浴时间，人们都用香薰草药沐浴。屈原在他的《离骚》中写到"浴兰汤兮沐芳"，就是对人们在沐浴节进行药浴的一种生动描述。

成书于战国至秦汉时期，我国现存最早的中医著作《黄帝内经》对药浴也进行了记载。如《素问·阴阳应象大论》中记载："其有邪者，渍形以为汗。"这是利用热水沐浴发汗祛邪的先例。书中还记录了可将椒、姜、桂和酒共煮，熏洗治疗关节肿痛、屈伸不利的痹证。如《素问·玉机真脏论》中记载："脾风，发瘅，腹中热，烦心，出黄，当此之时，可按、可药、可浴。"这是对药浴治病的典型描述。至此，药浴已发展形成雏形。

到了汉代，药浴进入快速发展时期。在长沙马王堆出土的《五十二病方》中就有"温熨""药摩""外洗"等外治法的记载。如雷丸药浴治疗婴儿癫痫的方法，"取雷丸三颗，治，以猪煎膏和之，小儿以水半斗，大者一斗，三分和，取一分置水中，浇，以浴之，浴之道，头上始，下尽身，四肢勿濡，三日一浴，已浴，辄弃其水涵中，痫者，身热而数惊，颈脊强而腹大，痫多大，以此药皆已"。《礼记》中也有"头有疮则浴，身有疡则浴"的记载。张仲景总结了汉代以前的中医治疗经验，经汇集提炼、临床验证，著成了《伤寒杂病论》。书中对"洗""浴""熏"等药浴法进行了记载，并对药浴的用法、适应证进行了详尽说明。如《金匮要略》中记述了百合洗方，"以百合一升，以水一斗，渍之一宿，以洗身"，该方具清热养阴，润燥止渴之功效，可用以治疗心肺阴虚内热证。

晋代葛洪所著的《肘后备急方》，对多种原因所致的创伤和脓肿采用醋水洗、酒洗等方法来治疗，书中记载，"若是热，即取黄柏、黄芩一两，切作汤洗之，若有息肉脱出，以苦酒三升，渍乌喙五枚以洗之"，洗眼汤以"当归、芍药、黄连等份，以雪水煎浓汁，乘热熏，冷即温，再洗"。

唐代的《外台秘要》中记载了大量美容配方。这些配方运用香料洁身、香体。孙思邈的《千金要方》中所用方药有汤、酒、散、丸、膏、油膏等剂型，治法则有内服和外用之分。外用方中有对洗浴的记载，并对药物局部浴、全身浴的方法进行了说明，为药浴的进一步发展奠定了理论基础。此时，药浴的应用也推广到了临床各科。

宋明时期，药浴随着方药不断增多，应用范围逐渐扩大，成为了一种常用的治疗方法。宋代王怀隐所著《太平圣惠方》中就有淋射、淋洗等药浴法治痈疽的记载。同期的儿科名医钱乙在其所著的《小儿药证直诀》中亦有用药物水煎浴儿，治疗胎热的记载。金元四大家之一，攻邪派代表张从正主张以汗、吐、下法攻逐百病，药浴法则被归入汗法的范畴。

到了清代，药浴已发展成熟。清代名医吴师机搜集历代临床资料，并结合自身经验，著成《理瀹骈文》，集外治法之大全，其中药浴方 80 余首。同时，他还在书中对外治法的机理进行了深入探讨，提出了"外治之理即内治之理"的著名论断，认为"虽治在外，无殊治内"。他将药浴治法分为洗、沐、浴、浸、渍、浇、喷、噀、灌等九类，为药浴的发展作出了巨大贡献。

如今，随着人们生活水平的不断提高，中医药的发展，药浴的广泛应用，其养生保健作用也引起了人们的重视。养生药浴可舒筋活血，消除疲劳。现代人的生活节奏紧张，在闲暇之余进行药浴既可达保健之功，又可舒缓紧张情绪，因而，药浴成为大众乐于接受的一种保健方法。

# 第二节　养生药浴方的特点

现代人的生活节奏日趋加快，绝大多数人或多或少地表现出疲惫不堪、精神恍惚、全身乏力等亚健康状态。药浴凭借药物效能与水液物理刺激的共同作用，可促进人体血液循环，加快新陈代谢，增强机体免疫功能，从而达到治未病、养生保健的功效。养生药浴在使用上具有以下特点：

## 一、使用安全，毒副作用少

口服是用药的主要方式，但口服用药存在难于避免的缺陷，长期服用药物往往发生不良反应，如胃痛、胃胀、便秘、腹泻、食欲减退等。肝脏和肾脏分别是药物代谢和排泄的主要器官，因此药物对肝脏和肾脏的损害也显而易见。药浴疗法属外治法，主要凭借药物效力与药液的刺激作用，在患部及体表施治。药液通过与皮肤黏膜的接触，有效成分可直接进入体内或直接在接触部位发挥作用，一些具有挥发性的药物成分还可通过口鼻进入体内。因此，药物在血中的浓度较低，而在局部浓度较高，避免了对肝脏、肾脏的毒害。

此外，药物的透皮吸收与皮肤的湿度有直接关系，皮肤湿度大，有利于角质层的水合作用，对药物的渗透吸收增强。《医宗金鉴》认为，药物外用是"借湿以通窍，干则药气不入"。

### 二、起效较快，效果明显

药浴疗法是将浴液直接浴洗于患部或全身，使药物直达病所，充分发挥药效。另外，因为药液的直接接触，局部组织中的药物浓度显著高于血中的药物浓度，且药液对局部有清洁、消炎、抗菌等作用。如治疗妇女由各种原因所致的阴痒，口服药物较难取效，而应用熏洗、坐浴等方法治疗，则药专力宏，奏效迅速。

### 三、操作简单，便于推广

药浴疗法一般不需要特殊或昂贵的设备，使用方便，易于操作，技术性不强。很多浴用药材获取方便，故易于推广普及。无论是医务工作者还是患者及其家属，均一经指点便可实施应用。

### 四、应用广泛，妇孺均宜

药浴疗法经数千年的发展，不仅可用于治疗外科病，而且适用于临床各科，应用范围不断扩大，如感冒、胃痛、咳嗽、中风、阳痿等疾病均可治疗。另外，对不能口服用药或病久体弱的患者，儿童等难以服药者，亦无过多禁忌。药浴法可起到内治所不能及的一些作用，因此既可作为辅助疗法，又可独立应用，丰富了临床治疗方法。

# 第三节　养生药浴方的作用

皮肤是人体最大的外围屏障，面积大，血管分布广，除了具有抵御外邪的作用，还有吸收和排泄作用。药浴疗法通过洗浴局部或全身而挥发作用，不仅对病变局部有治疗作用，而且药物还可经皮肤黏膜、血液、经络穴位等进入人体，调理气血，疏通经络，防病治病，从而达到养生目的。

### 一、增强循环系统功能

药浴疗法的主要功能之一就是疏通经络，使气血流畅。现代医学研究证明，熏洗、熏蒸、浸浴等药浴疗法通过湿、热和药的共同作用，可促进皮肤对药物的吸收，升高皮肤的温度，促进血液和淋巴液的循环。有学者从实验的角度也证明了这一点。通过观察药浴对中老年慢性病患者的心、脑、肺、肝、肢体阻抗血流图发现，药浴可改善中老年慢性病患者的左心功能，增加脑部血流量，并且可保持较长时间，可改善肝脏血液循环及肝功能，防治某些慢性肝脏疾病等。常选用具有活血化瘀之效的药物，如当归、桃仁、丹参等，这类药物能扩张末端血管，对血液成分起到调节作用，促进血液循环，增强循环系统功能。

## 二、消炎、抗感染

药浴疗法治疗皮肤感染性疾病，如痈、疮、肿、毒等，多选用具有清热解毒、消痈散结作用的药物。现代研究证明，黄连、黄柏、金银花、连翘、紫花地丁、蒲公英等可抗菌、抗病毒，对局部有较好的消炎解毒作用，蛇床子、知母等对皮肤真菌有抑制和杀灭作用。此类药材制成的药液对局部炎症有直接的清热解毒、消肿散结作用。

此外，药液在一定程度上还可促进吞噬细胞游出，促进其吞噬细菌、异物、坏死组织碎片，提高抗感染能力。同时，药效及温热的共同作用还可改善血液循环，增加局部血氧供给，改善微循环，有利于炎症的消退。

## 三、祛腐生肌

现代研究表明，祛腐生肌类药物对疮口的修复过程起重要作用，主要是促进细胞的增生分化与肉芽组织的增长速度；促进巨噬细胞吞噬细菌、异物和坏死组织碎片，提高局部抗感染能力；改善创面血液循环，加快创面的新陈代谢，从而促进创面愈合。这类药物在局部出血时可以止血，在感染时，可解毒消炎、消肿止痛，患部分泌物过多时可以收敛，有腐败坏死组织时可以脱腐，患部组织生长不良、久不愈时，可以生肌收口等。常用的药物有白矾、雄黄、硼砂、蛇床子、山慈菇等。

## 四、发汗解热

药浴方中的不少药物为解表药，味多辛，除了有发汗解表作用外，还具有促进斑疹透发、止咳平喘、缓解疼痛的作用。现代药理实验研究证明，辛味药大多数含有挥发油，有局部刺激兴奋作用，也有发汗解热、镇痛、杀菌等作用，而其基本药理作用与兴奋神经中枢、扩张周围血管有关，可提高人体抗病能力。如麻黄挥发油有发汗和抗病毒作用，紫苏挥发油有发汗、解热、杀菌、健胃作用。因此，辛味药物多用于外感病及风湿痹痛等。

此外，有些药物，如桃花、菊花、款冬花等，均含有花粉，花粉中含有丰富的蛋白质、氨基酸和多种维生素，这些都是人体必需的营养物质，也是皮肤营养中不可缺少的，长期使用这类药物洗浴面部，可使皮肤细润，减少皱纹，祛斑美容等。药浴的温热刺激可促进网状内皮系统的吞噬功能，提高机体新陈代谢作用，一些药浴方中所用的中药含有提高人体免疫功能的成分，可调节内分泌，增强免疫功能。

# 第四节　养生药浴方的选用

药浴用药和内服药一样，也要遵循处方原则，辨病、辨证选药，即根据体质、时间、地点、病情等因素，选用不同的方药，并根据疾病的症状、部位特征，确定洗浴方法、洗浴用具和洗浴用水等。药浴处方、洗浴方法、洗浴用具、洗浴用水的选择等都影响药浴的治疗效果。

## 一、药浴处方的选择

对症下药是选用药浴处方的基本原则，药浴处方的针对性是药浴疗效的根本保证，使用时应从实际出发，辨证用药，以达到治疗、保健的目的。辨证论治是中医学的法宝，是传统中医药延续至今经久不衰的重要原因。证是机体在疾病发展过程中某一阶段的病理概括，辨证就是把四诊（望诊、闻诊、问诊、切诊）所收集的资料、症状和体征，通过分析、综合，辨清疾病的病因、性质、部位及邪正之间的关系，概括、判断为某种性质的证，然后进行论治（又称为"施治"），即根据辨证的结果，确定相应的治疗方法，选择不同的方药。因此，在采用药浴疗法之前，要认真了解病情，根据病情请医生处方用药，或从本书中选择具有针对性的药浴处方。

应当指出，同一种疾病随着症状不断发生变化，治疗方法和处方用药也应跟着变化。如湿疹急性发作期的症状是糜烂、渗出或水疱，应以清热燥湿药物治疗，转入慢性期，症状是皮肤干燥、脱屑、肥厚等，则应选用养血通络、润肤祛风药物治疗。

药浴疗法需要的药液量通常较内服药大，为了保证药液中有效成分的浓度足够高，处方用药时，各味药的药量也比内服药有所增加，一些毒性药物在处方中用量也允许稍微大一些，但一旦出现皮肤过敏，应立即停药。

## 二、洗浴方法的选择

根据病证的不同，可采用不同的药浴方法进行治疗，常用的药浴方法按药浴部位分，主要有全身浴、局部浴、半身浴等，按药浴方式分，主要有熏洗、浸洗、淋洗、擦洗、沐浴、冲洗、蒸汽浴等。下面主要对全身浴、局部浴、淋浴、擦洗浴、熏洗浴、蒸汽浴进行介绍。

**1. 全身浴** 是将身体全部浸泡在药液中洗浴的一种方式。本法是借浴水的温热之力及药液的效力，使周身腠理疏通，毛窍开放，起到发汗退热、温经散寒、祛风除湿、疏通经络、调和气血、消肿止痛、活血祛瘀等作用。主要适用于内科疾病、全身性皮肤病、婴幼儿疾病和某些骨伤疾病的治疗。

**2. 局部浴** 是指身体的某一部位浸泡在药液中或频频地接触药液进行洗浴的一种方法。根据接触的方式或部位不同又可分为头浴、颜面浴、手浴、足浴、坐浴、眼浴、肢体浴等。头浴主要用于治疗头部皮肤病，也可用于美发；颜面浴主要用于治疗面部疾病及美容养颜；手浴主要用于治疗手指痉挛、手指关节活动障碍、手癣、手部冻疮、手部痤伤等；足浴适用广泛，局部疾患，如足癣、足挫伤等，身体其他部位疾患，如头痛、眼病、鼻炎、喉炎、感冒、高血压、慢性结肠炎等均可应用；坐浴主要用于肛肠疾病、妇科外阴病、男性前阴疾病及外阴部皮肤病；眼浴主要用于外障眼病；肢体浴主要用于四肢关节肌肉疾病。

**3. 淋浴** 是将药物煎成汤汁不断喷洒患处的一种治疗方法。本法不仅可利用药物效力，而且可利用药液的刺激和冲洗作用，促进局部经络疏通、气血流畅，具有解毒消肿、散瘀止痛、清洁疮口等作用。主要用于痈疽疮疖、跌打损伤所致的局部肿痛等。

**4. 擦洗浴** 是将药液煎汁，擦洗患处的一种方法。本法借助药力及摩擦力作用于患处，对局部起到清热解毒、活血通络的作用。主要用于各种疣、风湿性关节炎、皮肤瘙痒、脱发等。

**5. 熏洗浴**　是应用药物煎汤，乘热先熏蒸后淋洗患部的一种方法。主要适用于外伤、皮肤疾病、眼科疾病、妇科疾病及内科疾病的治疗，同时也可用于皮肤保健美容。

**6. 蒸汽浴**　是将药物煎成汤液，并用加热至沸时产生的气体进行治疗的一种方法。本法可借助药液的蒸汽，使有效成分直达肌腠，以发挥散寒除湿、温通经络、舒筋活血、止痛止痒的作用，进而达到治疗目的。主要用于感冒、中风、脱肛、皮肤瘙痒、关节炎、肥胖、角膜炎等。

## 三、洗浴用具的选择

**1. 全身或半身浸浴用具**　以家用澡盆、池、缸等为最常用，也最方便，基本要求是清洁，大小合适。木质用具最佳，其次为陶瓷、搪瓷等。容器的深度以能半躺、坐、蹲为宜，容量过大则浪费水及药液，过小则入浴时体位不舒适，长时间浸泡难以坚持，影响效果。容器的安置要牢靠，要有固定装置，否则容易造成危险。容器旁最好安装扶手、吊环等物，方便变换体位及出入容器等。

**2. 局部浸浴用具**　常用的有盆、缸、罐等。连续应用浴液时，应使用有盖的容器。

**3. 熏蒸用具**　进行全身熏蒸浴在家庭中可采用如下方法：在浴盆、浴池等容器上蒙盖塑料薄膜，内置熏蒸器，浴者头部外露，或使用简易浴罩，其内置熏蒸器。熏蒸器由一加热装置与一容器组成。局部熏蒸时多以铜、陶瓷、搪瓷等容器置于加热器上，不断加热，其上放一竹制或木制的架子，将要治疗的部位置于其上，使气液熏蒸患部。熏蒸口、鼻、眼等处时，可在熏蒸容器上放自制圆锥形纸板筒，令蒸汽集中于患处。应注意眼部极易烫伤，故距离容器应远一些。

**4. 棉织品**　各种洗浴均离不开浴巾，选择时首要原则是成分天然、质地柔软，化纤制品不可用。家庭中使用的浴巾应专人专用，专病专用。每次用后以清水洗净，晒干。治疗皮肤病、性病等传染性疾患时，浴巾最好一次一换或每天一换，用后严格消毒。

## 四、洗浴用水的选择

一般饮用水，只要澄清、透明、无异味、无杂质均可使用。如自来水、井水、泉水、河水、溪水、池水、雨水、雪水等，只要无特殊污染，都可作为药浴用水。

**1. 自来水**　自来水比较清洁，可以作为药浴用水。有时自来水中氯气味较重，将水静置30分钟左右或在阳光下曝晒一段时间即可。

**2. 井水、泉水**　井水、泉水属地下水，一般来说水质较好，澄清，无杂质，有的还含有对人体有益的矿物质，是很好的药浴用水。若水质较差，有混浊、杂物，可在水中加入明矾，搅拌，沉淀30分钟。

**3. 河水、溪水、池水**　有的地区仍以河水、溪水、池水作为饮用水。此种水水质较差，混浊有杂质，可用明矾沉淀法处理后使用。

**4. 雨水**　缺水地区可收集雨水洗浴，一般只经过泥沙沉淀即可使用。

**5. 雪水**　雪水性寒，用于实证、热证效果较好。

# 第五节　养生药浴方的家庭制作方法与注意事项

## 一、制作方法

药浴的制备方法较简单，易于操作。一般来说，药浴的制备是根据处方配齐药物，将药物装入纱布袋中扎紧或缝合，清水浸泡30分钟后用文火煎煮约20分钟，取药液，再将药渣用清水煎煮第2次，约15分钟，合并两次煎液，兑入浴水中即可，也可用布袋包裹药物的粗粉或颗粒，先用沸水浸泡数分钟，然后将药袋与药液一并置入浴水中。洗浴时根据不同的洗浴部位选择适宜的容器，兑好浴液即可。

## 二、注意事项

**1. 遵循中医治疗原则**　药浴疗法是中医外治法的一种，是以中医基础理论为指导的，所以在遣方用药上应以中医的治疗原则为依据，根据不同的病情选择不同的药浴方法和方药。病变范围小者，可采用局部洗浴，病变范围大者，可采用全身洗浴，也可采用上病下取的方法，例如，高血压引起的头痛、头晕等，可药浴双足。

**2. 水温适体**　药浴的水温可根据个人习惯、身体状况和时令季节略有差异。但总的来说，水温以舒适为宜，不宜太热，也不宜过冷。水温过热则腠理开泄，汗出不止，耗气伤津。如在高温中长时间洗浴，由于体表血管扩张，可导致心脑血流量减少，引起胸闷头晕，甚至出现晕厥。

**3. 饥饱勿浴**　饥饿或饱食后不可洗浴。空腹时血糖偏低，洗浴可导致血糖进一步下降，出现头晕，甚至发生虚脱。饱食后由于胃肠处于消化吸收食物的状态，需要充足的血液供应，若此时洗浴，会导致体表血管扩张，血流量增大，胃肠道血液供应相对减少，胃酸分泌下降，消化能力减弱，不利于食物的消化吸收。一般进餐前后30分钟内不宜洗浴。

**4. 浴房保温**　洗浴时要注意浴房的保温性，一般温度控制在20℃～25℃为宜，并要适当通风透气，但不可直吹冷风，因为浴中腠理开泄，风寒之邪易乘虚而入。秋冬时节尤须注意防寒避风，洗浴完毕应立即擦干皮肤。

**5. 老弱宜慎**　热水洗浴时，由于体表血管扩张，心脑血流量减少，年老体弱者容易出现短时脑缺血，甚至发生晕厥。故高龄者及有心、肺、脑病者，不宜单独入浴，沐浴时间也不宜过长，沐浴过程中如出现头晕、胸闷等不适现象应立即停止。

**6. 防止感染**　药浴疗法属于开放性治疗，应防止患部感染。治疗前后应对所用器具和辅助工具进行消毒处理。

**7. 合理用药**　在药物使用前应检查药物，如遇变质过期的药物应及时拣出，以免影响疗效，造成不必要的麻烦。最好选用水溶性好、含挥发成分高的药物。不宜选用黏腻、易致过敏、刺激性大的药物。

**8. 注意个体差异**　每个人的体质等情况有所不同，针对不同的情况要采取不同方法，以达到最好的效果。

# 第六节　养生药浴方76种

## 一、解表类

### 🍃 羌活白芷方

【组成】羌活40g，白芷30g，川芎30g，防风20g，藁本30g。

【制法】将以上药物同入锅中，煎煮20分钟，去渣取汁，加入3000mL开水，即可。

【保健功能】祛风，散寒，止痛。

【应用】常用于风寒型感冒、头痛。

【用法】每日1剂，每晚1次，每次40分钟，4日为1个疗程，先熏足，后泡洗双足。

### 🍃 鲜生姜方

【组成】鲜生姜100g。

【制法】将生姜压扁，加入300mL开水，即可。

【保健功能】辛温解表。

【应用】常用于风寒型感冒等。

【用法】每日1剂，每次40分钟，3日为1个疗程，先熏足，后泡洗双足。

### 🍃 姜汁擦浴

【组成】姜汁1杯。

【制法】取姜汁1杯，加热，即可。

【保健功能】发汗解表。

【应用】常用于风寒型感冒、肥胖症、老年斑等。

【用法】用毛巾蘸取姜汁，直接擦涂皮肤。

### 🍃 生姜葱白方

【组成】鲜生姜60g，葱白50g，白酒50g。

【制法】将鲜生姜、葱白切碎，捣烂，加入白酒及3000mL开水，即可。

【保健功能】辛温解表。

【应用】常用于风寒型感冒。

【用法】每日1剂，每日1~2次，每次40分钟，3日为1个疗程，先熏足，后泡洗双足。

### ● 桑叶浴

【组成】干桑叶 100g。

【制法】取干桑叶放入锅中，熬 10～15 分钟。

【保健功能】散风，清热，明目。

【应用】常用于风热型感冒、视疲劳等。

【用法】全身洗浴。

### ● 桑叶芹菜方

【组成】桑叶 30g，桑枝 30g，芹菜 50g。

【制法】取以上药物加水 4000mL 煎煮取液。

【保健功能】清肝明目。

【应用】常用于肝阳上亢型高血压等。

【用法】每日 1 剂，每日 1 次，发作时每日 2 次，10 日为 1 个疗程，先熏足后浸足。

### ● 桑叶菊花泡浴

【组成】桑叶 20g，菊花 25g，夏枯草 25g。

【制法】将以上药物，加入 3500mL 水，煎煮，滤渣取汁，倒入热水。

【保健功能】平肝明目。

【应用】常用于肝阳上亢型高血压、视力减退等。

【用法】每日 1 剂，每日 1 次，约 20 分钟，浸泡双足。

### ● 扁葛煎

【组成】葛根 50g，车前草 150g，白扁豆 100g。

【制法】以上三味，加水 3000mL，煮沸 20 分钟，滤取药液。

【保健功能】清热利湿。

【应用】常用于湿热蕴脾型泄泻等。

【用法】每日 1 剂，每日 1 次，浸洗 2～3 次，将药液倒入盆内，稍温后，浸泡踝部 30～60 分钟，药液温度保持在 30℃左右，冷则加热。

### ● 葛根外敷浴

【组成】葛根 100g，赤芍 50g，白芍 50g，甘草 25g，桂枝 20g。

【制法】将以上药物加入适量清水煎煮。

【保健功能】活血止痛。

【应用】常用于瘀血内阻型颈椎病、颈部扭伤等。

【用法】每日 1 剂，每日 3 次，每次 30 分钟，用毛巾蘸取药汁，直接湿敷在颈部病变部位。

### 薄荷浴

【组成】鲜薄荷 200g 或干薄荷 50g。

【制法】取鲜薄荷或干薄荷放入锅中，加水熬取药液。

【保健功能】疏散风热，透疹止痒。

【应用】常用于风热型感冒、麻疹等。

【用法】全身洗浴。

## 二、清热类

### 足癣熏洗方

【组成】马齿苋 60g，五倍子 60g，白鲜皮 30g，地肤子 30g，龙胆草 30g，茵陈 30g，胡黄连 30g，黄柏 30g，栀子 30g，苦参 30g，苍术 20g。

【制法】加水煎煮。

【保健功能】清热，利湿，止痒。

【应用】常用于湿热型足癣等。

【用法】每日 1 剂，1 剂药可重复使用 2～3 日。每日 1～2 次，每次 15～30 分钟，熏洗患部。

### 痱子经验方

【组成】土茯苓 50g。

【制法】将土茯苓加水浸泡 30 分钟，煎煮，煮沸 20 分钟后去渣取汁。

【保健功能】清热解毒，燥湿止痒。

【应用】常用于湿毒型痱子等。

【用法】每日 1 剂，每日 1 次，7 日为 1 个疗程，先用消毒纱布蘸药汁擦患部，待药温合适后浴足 30 分钟。

### 清热利湿洗方

【组成】土茯苓 30g，苦参 30g，百部 15g，花椒 15g，蛇床子 30g，白头翁 30g。

【制法】以上药物加水 3000mL，煎沸 5～10 分钟，去渣取汁（药渣备作第 2 次用，每剂药可用 2 次）。

【保健功能】清热利湿，杀虫止痒。

【应用】常用于湿热型肛周湿疹、阴道炎、外阴炎、外阴瘙痒等。

【用法】每日 1 剂，每日 1 次，每次 15～20 分钟，先熏后洗。

### 子宫颈糜烂经验方

【组成】生地黄 30g，红藤 30g，乌梅 30g，石榴皮 30g，蒲公英 20g，忍冬藤 20g，地榆

20g，仙鹤草 15g，赤芍 15g，黄柏 10g。

【制法】将以上药物加水煎煮取汁。

【保健功能】清热解毒，收敛止血，祛腐生新。

【应用】常用于热毒型子宫颈糜烂等。

【用法】每日 1 剂，轻者每日 1 次，重者每日 2 次，每次 20～30 分钟，5 次为 1 个疗程，重者可行 2 个疗程，药液置盆中徐徐浸入阴道。

### 🍃 痱子方

【组成】玄参 20g，山栀子 20g，黄芩 20g，水牛角 20g。

【制法】将以上药物加水浸泡 30 分钟，煎煮，煮沸 20 分钟后去渣取汁。

【保健功能】清热解毒，凉血止痒。

【应用】常用于热毒型痱子等。

【用法】每日 1 剂，每日 1 次，7 日为 1 个疗程，先用消毒纱布蘸药汁擦患部，待药温合适后浴足 30 分钟。

### 🍃 小儿湿疹经验方

【组成】地骨皮 30g，鲜女贞叶 60g，生大黄 30g，松花粉 30g，青黛 30g，黄柏 15g，明矾 9g。

【制法】先将前两味药放入锅中，加水煎煮取汁，再将后五味药共研为细末，贮瓶备用。

【保健功能】清热凉血，燥湿止痒。

【应用】常用于湿热型小儿湿疹等。

【用法】每日 1 剂，每日 2 次，先用药液温洗患处，洗后擦干，再取药粉涂擦。

### 🍃 赤芍泡浴

【组成】赤芍 20g，川芎 20g，酸枣仁 20g，桃仁 15g，红花 15g，乳香 15g，没药 15g，甘草 8g，生姜 3 片，石菖蒲 25g。

【制法】取以上药物，加入适量清水煎煮。

【保健功能】活血止痛。

【应用】常用于血瘀型头痛、偏头痛等。

【用法】每日 1 剂，每日 3 次，用毛巾蘸取药汁，擦拭清洗脸部和头部。

### 🍃 止呕经验方

【组成】芦根 300g。

【制法】将芦根装纱布包内，放入热水浴池。

【保健功能】清热生津，清胃止呕。

【应用】常用于胃热型呕吐等。

【用法】每日 1 剂，每日 1 次，每次 20 分钟，泡浴。

### 🍃 板蓝根芦根方

【组成】板蓝根 30g，芦根 60g，芫荽 50g。

【制法】将以上药物同入锅中，加水适量，煎煮 2 次，每次 20 分钟，去渣取汁，合并滤液，加入 3000mL 开水。

【保健功能】辛凉解表，清热解毒。

【应用】常用于风热型感冒等。

【用法】每日 1 剂，每日 1~2 次，每次 30 分钟，3 日为 1 个疗程，先熏足，后泡洗双足。

### 🍃 金银花泡浴

【组成】金银花适量。

【制法】取金银花，加适量清水煎煮，滤渣取汁，加入热水。

【保健功能】清热解毒。

【应用】常用于热毒型痱子、小儿热疮、皮肤疔疮等。

【用法】每日 1 剂，每日 1 次，约 20 分钟，全身泡浴。

### 🍃 口疮煎

【组成】金银花 10g，甘草 5g，乌梅 5g。

【制法】将以上三味加水 500mL，浸泡 20 分钟，煮沸 20 分钟，滤取药液。

【保健功能】清热解毒，消散疮肿。

【应用】常用于心脾积热型小儿鹅口疮等。

【用法】每日 1 剂，每日 3~5 次，每次取药液适量清洗患儿口腔。

### 🍃 银翘薄荷方

【组成】金银花 30g，连翘 50g，薄荷 30g。

【制法】将以上三味药同入锅中，加水适量，煎煮 20 分钟，去渣取汁，再加入 3000mL 开水。

【保健功能】辛凉解表，清热解毒。

【应用】常用于风热型感冒等。

【用法】每天 1 剂，每日 1~2 次，每次 30 分钟，3 日为 1 个疗程，先熏足，后泡洗双足。

### 🍃 白菊金银花泡浴

【组成】杭白菊 2 汤匙，金银花 2 汤匙。

【制法】将以上药物加入清水，煎煮，滤渣取汁，倒入热水。

【保健功能】疏散风热，清热解毒。

【应用】常用于风热型感冒，辅助治疗肥胖症、高脂血症、高血压等。

【用法】每日 1 剂，每日 1 次，约 20 分钟，全身泡浴。

### ♨ 子宫颈炎经验方

【组成】鱼腥草 90g，甘草 15g。

【制法】将以上药物加水煎煮取汁。

【保健功能】清热解毒，消痈排脓。

【应用】常用于热毒型子宫颈炎等。

【用法】每日 1 剂，每日 1 次，10 次为 1 个疗程，冲洗阴道。

### ♨ 帕金森病经验方

【组成】夏枯草 30g，草决明 20g，青葙子 15g，覆盆子 10g。

【制法】将以上药物加水浸泡 20 分钟，煮沸 20 分钟后去渣取汁。

【保健功能】清肝散结，舒筋活络。

【应用】常用于肝阳化风型帕金森病等。

【用法】每日 1 剂，每日 1 次，每次 30 分钟，10 日为 1 个疗程。一煎药汤分 3 次适量饮服，二煎药汤睡前浴足。

### ♨ 热痹方

【组成】竹叶 20g，车前草 20g。

【制法】将以上药物加水浸泡 30 分钟，煎煮，煮沸 20 分钟后去渣取汁。

【保健功能】清热解毒，燥湿止痒。

【应用】常用于湿热型痱子、湿疹等。

【用法】每日 1 剂，每日 1 次，7 日为 1 个疗程。先用消毒纱布蘸药汁擦患部，待药温合适后浴足 30 分钟。

### ♨ 银花藤野菊花方

【组成】忍冬藤 60g，野菊花 50g，白芷 20g。

【制法】将以上三味药同入锅中，加水适量，煎煮 2 次，每次 20 分钟，去渣取汁，合并滤液，加入 3000mL 开水。

【保健功能】辛凉解表，清热解毒。

【应用】常用于风热型感冒等。

【用法】每日 1 剂，每日 1~2 次，每次 30 分钟，3 日为 1 个疗程，先熏足，后泡洗双足。

### ♨ 湿疹经验方

【组成】野菊花 20g，地榆 20g，黄柏 20g，苦参 20g，白鲜皮 20g，蛇床子 20g，地肤子 20g，百部 20g。

【制法】将以上药物加水 2000mL 煎煮至 1000mL，滤渣取汁。

【保健功能】清热解毒，祛风止痒。

【应用】常用于湿热型湿疹、阴道炎、外阴炎等。

【用法】每日 1 剂，每日 3～5 次，每次 15 分钟，连洗 2～4 日，置盆内先熏后洗患处。

## 桑菊川芎方

【组成】桑叶 150g，野菊花 60g，川芎 50g，蔓荆子 40g。

【制法】将以上药物同入锅中，煎煮 20 分钟，去渣取汁，加入 3000mL 开水。

【保健功能】清热平肝，通络止痛。

【应用】常用于风热型头痛等。

【用法】每日 1 剂，每晚 1 次，每次 40 分钟，4 日为 1 个疗程，先熏足，后泡洗双足。

## 蒲公英车前洗液

【组成】蒲公英 30g，车前草 30g，金银花 10g，红花 9g。

【制法】以上四味，加清水 2000mL，煮沸 20 分钟，滤取药液。

【保健功能】清热解毒，利湿化浊。

【应用】常用于湿热型慢性前列腺炎、尿路感染等。

【用法】每日 1 剂，每日 1 次，每次 20～30 分钟，待药液半温时，坐浴。

## 宫颈糜烂方

【组成】蒲公英 250g，野菊花 250g，虎杖 250g，千里光 250g，忍冬藤 250g，艾叶 60g。

【制法】将以上药物加水煎煮取汁，每次用 1/4 药液，加 1 倍温水。

【保健功能】清热解毒，消肿敛疮。

【应用】常用于热毒型子宫颈糜烂等。

【用法】每日 1 剂，每日 2 次，10 次为 1 个疗程，冲洗阴道。

## 足癣经验方

【组成】鲜蒲公英 500g，鲜败酱草 500g。

【制法】将以上药物加水煎煮 10 分钟，去渣取汁。

【保健功能】清热解毒，清利湿热。

【应用】常用于湿热型足癣等。

【用法】每日 1 剂，每日 1 次，泡洗患处。

# 三、泻下类

## 小儿积滞经验方

【组成】大黄 20g，白术 20g，枳实 20g，槟榔 20g，芒硝 20g。

【制法】将以上药物共研粗末，和匀。每次取 50～100g，加清水适量，煮沸 5 分钟。

【保健功能】健脾消食，荡涤化积。

【应用】常用于脾虚食滞型小儿积滞、消化不良等。

【用法】每日 1 剂，每日 2～3 次，每次熏洗 30 分钟，下次用再加热即可，可连用 2 次。

## 四、祛风湿类

### 🍂 痹痛方

【组成】木瓜 10g，松节 10g，青风藤 10g，赤芍 12g，透骨草 6g，乳香 6g，没药 6g，红花 6g，当归 12g，白酒 60g。

【制法】将上述药物加水煎煮后，兑入白酒。

【保健功能】养血柔肝，活血通络。

【应用】常用于风湿痹阻型风湿性关节炎、类风湿关节炎等。

【用法】每日 1 剂，每日 1 次，温洗患部。每剂药可重复使用 2～3 日，但每次使用时，应把药液加热。

### 🍂 关节疼痛经验方

【组成】五加皮 10g，丹参 12g，透骨草 10g，花椒 10g，川牛膝 10g，木瓜 10g，艾叶 10g，白芷 10g，红花 10g，肉桂 5g。

【制法】将上述药物加水 1000mL，煎煮至沸。

【保健功能】活血通络，温经止痛。

【应用】常用于寒湿痹阻型风湿性关节炎、类风湿关节炎等。

【用法】每日 1 剂，每日 1～2 次，乘热熏洗浸渍患处。每剂药可重复使用 2～3 天，但每次使用时，应把药液加热。

## 五、化湿类

### 🍂 止呕方

【组成】白豆蔻 50g，生姜 50g。

【制法】将以上药物加水煎煮至 1500mL。

【保健功能】温中止呕。

【应用】常用于胃寒型呕吐等。

【用法】每日 1 剂，每日 3 次，擦洗腹部及胃脘部，以擦热皮肤为度。

### 🍂 祛风湿经验方

【组成】苍术 120g，艾叶 400g。

【制法】将以上药物，装纱布内，放入装有热水的浴池中浸泡 30 分钟。

【保健功能】祛风除湿，温经散寒。

【应用】常用于寒湿痹阻型风湿性关节炎、类风湿关节炎等。

【用法】每日 1 剂，每日 1 次，10 日为 1 个疗程，先在温水池内洗浴，再进入药池洗浴 20 分钟。

## 六、利水渗湿类

### 赤小豆洗剂

【组成】赤小豆 750g。

【制法】取赤小豆，加水 4000mL，煎煮 10 分钟，滤取药液。

【保健功能】利水消肿，解毒排脓。

【应用】常用于水湿内停型水肿、慢性肾炎等。

【用法】每日 1 剂，每日 1 次，每次 20 分钟，待药液温时，浸洗双足。

### 泡澡减肥药方

【组成】泽泻 75g，荷叶 100g，防己 100g，柏子仁 100g。

【制法】用 5000mL 冷水，浸泡上述药物 20 分钟，然后置于砂锅或不锈钢锅内煮沸 30 分钟，滤渣取汁。

【保健功能】利水，通便，消脂。

【应用】常用于肥胖症等。

【用法】泡澡。

### 茉莉茯苓泡浴

【组成】茉莉花 6g，茯苓 6g，玫瑰花 5g，香附 6g。

【制法】将以上药物放入棉布袋中，加适量清水煎煮，取药汁放入热水中。

【保健功能】行气，解郁，安神。

【应用】常用于肝郁气滞型失眠等。

【用法】每日 1 剂，每日 1 次，每次 20 分钟，全身浸泡。

### 薏苡仁甘草煎

【组成】薏苡仁 40g，甘草 10g。

【制法】以上两味，加水 500mL，煮沸 20 分钟，滤取药液。

【保健功能】健脾利水，清热排脓。

【应用】常用于脾虚湿盛型水肿，湿热型皮肤疔疮等。

【用法】用棉球蘸药液浸洗患处。

## 七、温里类

### 胃痛经验方

【组成】干姜 30g，肉桂 30g，香附 50g，良姜 50g。

【制法】将以上药物用开水浸泡。

【保健功能】温胃散寒,行气止痛。

【应用】常用于脾胃虚寒型慢性胃炎、消化性溃疡等。

【用法】每日 1 剂,每日 3 次,每次 20 分钟,浸泡双足。

### 🍃 冻疮经验方

【组成】肉桂 20g,生姜 50g,白附子 5g,白萝卜 100g。

【制法】将以上药物加水浸泡 30 分钟,煎煮,煮沸 20 分钟后去渣取汁。

【保健功能】温经通脉,散寒行滞。

【应用】常用于寒凝经脉型冻疮等。

【用法】每日 1 剂,每剂药煎汤 2 次,每日 2 次,7 日为 1 个疗程,先乘热用消毒纱布敷患部 10 分钟,待药温合适后泡浴双足 30 分钟。

### 🍃 冻疮外治方

【组成】花椒 20g,桂枝 60g,干姜 20g。

【制法】将以上药物加水浸泡 30 分钟,煎煮,煮沸 20 分钟后去渣取汁。

【保健功能】温经散寒,活血化瘀。

【应用】常用于寒凝经脉型冻疮等。

【用法】每日 1 剂,每剂药煎汤 2 次,每日 2 次,7 日为 1 个疗程,先乘热用消毒纱布敷患部 10 分钟,待药温合适后泡浴双足 30 分钟。

### 🍃 头癣验方

【组成】花椒 3g,白矾 6g,麻柳叶 1 把,淘米水 3 大碗。

【制法】将以上药物与淘米水混合,再加适量水煎煮取汁。

【保健功能】杀虫止痒。

【应用】常用于湿热型头癣。

【用法】每日 1 剂,每日 1～2 次,熏洗头部。

## 八、行气类

### 🍃 帕金森病验方

【组成】陈皮 50g,金橘叶 50g。

【制法】将以上药物加水 2000mL,煮沸 10 分钟后去渣取汁。

【保健功能】疏肝,行气,解痉。

【应用】常用于肝阳化风型帕金森病等。

【用法】每日 1 剂,每日 2 次,每次 30 分钟,10 日为 1 个疗程,浴足。

## 九、消食类

### 腹痛经验方

【组成】莱菔子 120g，生姜 60g，葱 150g（连须根），白酒 1 杯。

【制法】将以上药物加水煎煮至 1000mL，加白酒 1 杯。

【保健功能】行气止痛。

【应用】常用于肝郁气滞型腹痛。

【用法】每日 1 剂，每日 2 次，每次 30 分钟，由右至左擦洗腹部。

## 十、止血类

### 槐花煎

【组成】槐花 30～50g。

【制法】将槐花加清水适量，煮沸。

【保健功能】清热，凉血，止血。

【应用】常用于血热型痔疮、肛裂、直肠疾病等所致的便血。

【用法】每日 1 剂，每日 1 次，待药液稍温时，淋洗肛门，再坐浴 15～20 分钟。

## 十一、活血化瘀类

### 川芎茶调方

【组成】川芎 30g，白芷 20g，羌活 30g，防风 30g，薄荷 20g，细辛 15g，绿茶 5g。

【制法】将以上药物同入锅中，煎煮 20 分钟，去渣取汁，加入 3000mL 开水。

【保健功能】祛风，散寒，止痛。

【应用】常用于风寒型头痛。

【用法】每日 1 剂，每晚 1 次，每次 40 分钟，4 日为 1 个疗程，先熏足，后泡洗双足。

### 川芎白芷方

【组成】川芎 30g，白芷 20g，当归 60g，夜交藤 100g。

【制法】将以上药物同入锅中，煎煮 20 分钟，去渣取汁，加入 3000mL 开水。

【保健功能】益气养血，通络止痛。

【应用】常用于气血亏虚型头痛。

【用法】每日 1 剂，每晚 1 次，每次 40 分钟，4 日为 1 个疗程，先熏足，后泡洗双足。

### 丹参外敷浴

【组成】丹参 12g，苏木 12g，红花 8g，五加皮 8g，乳香 7g，没药 7g，料酒适量。

【制法】将以上药物加入适量清水与料酒煎煮。

【保健功能】活血化瘀，除湿止痛。

【应用】常用于血瘀型扭伤、黄褐斑、黑斑等。

【用法】每日1剂，每次30分钟，直接湿敷在患处。

### 雷诺病经验方

【组成】牛膝30g，海桐皮50g，乳香10g，没药10g，姜黄15g，威灵仙30g。

【制法】将以上药物加水浸泡30分钟，煮沸20分钟后去渣取汁。

【保健功能】活血化瘀，通络止痛。

【应用】常用于瘀血阻络型雷诺病等。

【用法】每日1剂（每剂药煎2次），每日2次，每次30分钟，10日为1个疗程，乘热用纱布蘸药汁反复热敷双手，待药温降至45℃左右浴足。

### 冻疮洗剂

【组成】红花20g，桂枝50g，附子20g，荆芥20g，紫苏叶20g。

【制法】将以上药物加3000mL水煎煮取汁。

【保健功能】祛风散寒，温经通络。

【应用】常用于寒凝经脉型冻疮等。

【用法】每剂可连续用3天，每日3次，每次20～30分钟，浸洗患处，同时用药渣搓患部。

### 红斑性肢体治疗经验方

【组成】红花6g，黄柏12g，苍术12g，当归尾12g，大黄15g，豨莶草30g，冬瓜皮30g，苍耳子30g。

【制法】将以上药物加水煎煮取汁。

【保健功能】清热解毒，活血化瘀。

【应用】常用于瘀热痹阻型红斑性肢痛等。

【用法】每日1剂，每日2～4次，每次30分钟，5日为1个疗程，浸洗患部。

### 中风后经验方

【组成】红花30g，伸筋草30g，透骨草30g。

【制法】将以上药物加水浸泡20分钟，煮沸10分钟，去渣取汁。

【保健功能】祛风利湿，活血通络。

【应用】常用于瘀血阻络型中风后遗症、风湿性关节炎、类风湿关节炎等。

【用法】每日1剂，每日3次，每次30分钟，30日为1个疗程，乘热泡浴手足，药液冷却后可再加热。

### 中风后遗症方

【组成】桃仁 20g，栀子 20g，地龙 10g，乌梢蛇 10g，蔓荆子 10g，黄芪 10g。

【制法】将以上药物加水浸泡 20 分钟，煮沸 20 分钟后去渣取汁。

【保健功能】益气活血，祛瘀通络。

【应用】常用于气虚血瘀型中风后遗症等。

【用法】每日 1 剂，每日 2 次，每次 60 分钟，药凉后再热，10 日为 1 个疗程，浴足。

### 雷诺病外治方

【组成】桃仁 50g，花椒 30g，桂枝 30g，苏木 40g。

【制法】将以上药物加水浸泡 30 分钟，煮沸 20 分钟后去渣取汁。

【保健功能】温经散寒，化瘀通络，解痉止痛。

【应用】常用于寒凝血瘀型雷诺病等。

【用法】每日 1 剂（每剂药煎 2 次），每日 2 次，每次 30 分钟，10 日为 1 个疗程，乘热用纱布蘸药汁反复热敷双手，待药温降至 45℃左右浴足。

### 桃红消肿洗方

【组成】桃仁 30g，红花 15g，丹参 30g，伸筋草 30g，透骨草 30g，木瓜 30g，地龙 30g，荆芥 15g，防风 15g，当归 20g，柴胡 20g，甘草 10g。

【制法】取以上药物，加入开水浸泡 10 分钟，或加水煎沸。

【保健功能】舒筋活血，消肿止痛。

【应用】常用于血瘀型软组织损伤等。

【用法】每日 1 剂，每日 2 次，每次 40 分钟，待药温浸洗患处，若药液变凉应加热后再用。

### 跌打损伤经验方

【组成】丹参 15g，红花 9g，苏木 15g，羌活 9g，威灵仙 9g，五加皮 9g，乳香 6g，没药 6g。

【制法】将以上药物共研细末，用纱布袋包裹，加水煎煮取汁。

【保健功能】活血化瘀，祛风除湿，消肿止痛。

【应用】常用于血瘀型跌打损伤等。

【用法】每日 1 剂，每日 2～3 次，乘热熏洗患处。

### 吴茱萸泡浴

【组成】吴茱萸 20g，益母草 50g，茺蔚子 50g，牛膝 25g。

【制法】将以上药物加入清水，煎煮，滤渣取汁。

【保健功能】平肝潜阳，活血化瘀。

【应用】常用于肝阳上亢型高血压等。

【用法】每日1剂，每日2次，每次浸泡双足30分钟。

## 十二、止咳化痰平喘类

### 🌿 支气管炎经验方

【组成】枇杷叶30g，杏仁30g，紫苏叶30g。

【制法】将以上药物加水煎煮2次，合并滤液。

【保健功能】清肺化痰，降气止咳。

【应用】常用于痰饮蕴肺型急慢性支气管炎等。

【用法】每日1剂，每日2次，每次10分钟，取汁擦浴全身。

## 十三、安神类

### 🌿 安枕无忧方

【组成】酸枣仁50g，合欢皮150g，夜交藤200g，珍珠母200g，远志30g，龙骨200g，牡蛎200g，百合150g，丹参50g，石菖蒲50g，五味子50g，栀子仁30g。

【制法】将以上药物加水，煎煮30～50分钟，滤渣取汁，加入热水。

【保健功能】养心安神，清心除烦。

【应用】常用于心阴亏虚型神经衰弱、失眠、健忘等。

【用法】全身泡浴。

## 十四、平肝息风类

### 🌿 清上止晕沐方

【组成】天麻6g，薄荷6g，川芎6g，藁本6g，杭白菊6g，桑叶3g，炒蔓荆子9g。

【制法】取以上药物加水煎煮，去渣取液。

【保健功能】清热，疏风，平肝。

【应用】常用于肝阳上亢型高血压、头痛等。

【用法】洗头部。

## 十五、补益类

### （一）补气类

### 🌿 帕金森病浴足方

【组成】白术10g，党参15g，白芍15g，茯苓10g，天麻10g，当归12g，熟地黄12g，川芎12g，丹参20g。

【制法】将以上药物加水浸泡30分钟，煮沸10分钟后去渣取汁。

【保健功能】益气养血，息风通络。

【应用】常用于气血亏虚型帕金森病等。

【用法】每日 1 剂，每天日 1 次，每次 30 分钟，10 日为 1 个疗程。一煎药汤分早、中、晚 3 次饮服，二煎药汤睡前浴足。

### 🌿 磁石降压煎

【组成】磁石 6g，党参 6g，黄芪 6g，石决明 6g，当归 6g，桑枝 6g，枳壳 6g，乌药 6g，蔓荆子 6g，白蒺藜 6g，白芍 6g，炒杜仲 6g，牛膝 6g，独活 18g。

【制法】取以上药物加水煎煮取汁。

【保健功能】重镇潜阳，通络降压。

【应用】常用于肝阳上亢型高血压等。

【用法】每日 1 次，每次 1 小时，10 日为 1 个疗程，浸泡双足。

### 🌿 湿疹洗方

【组成】黄芪 10g，当归 10g，防风 10g，荆芥穗 10g，地骨皮 10g，木通 10g，白矾 5g。

【制法】将以上药物加水适量，煮沸取汁。

【保健功能】益气养阴，祛风除湿。

【应用】常用于气阴亏虚型湿疹等。

【用法】每日 1 剂，每日 1～2 次，每次 15～30 分钟，乘热熏洗患处。

### 🌿 小儿脱肛经验方

【组成】黄芪 60g，马齿苋 60g，升麻 30g。

【制法】将以上药物加水 1500mL 煎煮取汁。

【保健功能】益气健脾，升阳举陷。

【应用】常用于中气不足型小儿脱肛等。

【用法】每日 2～3 次，每次 10～20 分钟，10 日为 1 个疗程，乘热先熏后洗肛门。

## （二）补血类

### 🌿 肩关节周围炎经验方

【组成】白芍 30g，伸筋草 60g，防风 30g，姜黄 30g，钩藤 30g，甘草 30g。

【制法】将以上药物加水适量煎煮取汁。

【保健功能】养血活血，舒筋活络。

【应用】常用于各型肩关节周围炎。

【用法】每剂可洗 2 天，10 日为 1 个疗程，每天 3～4 次，每次 30 分钟，用毛巾蘸取药液擦洗患处。

### 🍃 当归洗剂

【组成】当归25g，川芎25g，荆芥50g，白芷10g，细辛10g。

【制法】取以上药物，加入适量清水煎煮。

【保健功能】祛风，活血，止痛。

【应用】常用于风寒型头痛。

【用法】用毛巾蘸取药汁，擦拭清洗脸部和头部。

### 🍃 当归防风泡浴

【组成】当归15g，防风5g，牛膝10g，钩藤10g，防己10g，泽泻15g，忍冬藤20g，木瓜20g，桑枝25g，甘草5g。

【制法】将以上药物加入清水，煎煮，滤渣取汁。

【保健功能】活血养血，祛湿止痛。

【应用】常用于瘀血痹阻型痛风、风湿性关节炎、类风湿关节炎等。

【用法】每日1剂，每日2次，每次浸泡30分钟，全身泡浴。

### 🍃 归芍首乌洗剂

【组成】当归、赤芍、何首乌各15g。

【制法】以上三味，加水500～1000mL泡透，煎煮30分钟，滤取药液。

【保健功能】养血活血，润燥止痒。

【应用】常用于血虚型妇科外阴营养不良等。

【用法】每日1剂，每晚1次，15日为1个疗程。将药液倒入小瓷盆内，放一块洁净纱布，再煮沸，待稍凉，用纱布蘸药液洗外阴部，最后坐浴浸泡30分钟。

### 🍃 帕金森病药浴方

【组成】熟地黄15g，生地黄15g，柴胡12g，生石决明30g。

【制法】将以上药物加水浸泡20分钟，煮沸10分钟后去渣取汁。

【保健功能】疏肝养肝，平肝潜阳。

【应用】常用于肝肾阴虚型帕金森病等。

【用法】每日1剂，每日1次，每次30分钟，20日为1个疗程。一煎药汤饮服适量，二煎药汤睡前浴足。

## （三）补阳类

### 🍃 骨质疏松症方

【组成】巴戟天15g，杜仲20g，续断15g，枸杞子20g，延胡索20g，白芷15g，川芎15g，当归尾15g。

【制法】将以上药物加适量水煎煮取汁。

【保健功能】补肝肾，强筋骨，通经络。

【应用】常用于肝肾亏虚型骨质疏松症、腰椎病等。

【用法】每日1剂，每日1次，外洗腰背部，温度保持在40℃～50℃。

## （四）补阴类

### 🌢 收敛止汗经验方

【组成】麦冬30g，艾叶30g，五味子50g，黄柏40g。

【制法】将以上药物放入锅内，加水2000mL，煎煮，滤渣取汁。

【保健功能】养阴清热，燥湿止痒。

【应用】常用于阴虚内热型盗汗等。

【用法】每日1剂，每日1次，每次30分钟，浸浴全身。

## 十六、收涩类

### 🌢 乌梅熏洗剂

【组成】乌梅500g。

【制法】取乌梅，加水4000mL，煎煮10分钟，滤取药液。

【保健功能】涩肠止泻。

【应用】常用于脾虚型慢性痢疾、慢性肠炎等。

【用法】每日1剂，每日1次，5日为1个疗程，乘热熏洗肛门，待药液温时坐浴。

### 🌢 荷叶酒洗方

【组成】荷叶、白酒适量。

【制法】以上两味，加水3000mL，煎煮10分钟，滤取药液。

【保健功能】利水消肿。

【应用】常用于各种腹水。

【用法】每日1剂，每日2次，乘热淋洗腹部。

（刘芳、廖建、邹亮）

# 参考文献

[1] 郭海英 . 中医养生学 [M]. 北京：中国中医药出版社，2009.

[2] 马列光，李英华 . 养生康复学 [M]. 北京：中国中医药出版社，2005.

[3] 倪世美，金国梁 . 中医食疗学 [M]. 北京：中国中医药出版社，2004.

[4] 谭兴贵 . 中医养生保健研究 [M]. 北京：人民卫生出版社，2009.

[5] 谭兴贵 . 中医药膳学 [M]. 北京：中国中医药出版社，2003.

[6] 刘宁 . 美容中医学 [M]. 北京：人民卫生出版社，2010.

[7] 杨世忠 . 中医养生学概论 [M]. 北京：中医古籍出版社，2009.

[8] 王旭东 . 中医养生康复学 [M]. 北京：中国中医药出版社，2004.

[9] 卢卫红 . 功能性食品与中国药膳 [M]. 哈尔滨：哈尔滨工业大学出版社，2009.

[10] 侯家玉 . 中药药理学 [M]. 北京：中国中医药出版社，2002.

[11] 颜正华 . 中药学 [M]. 第 2 版 . 北京：人民卫生出版社，2006.

[12] 国家药典委员会 . 中国药典 [S]. 北京：中国医药科技出版社，2010.

[13] 沈丕安 . 中药不良反应与临床 [M]. 上海：第二军医大学出版社，2007.

[14] 张廷模 . 临床中药学 [M]. 北京：中国中医药出版社，2004.

[15] 徐江普 . 药膳食疗学 [M]. 北京：中国轻工业出版社，2009.

[16] 门雪峰 . 轻松调饮养生保健花草茶 [M]. 北京：中国轻工业出版社，2009.

[17] 卢祥之，缪正来 . 中华药茶谱 [M]. 北京：科学出版社，1997.

[18] 吴深涛 . 亚健康与中医养生方药 [M]. 北京：人民军医出版社，2006.

[19] 朱复融 . 中华养生茶典 [M]. 广州：广东旅游出版社，2006.

[20] 毛德西 . 老中医话说中药养生 [M]. 北京：华夏出版社，2009.

[21] 纪戊霖 . 对症养生茶饮 [M]. 第 2 版 . 北京：中国纺织出版社，2009.

[22] 敏涛 . 精选药粥治病养生 555 方 [M]. 南昌：江西科学技术出版社，2004.

[23] 张湖德 . 粥膳养生秘诀 [M]. 福州：福建科学技术出版社，2005.

[24] 张湖德，王俊 . 中国养生粥膳精选 [M]. 北京：人民军医出版社，2005.

[25] 施旭光 . 中华养生粥膳 600 款 [M]. 广州：广东旅游出版社，2009.

[26]《家常美食丛书》编写组 . 家常养生粥 [M]. 北京：中国轻工业出版社，2010.

[27] 周俭 . 中医药膳学 [M]. 北京：人民卫生出版社，2006.

[28] 邹敏 . 养生汤酒茶粥 [M]. 南昌：百花洲文艺出版社，2009.

[29] 黄兆胜.中华养生靓汤 1000 款 [M]. 广州：广东旅游出版社 , 2008.

[30] 邢玉伟.养生汤羹粥 [M]. 北京：金盾出版社 , 2006.

[31] 朱成全, 向仕平.中医治病养生煲汤 [M]. 北京：化学工业出版社 , 2009.

[32] 范晓清.实用养生中药 [M]. 北京：化学工业出版社 , 2006.

[33] 胡龙才.中药养生 [M]. 广州：世界图书出版公司 , 2005.

[34] 张湖德.中国养生汤膳精选 [M]. 北京：人民军医出版社 , 2004.

[35] 张兆旺.中药药剂学 [M]. 北京：中国中医药出版社 , 2007.

[36] 朱永兴, 张友炯, 黄永生.中国茶与养生保健 [M]. 济南：山东科学技术出版社 , 2008.

[37] 陈静.中医药膳学 [M]. 北京：中国中医药出版社 , 2006.

[38] 施旭光.中华养生茶饮 600 款 [M]. 广州：广东旅游出版社 , 2009.

[39] 敏涛, 廖雯.保健养生茶 [M]. 上海：上海科学技术文献出版社 , 2008.

[40] 杨超英, 董海丽, 纵伟.桑叶的化学成分及在食品工业中的应用 [J]. 食品研究与开发 , 2003, 24 (2): 8-11.

[41] 王佺珍, 崔健.菊苣的药理药效研究及开发前景 [J]. 中国中药杂志 , 2009, 34 (17): 2269-2272.

[42] 沙飞, 禹志领, 王一涛.土茯苓品质与药理研究进展 [J]. 中药材 , 2006, 26 (5): 516-519.

[43] 何志勇, 夏文水.中药青果化学成分及药理研究进展 [J]. 中成药 , 2006, 28 (7): 1024-1026.

[44] 崔炳权, 林元藻.余甘子果汁的营养成分分析 [J]. 食品工业科技 , 2007, (8): 222-223.

[45] 刘悦, 宋少江, 徐绥绪.夏枯草的化学成分及生物活性研究进展 [J]. 沈阳药科大学学报 , 2003, 20 (1): 55-59.

[46] 郭鹏, 张铁军, 朱雪瑜, 等.大黄毒性的现代研究与减毒对策 [J]. 中草药 , 2009, 40 (10): 1671-1674.

[47] 时涛, 王晓玲, 陈振德, 等.枳椇子化学成分及其药理活性研究进展 [J]. 中药材 , 2006, 29 (5): 510-513.

[48] 乔丽艳, 罗断节, 陈登峰, 等.胡椒功能食品的开发研究 [J]. 食品工业科技 , 2008, 29 (2): 299-301.

[49] 卢隆杰, 苏浓, 岳森.蒲公英的食疗价值与食疗方法 [J]. 食品科技 , 2003, (11): 12.

[50] 谢楠, 王璇, 蔡少青.我国药茶的研究使用现状 [J]. 中药材 , 2000, 23 (1): 52-55.

[51] 黄美娥, 肖银波.积雪草保健饮料的研制 [J]. 食品科技 , 2008, (7): 86-89.

[52] 董世份.保健养生药酒 [M]. 重庆：重庆出版社 , 2003.

[53] 曾光.药酒良方精选 [M]. 长沙：湖南科学技术出版社 , 2005.

[54] 张梅.常用药酒 [M]. 成都：四川科学技术出版社 , 2002.

[55] 蒋力生.实用药酒精选 [M]. 上海：上海中医药大学出版社 , 1995.

[56] 孙立群.吃出健康系列：酒疗篇 [M]. 广州：华南理工大学出版社 , 2002.

[57] 鄂小凡.百酒治百病 [M]. 上海：上海中医药大学出版社 , 1998.

[58] 王惟恒, 强刚.酒文化与养生药酒 [M]. 北京：人民军医出版社 , 2007.

[59] 王晓鹤.中国药酒谱 [M]. 北京：科学技术文献出版社 , 1995.

[60] 董平黄，儒强，芮汉明，等．荔枝余甘子保健酒的研制 [J].酿酒科技，2003, 4: 89-90.

[61] 堵军．家庭保健药膳酒 [M].长春：时代文艺出版社，2003.

[62] 郝建新．新编中国药膳食疗秘方全书 [M].北京：科学技术文献出版社，2005.

[63] 魏汉林．养生治病药膳 838[M].北京：中国中医药出版社，1997.

[64] 周克振．强身延年膏滋良方 [M].北京：金盾出版社，1990.

[65] 杨磊，曹毅．不老回春膏滋妙方 216 首 [M].北京：中国医药科技出版社，1994.

[66] 胡龙才．药酒与膏滋 [M].南京：江苏科学技术出版社，1986.

[67] 颜乾麟．实用膏方 [M].上海：上海科学普及出版社，2003.

[68] 陈德兴．中成药学 [M].上海：上海科学技术出版社，2009.

[69] 胡龙才．抗老膏方集锦 [M].天津：天津科学技术出版社，1986.

[70] 华浩明．冬令滋补进膏方 [M].太原：山西科学教育出版社，1995.

[71] 何赛萍．膏药名方 200 例 [M].杭州：浙江科学技术出版社，2003.

[72] 任全，杨建宇．药浴 [M].北京：中国建材工业出版社，2005.

[73] 杜祖贻，汤伟奇．中医养生学精华 [M].桂林：广西师范大学出版社，2007.

[74] 田思胜．药浴偏方 [M].沈阳：辽宁科学技术出版社，2005.

[75] 谢英彪，朱永华．足部药浴与按摩 [M].南京：江苏科学技术出版社，2006.

[76] 王发渭．家庭药浴 [M].北京：金盾出版社，2001.

[77] 马汴梁．高血压自然疗法 [M].郑州：河南科学技术出版社，2008.

[78] 漆浩．洗浴按摩 [M].北京：人民体育出版社，2005.

[79] 林红，杨殿兴．家庭沐浴推拿 [M].成都：四川科学技术出版社，1996.

[80] 王均宁，田思胜．家庭养生浴 [M].上海：上海科学技术出版社，2004.

[81] 董杰．药浴治百病 [M].长春：吉林科学技术出版社，1993.

[82] 苏扬．中药浴足保健疗法 [M].合肥：安徽科学技术出版社，2006.

[83] 周建民．老年骨质疏松症防治与调养 [M].北京：科学技术文献出版社，2004.

[84] 梁茂新．中药外用养生 [M].沈阳：辽宁科学技术出版社，1996.

[85] 陈鹤秀．中国民间疗法大全 [M].北京：中国中医药出版社，1996.

[86] 金策．药浴疗法治百病 [M].北京：人民军医出版社，2005.

[87] 周春祥．药浴养生 [M].上海：上海科学技术文献出版社，2010.

[88] 刘洋．药浴治百病 [M].长春：吉林科学技术出版社，2003.

[89] 张英．大众药浴配方 700 例 [M].北京：中国轻工业出版社，2003.

[90] 李清亚．中药泡浴方剂精选 [M].北京：金盾出版社，2008.

[91] 刘森亭．民间简易疗法 [M].上海：上海中医药大学出版社，2001.